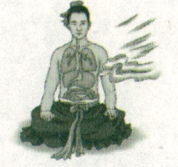

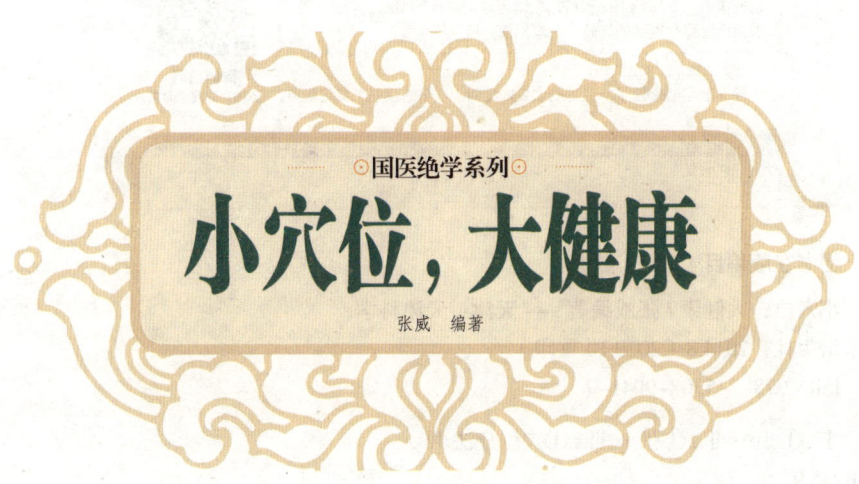

⊙国医绝学系列⊙

小穴位，大健康

张威 编著

手到病除的自我保健养生术
一学就会的穴位对症自疗法

天津出版传媒集团

天津科学技术出版社

本书配有智能阅读助手，帮您实现

"时间花得少，阅读效果好"

▶ 建议配合二维码一起使用本书 ◀

我们为本书特配了智能阅读助手，它可以为您提供本书配套的读者权益，帮助您提高阅读效率，提升阅读体验。

针对本书，您可能会获得以下读者权益：

线上读书群

为您推荐本书专属读书交流群，入群可以与同读本书的读者，交流本书阅读过程中遇到的问题，分享阅读经验。

微信扫码
添加智能阅读助手

另外，还为您精心配置了一些辅助您更好地阅读本书的读书工具与服务。

阅读助手，助您高效阅读本书，让读书事半功倍！

图书在版编目（CIP）数据

小穴位，大健康 / 张威编著 . -- 天津：天津科学技术出版社，2014.8（2020.10 重印）

ISBN 978-7-5308-9041-7

Ⅰ.①小… Ⅱ.①张… Ⅲ.①穴位疗法 Ⅳ.① R245.9

中国版本图书馆 CIP 数据核字（2014）第 142248 号

小穴位，大健康
XIAO XUEWEI , DA JIANKANG

策 划 人：杨　譞
责任编辑：张　跃
责任印制：兰　毅
出　　版：天津出版传媒集团　天津科学技术出版社
地　　址：天津市西康路 35 号
邮　　编：300051
电　　话：（022）23332490
网　　址：www.tjkjcbs.com.cn
发　　行：新华书店经销
印　　刷：三河市德利印刷有限公司

开本 720×1020　1/16　印张 15　字数 320 000
2020 年 10 月第 1 版第 2 次印刷
定价：45.00 元

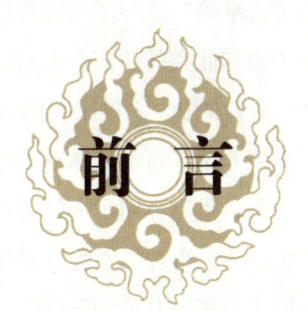

前　言

　　生病是一件痛苦的事，要想快速恢复健康，我们通常会求助于药物。俗话说"是药三分毒"，吃药就是以毒攻毒，此毒虽解，但身体或多或少也会受到一些损伤，那么有没有一种"药"是安全而无副作用的呢？当然有，那就是我们每个人身上的穴位。通过简单手法对穴位进行刺激，能起到补益、疗疾、强身和健体等多方面的作用，帮你轻松实现祛病强身、益寿延年的目的。

　　穴位，医学上指人体中可以针灸的部位，遍布全身，上至头顶，下至脚尖，无处不在。人体内有 15 条经络，361 个正经正穴，每一个穴位都是我们不离不弃的健康伴侣，只要用好用对，就是最安全、最实用的养生保健妙药。穴位在中国传统医学防病治病上有着非常重要的作用，可以反映病症，协助诊断，也可以接受刺激，治疗疾病。针灸、艾灸、按摩、拉筋等各种中医疗法都要用到经络穴位。穴位与脏器相互对应，如果脏器发生病变，可以通过按摩与之对应的穴位来进行调理，如治疗腹泻，可以按摩的特效穴位是长强穴、隐白穴；治疗哮喘，可以按摩廉泉穴、神封穴。对于一些常见病，如鼻炎、头痛等，按摩特效穴位几乎能收到立竿见影的治疗效果；对于一些慢性疾病，如高血压、糖尿病等，穴位疗法也是一种有效的辅助治疗手段，而且经穴按摩几乎不产生任何副作用。现代人生活节奏快，工作压力大，容易忽视身体发出的健康信号，加之不好的生活习惯会导致各种疾病，小到手指、毛发，大到内脏、血管，每一处的问题都会让生活变得苦不堪言，让我们享受不到生活的乐趣。如果人们能够充分认识人体经络穴位，将其运用于日常生活中，时时刺激按摩特效穴位，将穴位的养生保健疗病功效充分发挥出来，防治各种常见疾病，就可以摆脱疾病缠身和上医院治病的苦恼。

　　小小的穴位恰如人们随身携带的绿色药囊，身体不适的时候，通过按摩、艾灸穴位，可取得意想不到的神奇功效。但是对于穴位，人们往往会有诸多困扰：

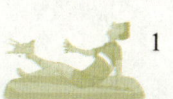

1

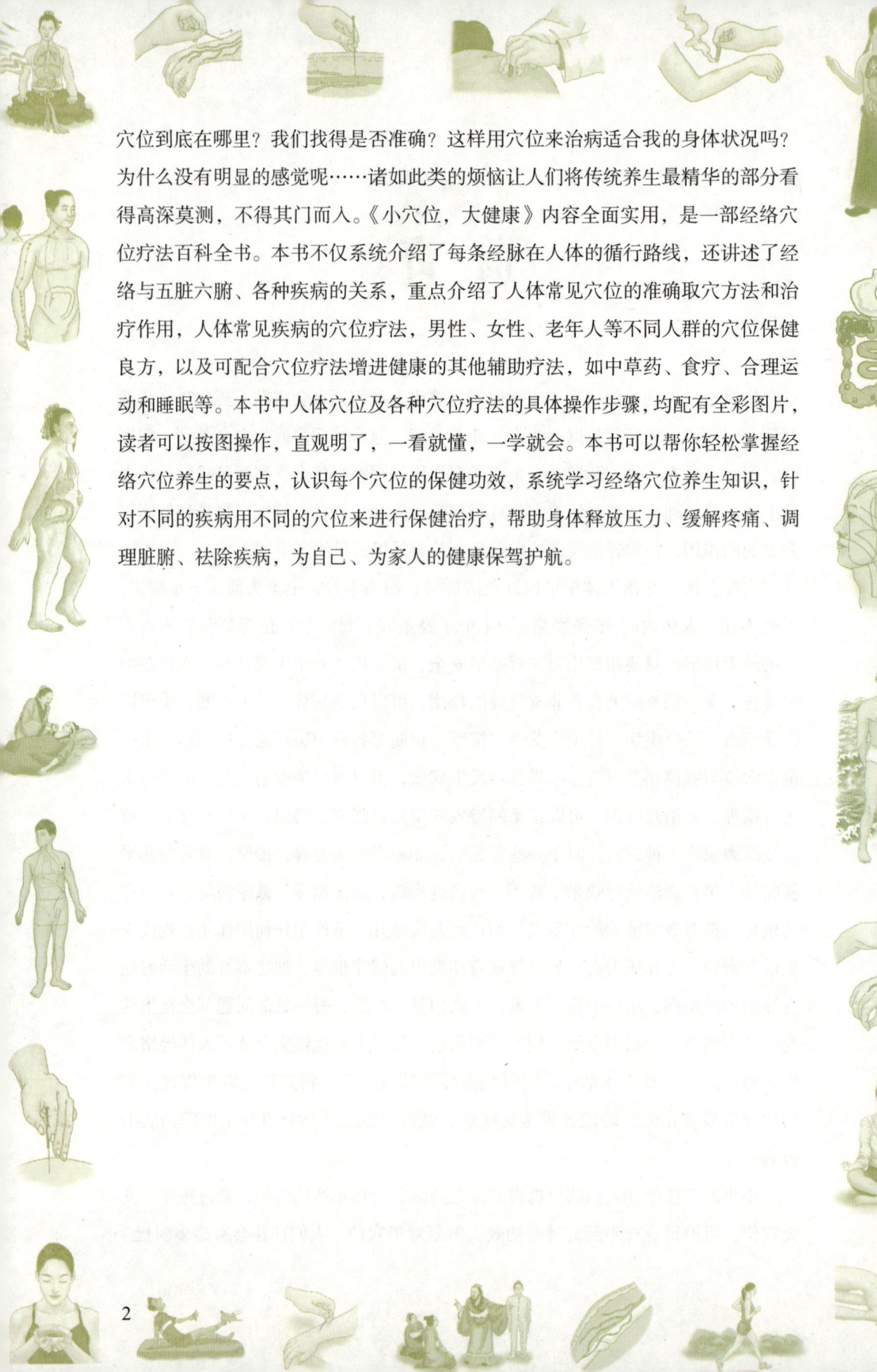

穴位到底在哪里？我们找得是否准确？这样用穴位来治病适合我的身体状况吗？为什么没有明显的感觉呢……诸如此类的烦恼让人们将传统养生最精华的部分看得高深莫测，不得其门而入。《小穴位，大健康》内容全面实用，是一部经络穴位疗法百科全书。本书不仅系统介绍了每条经脉在人体的循行路线，还讲述了经络与五脏六腑、各种疾病的关系，重点介绍了人体常见穴位的准确取穴方法和治疗作用，人体常见疾病的穴位疗法，男性、女性、老年人等不同人群的穴位保健良方，以及可配合穴位疗法增进健康的其他辅助疗法，如中草药、食疗、合理运动和睡眠等。本书中人体穴位及各种穴位疗法的具体操作步骤，均配有全彩图片，读者可以按图操作，直观明了，一看就懂，一学就会。本书可以帮你轻松掌握经络穴位养生的要点，认识每个穴位的保健功效，系统学习经络穴位养生知识，针对不同的疾病用不同的穴位来进行保健治疗，帮助身体释放压力、缓解疼痛、调理脏腑、祛除疾病，为自己、为家人的健康保驾护航。

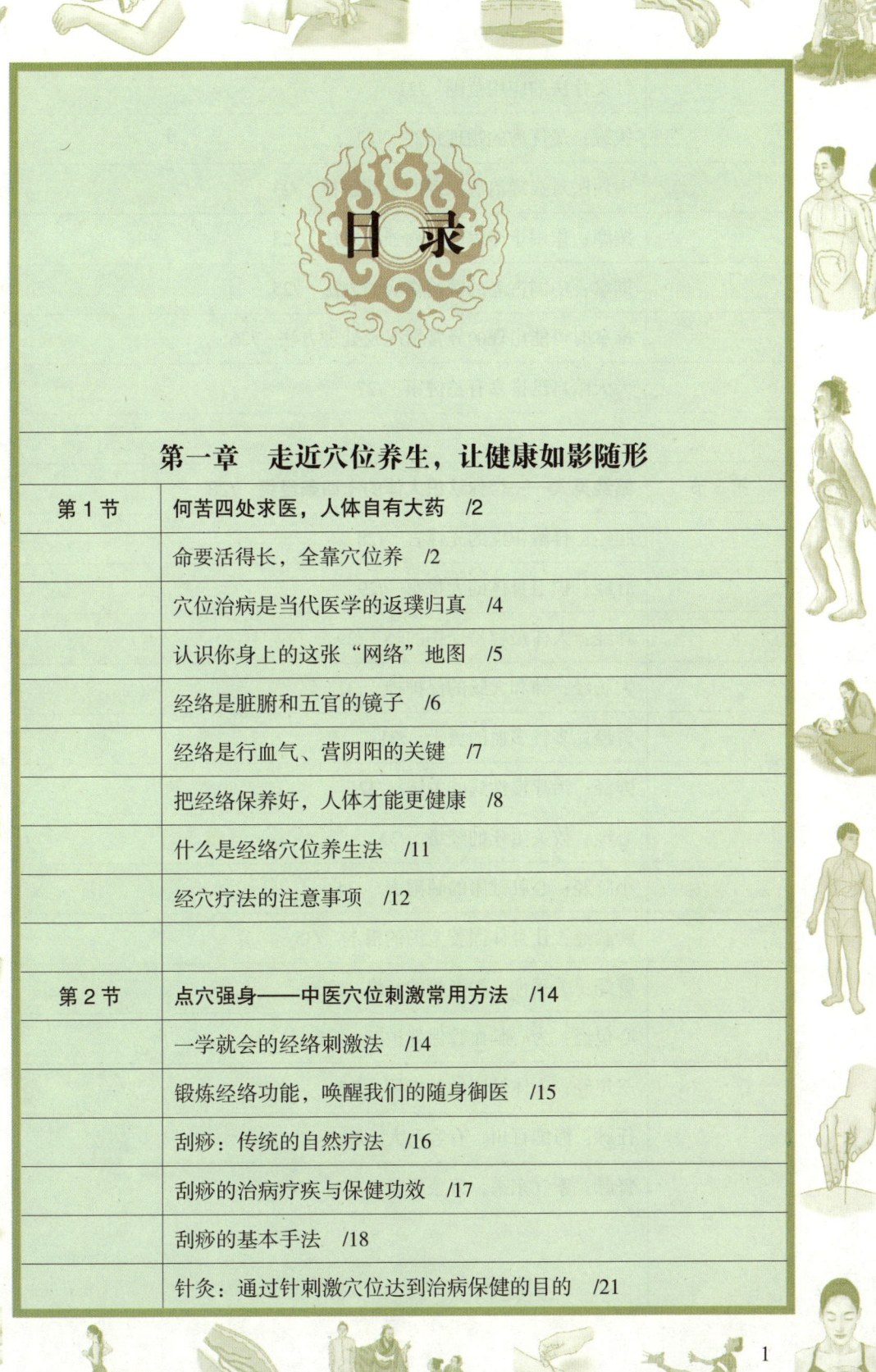

目　录

第一章　走近穴位养生，让健康如影随形

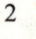

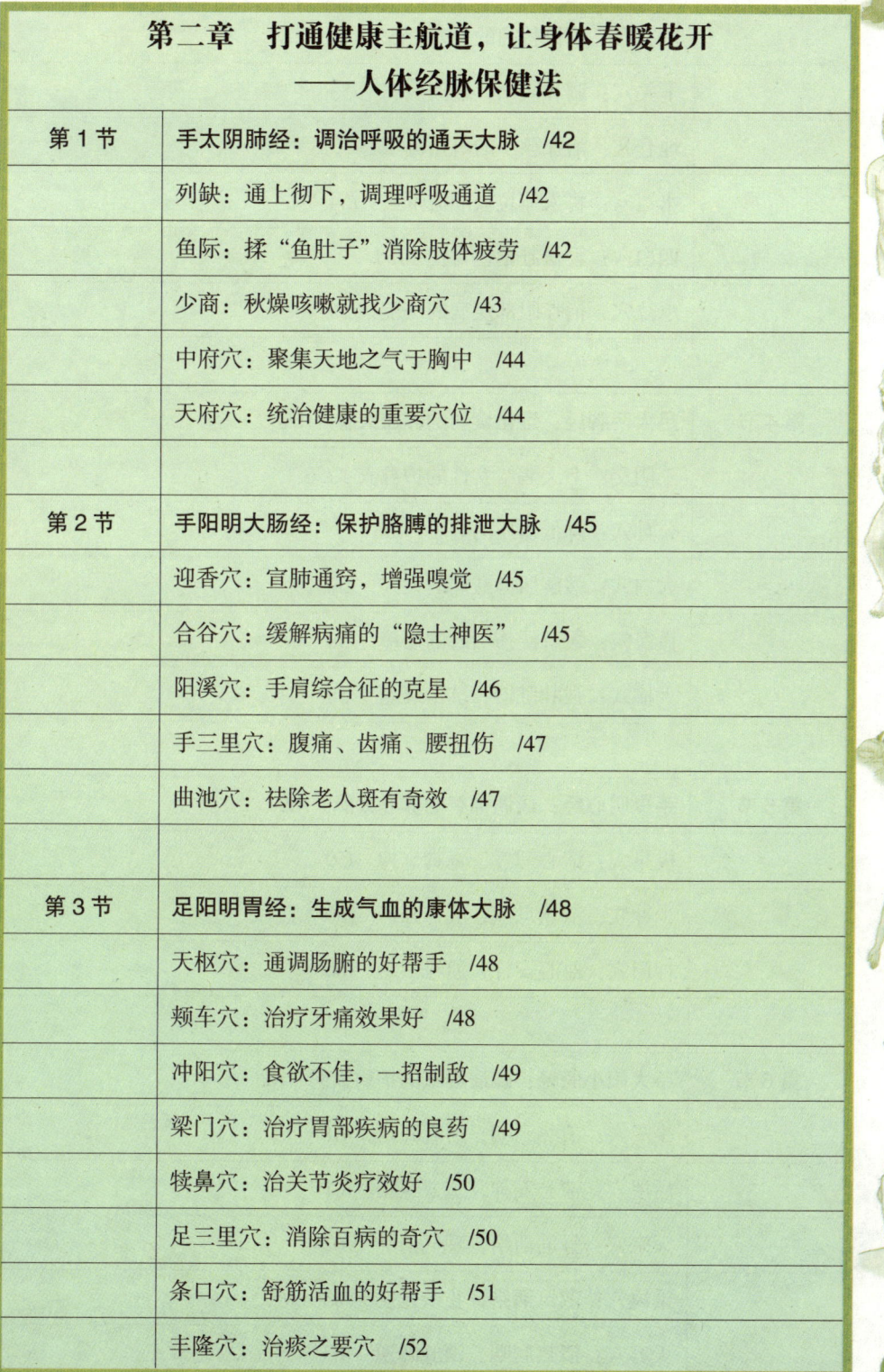

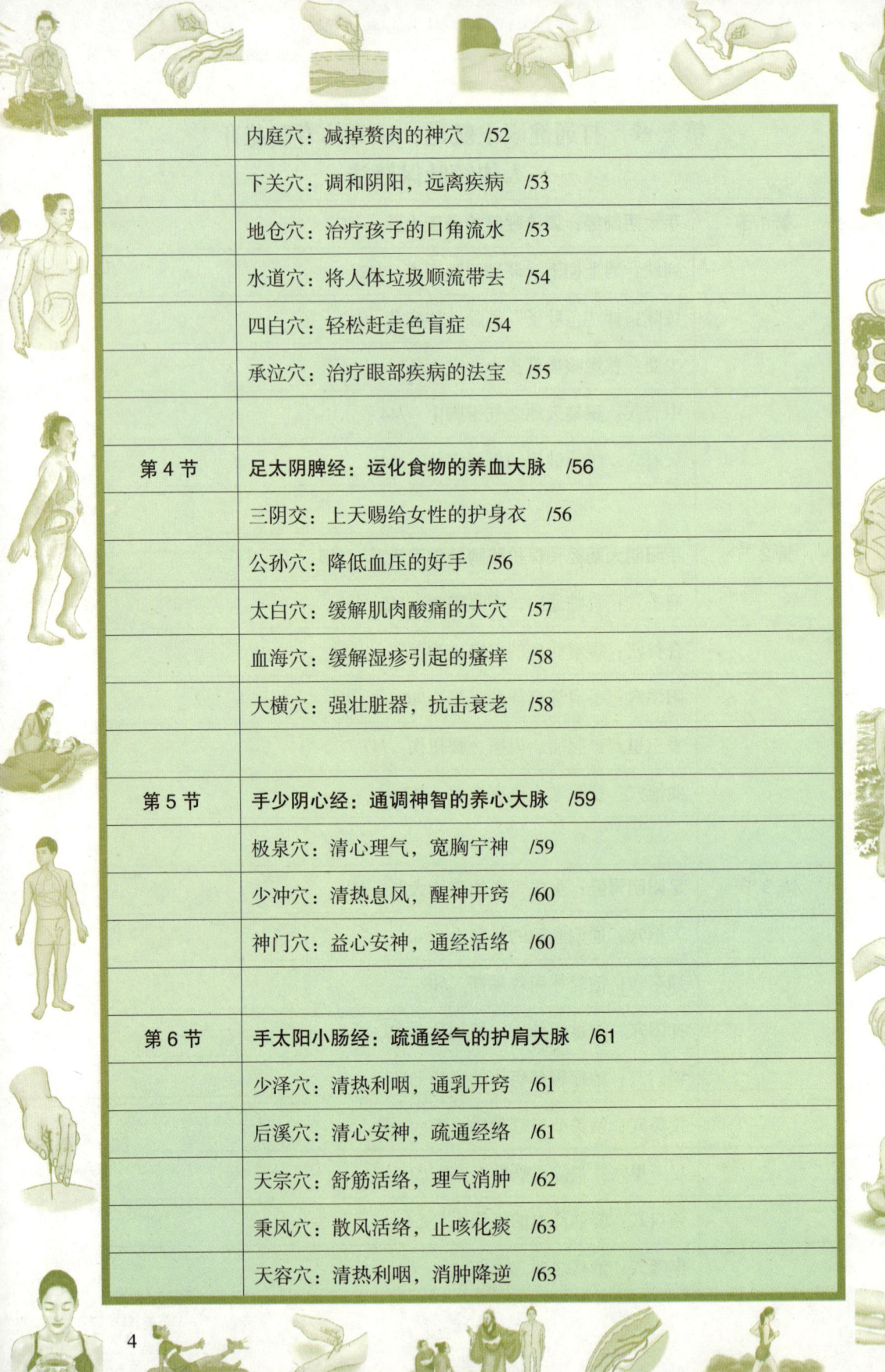

第四章　手到病自除——让我们亲手把疾病送上归途

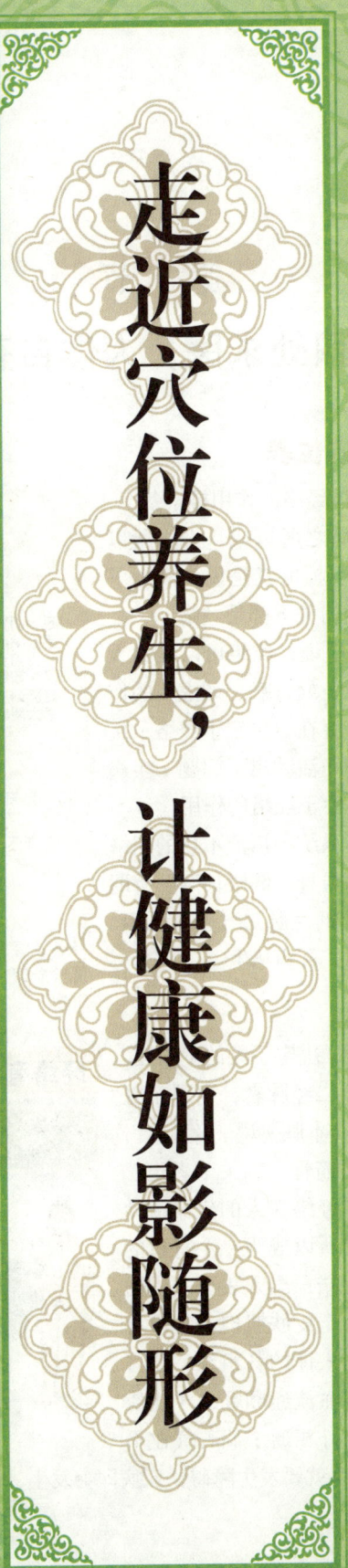

第一章

走近穴位养生，让健康如影随形

第 1 节

何苦四处求医，人体自有大药

命要活得长，全靠穴位养

《黄帝内经》中对人体经络的作用推崇备至，经络是"人之所以生，病之所以成，人之所以治，病之所以起"的根本。也就是说，人生下来、活下去、生病、治病的关键都是经络。

《黄帝内经》经脉篇中说，经络可以控制人体一切功能，具有决生死、处百病、调虚实的作用。也就是说，生命是否存在，决定于经络；疾病之所以发生，是由于经络活动出了问题；疾病之所以能得到治疗，也是由于经络的作用。

经络犹如庞大的人体系统中川流不息的网络系统，经络通畅就能祛病强身，健康长寿。所谓通经络，就是指要使人体的经脉之气畅通无阻。若经络不通，则气血不和，百病丛生。

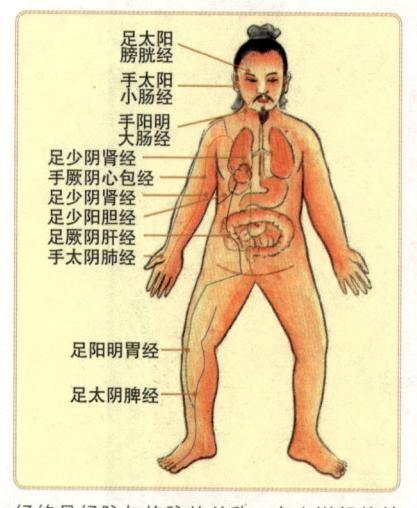

经络是经脉与络脉的总称。有人说经络就是气血运行的路线，它分布在全身的上下里外

图中标注：
足太阳膀胱经
手太阳小肠经
手阳明大肠经
足少阴肾经
手厥阴心包经
足少阴肾经
足少阳胆经
足厥阴肝经
手太阴肺经
足阳明胃经
足太阴脾经

1. "决生死，处百病"

经脉的功能正常与否，决定了人的生与死，《灵枢·海论》说："夫十二经脉者，内属于脏腑，外络于肢节。"《灵枢·本脏》说："经脉者，所以行血气而营阴阳，濡筋骨，利关节者也。"这些都非常清楚地说明了经络在人的生命活动中所起的重要作用。人之所以成为一个有机的整体，是由于经脉纵横交错，出入表里，贯通上下，内连五脏六腑，外至皮肤肌肉。若没有经络的这种沟通和联系，人体的各组织、器官又靠什么濡养呢？人体气血流通顺畅，才能使脏腑相通，阴阳交贯，内外相通；倘若气血不流通，脏腑之间的各种联系就要发生障碍，疾病即会发生，严重的还会导致死亡。

经络有大作用

关系着人体的
生命活动

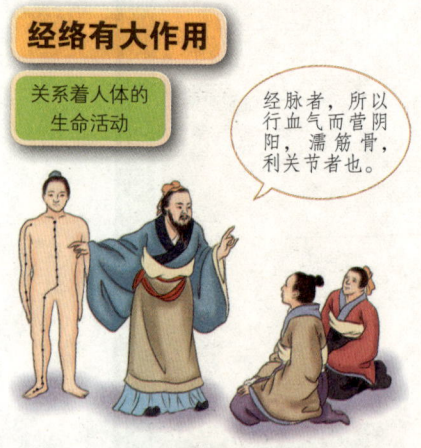

经脉者，所以行血气而营阴阳，濡筋骨，利关节者也。

2.联络脏腑，沟通全身

经络可以把人的内脏、四肢、五官、皮肤、肉、筋和骨等所有部分都联系起来，就好像地下缆线把整个城市连接起来一样。保持道路通畅，身体才能保持平衡与统一，维持正常的活动。

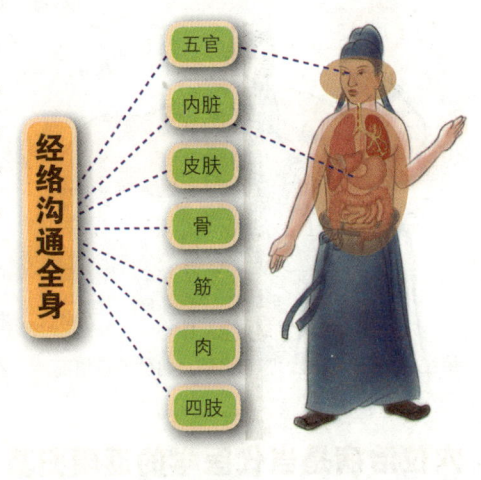

经络沟通全身

五官
内脏
皮肤
骨
筋
肉
四肢

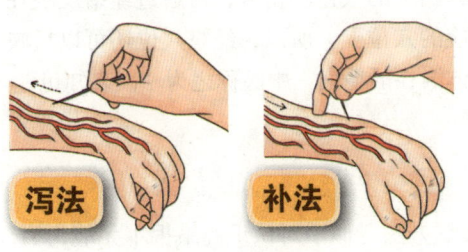

泻法　　　　　**补法**

由于虚实证不同，针刺的手法也不一样，一个用泻法，而另一个用补法。经络有调整虚实的功能

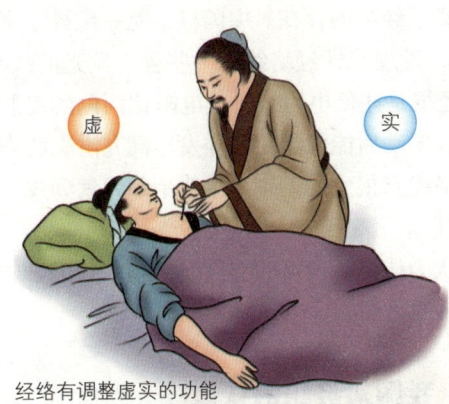

虚　　　　　实

经络有调整虚实的功能

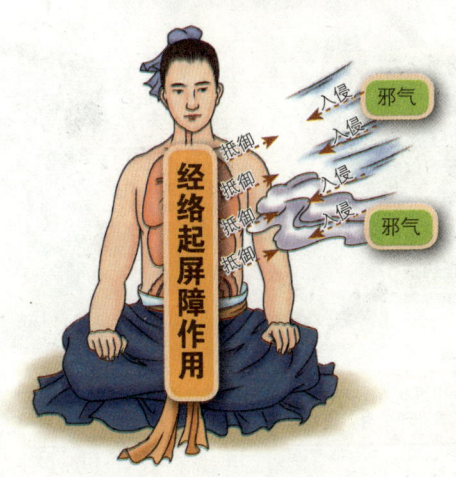

邪气
入侵
入侵
抗御
抗御
抗御
入侵
入侵
邪气

经络起屏障作用

3.调虚实，行气血

按照中医理论，内脏与经络的气血是相通的，内脏出了问题可以通过刺激经络和体表的穴位调整气血虚实。这也是针灸、按摩、练气功等方法可以治疗内科病的原因。我国古代中医在长期的实践中发现了经络的存在，并从实用的角度给经络下了一个定义：经络是人体气血运行的通路，内属于脏腑，外布于全身，将各部组织、器官联结成为一个有机的整体。经脉通畅靠运动，只有动起来，气血才能周流全身。气血也要通过经络运行到身体各处，滋润全身上下内外。只有通过经络系统把气血等营养输送到全身，人才能有正常的生理活动。所以，我们以针灸、按摩、练气功等方法治疗内科病，就在气血养人。气血虚，则身体虚弱；气血实，则身体坚实。气血的虚实调理得当了，我们身体的潜能也就激发、调动起来了。

4.抗御病邪，保卫机体

外部疾病侵犯人体往往是从表面开始，再慢慢向里发展，也就是先从皮肤开始。经络内外与皮肤相连，可以输送气血到表面的皮肤，就好像砖瓦一样垒成坚固的城

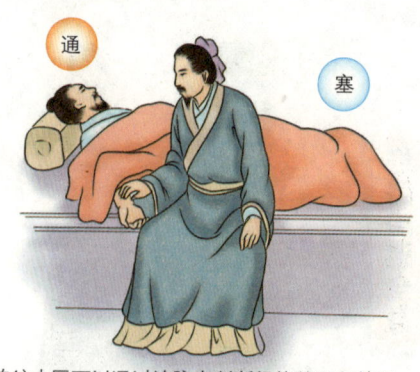

传统中医可以通过诊脉来判断经络的通行情况

墙，每当外敌入侵时，经络首当其冲，发挥其抵御外邪、保卫机体的屏障作用。

5. 反映内在，以表知里

疾病也有从内而生的，"病从口入"就是因为吃了不干净的东西，使身体内的气血不正常，从而产生疾病。这种内生病首先表现为内脏的气血不正常，再通过经络反映在相应的穴位上。所以，经络穴位还可以反映人体内在的毛病，中医称之为"以表知里"。

穴位治病是当代医学的返璞归真

令人惊诧的是，现代医学（西医）的解剖方法，似乎对认识经络根本无能为力。不但手术刀不能帮助人观察到经络及运行于其中的"气"，而且无论是现代的哪一种精密仪器，都无助于人观察。于是，不少人对经络与气的存在表示怀疑。

现如今，我国科学家用现代科学实验证实了经络的存在。中国科学院一位科学家设计了一套能测得几个光子的高度敏感仪器，发现隐性经络线是一些善于发光的线，它们发出的光子是非经络线的2.5倍；隐性经络是些低电阻线，其电阻比两侧的皮肤低；隐性经络线具有特殊的导音和发音性能，振动后能像琴弦那样发出高亢洪亮的声音；隐性经络线皮肤表面的温度有时与非经络线有很大的差别；注射示踪元素到皮下的经络线上，示踪元素将在经络线上沿经络扩散。

有人说经络是中国的第五大发明，甚至认为认清了经络的实质就可以拿到诺贝尔奖，所以研究经络在东西方掀起了一波又一波的热潮。

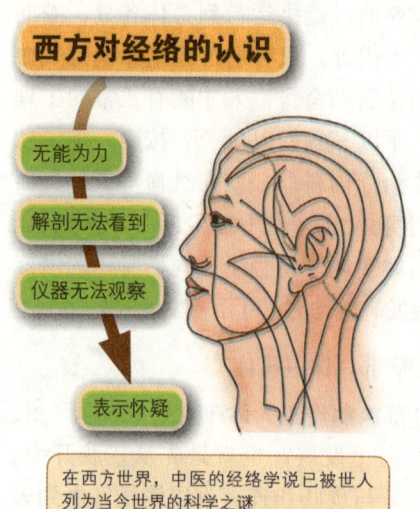

西方对经络的认识

无能为力 → 解剖无法看到 → 仪器无法观察 → 表示怀疑

在西方世界，中医的经络学说已被世人列为当今世界的科学之谜

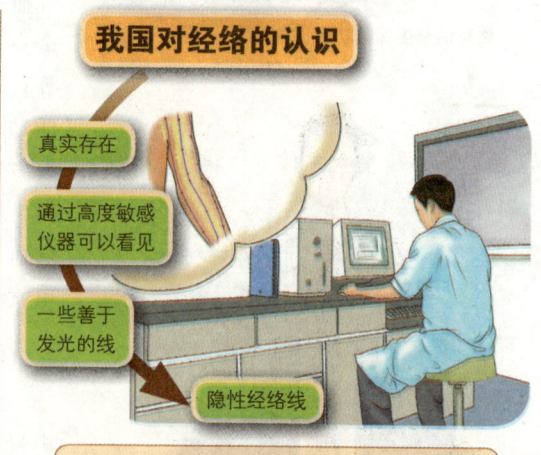

我国对经络的认识

真实存在 → 通过高度敏感仪器可以看见 → 一些善于发光的线 → 隐性经络线

中医认为，经络是人体气血运行的通路，内属于脏腑，外布于全身，使各部组织、器官成为一个有机的整体

认识你身上的这张"网络"地图

经络由经和络组成，经就是干线，络就是旁支。人体有 12 条主干线，也叫作"十二正经"，还有无数条络脉。经和络纵横交错，在人体里构成了一张大网。这张网就是人体的活地图，它内连脏腑，外接四肢百骸，可以说联系着身体的各个部位。

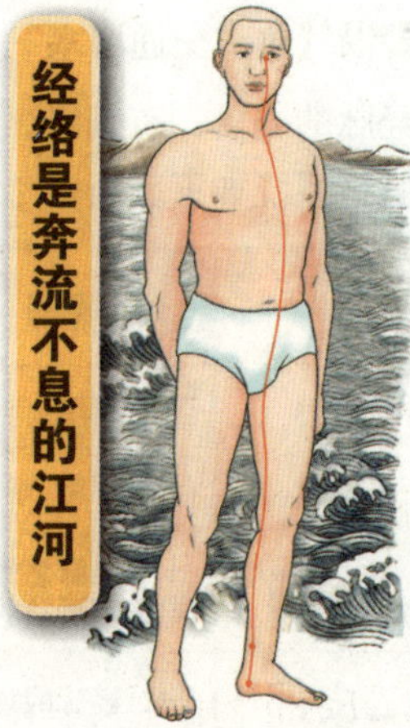

1. 经脉——谨防身体"旱涝灾害"

经脉是经络的主体，分为正经和奇经两类。正经有十二条，奇经有八条，如果说十二正经是奔流不息的江河，那么奇经八脉就像个蓄水池。平时十二正经的气血奔流不息时，奇经八脉也平静地正常运行。当十二正经的气血不足或过多时，奇经八脉这个蓄水池也会做出相应的调整，以保证人体正常的功能平衡。

人体的经脉系统如下表所示：

十二正经气血不足，流动无力时，奇经八脉这个"蓄水池"中的水就会补充到经络这条"江河"中；十二正经气血过多，过于汹涌时，"水池"便增大储备，使气血流动和缓。这样，人体正常的功能就平衡了

经络是奔流不息的江河

经络系统	经脉络脉	正经十二（十二经脉）	手三阴经	手太阴肺经	气血运行的主要通道：同内在脏腑有直接的络属关系
				手厥阴心包经	
				手少阴心包经	
			手三阳经	手阳明大肠经	
				手少阳三焦经	
				手太阳小肠经	
			足三阴经	足太阴脾经	
				足厥阴肝经	
				足少阴肾经	
			足三阳经	足阳明胃经	
				足少阳胆经	
				足太阳膀胱经	
		奇经八脉	十二经脉以外的另一些重要的经脉，包括任脉、督脉、冲脉、带脉、阴跷脉、阳跷脉、阴维脉、阳维脉，有统率、联络和调节十二经脉的作用		
		十二经别	从十二经脉中别出的经脉，有加强十二经脉中相为表里的两经之间联系的作用		

2. 络脉——警惕气血"交通堵塞"

络脉是经脉的分支，有别络、浮络和孙络之分，起着人体气血输布的作用。

人体的脉络系统如下表所示：

经络系统	络脉	十五别络	从十二经脉及任脉、督脉各分出一支别络，再加上脾之大络。有加强表里两经在体表的联系和渗灌气血的作用
		孙络	细小的络脉
		浮络	浮现于体表的络脉
	十二经筋		十二经脉之气结、聚、散、络于筋肉、关节的体系。有连缀四肢百骸，主司关节运动的作用
	十二皮部		十二经脉的功能活动反映于体表的部位

通过上面两个表的分析，人体经络运行图仿佛一张城市道路交通图一样，清晰明了地呈现在眼前，经络就不是多么复杂的事情了。

经络是脏腑和五官的镜子

现代医学研究发现，经络循行的部位与络属的脏腑有神经上的联系，所以它们之间的病理现象会有很多相似之处。具体来说，经络与五脏六腑的关系如图解所示：

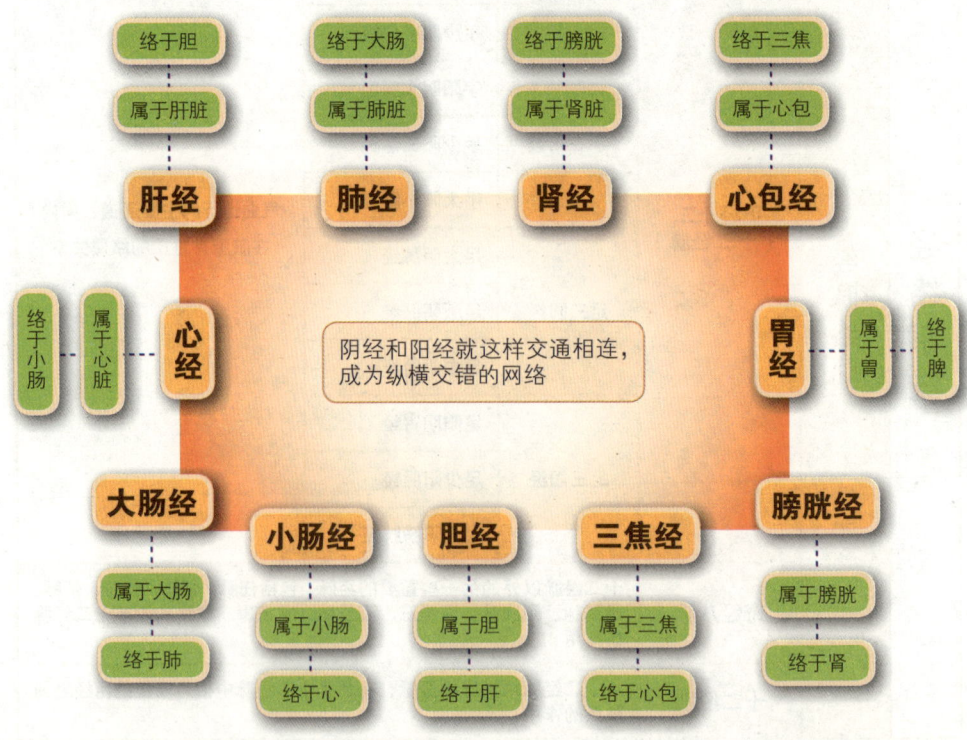

6

如果身体上的哪个部位出了问题，相对应的经络也会出现问题，也就是说当脏腑功能失调，经络就会出现堵塞现象，不通则痛，就会导致身体上的各种压痛点"阿是穴"无规律地出现。

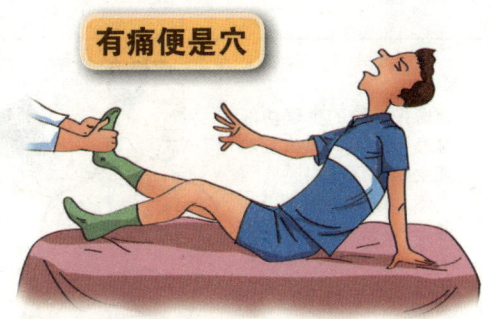

有痛便是穴

这也体现了人的身体是一个整体，所谓牵一发而动全身。中医讲究整体，通过按摩经络，对身体内的脏腑进行调节疏通，补其不足，减其过剩。这种自我调节是人体本身具有的伟大功能，只

阿是穴一般都随病而定，多位于病变的附近，没有固定的位置和名称。它的取穴方法就是以痛为腧，即人们常说的"有痛便是穴"

不过需要我们通过刺激、点拨经络来唤醒罢了。

另外，经络和五官七窍也有着相对应的关系，例如：肺经通鼻，肺有疾病，容易影响鼻子的功能，这时就要敲肺经；肝经通眼睛，容易影响视力，近视者，可以常敲肝经，就是敲小腿内侧。在中医治疗中，之所以可以通过按摩脚趾来增进食欲，就是因为大脚趾是肝、肺两经的通路。多活动大脚趾，可疏肝健脾、增进食欲，对肝大、脾大也有辅助疗效。

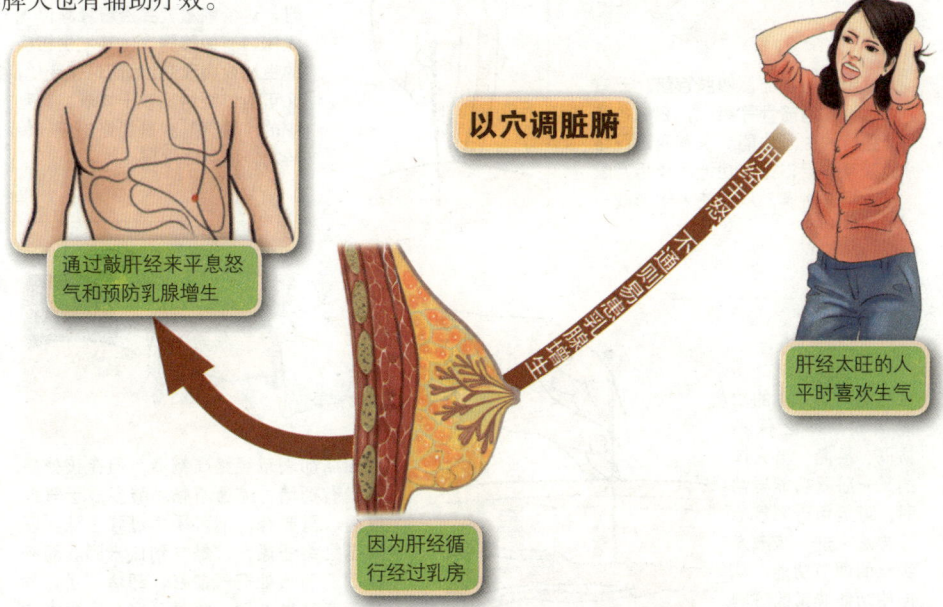

以穴调脏腑

通过敲肝经来平息怒气和预防乳腺增生

因为肝经循行经过乳房

肝经太旺的人平时喜欢生气

可以看出，经络与脏腑、五官是相互影响的，一个人脏腑器官或五官有病，整条经络都会出现异常。

经络是行血气、营阴阳的关键

中医认为人体生病是因为阴阳失衡，治病的根本就在于通过调整气血运行来帮助病人调节阴阳，使其达到阴阳平衡的状态。阴阳平衡了，身体自然就会健康。

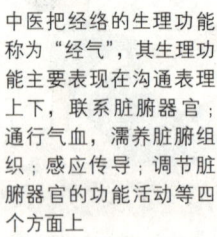

中医把经络的生理功能称为"经气"，其生理功能主要表现在沟通表里上下，联系脏腑器官；通行气血，濡养脏腑组织；感应传导；调节脏腑器官的功能活动等四个方面上

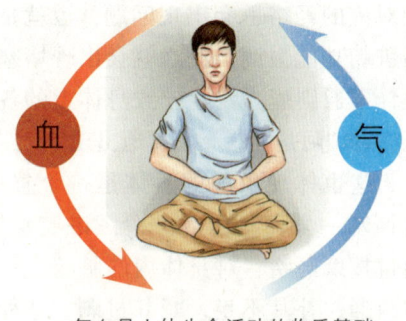

气血是人体生命活动的物质基础，必须通过经络才能输至周身，以温养濡润各脏腑、组织和器官，维持机体的正常生理功能

人体由五脏六腑、四肢百骸、五官九窍、皮肉筋骨等组成，它们各有其独特的生理功能。只有通过经络的联系作用，这些功能才能相互配合、相互协调，从而使人体形成一个有机整体

经络有感应刺激、传导信息的作用。当人体的某一部位受到刺激时，这个刺激就会沿着经脉传入人体内有关脏腑，使其发生相应的生理或病理变化。而这些变化，又可通过经络反映于体表。针刺中的"得气"就是经络感应、传导功能的具体体现

经络能调节人体的功能活动，使之保持协调、平衡。当人体的某一脏器功能异常时，可运用针刺等治疗方法来进一步激发经络的调节功能，从而使功能异常的脏器恢复正常

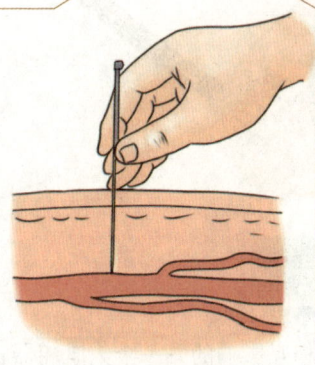

酸和痛都表示经络尚畅通，但在该处狭窄或有拥堵，流通不畅。酸多表示气血虚弱，需要补，不可采用过强手法。麻表示经络还通，只是气到血未到。而刺痛则表明该处有气血在，却堵住了，气血正在努力冲撞，此时可用力度稍大的手法帮助疏通

把经络保养好，人体才能更健康

经络防病治病的功效是不容忽视的，所以我们要注意保养经络，让它畅通无阻。有人把对经络的保养问题做了一个比喻：经络就像道路，生活习惯就如道路上的红绿灯，各种不良生活习惯就是这些红灯，红灯的停止是为了绿灯的畅通。这是多么形象

且生动的描述啊！在我们的一生中，处处都设有红灯，如大量吸烟、长期贪杯、纵欲风流、长期熬夜、饱一顿饥一顿、暴饮暴食、情绪总处在极度紧张和疲惫的状态中，以及各种违背自然规律的生活习惯，这些红灯会堵塞你的经络。处处闯红灯，你的健康之路还能走多远？你的身体将会比交通堵塞的道路还要糟糕。

对经络的保养确实非常重要，早在 2500 年前的《黄帝内经》中，古人对经络保养问题就有所提及。而皇甫谧更是注重经络的保养，他告诉人们要起居有常，做事要有节制。对现在的人们来说，保养经络使之畅通，除了做到以上几点外，还要注意：

1. 手足天天温暖，经络才能畅通无阻

一到冬天，很多人都会有手脚冰凉的毛病，这其实就是经络运行不畅造成的。我们知道，经络的根在脏腑，而末梢在指趾，这样天地的寒气就会从我们的手足进入我们的身体。但是，经络气血在体内的正常流通是需要恒定的温度的，中医认为寒则凝，就是说，寒气会让经络气血流通不畅。如经络轻度堵塞人体就会患感冒、头痛等病；如果手足长期接触寒气，经络严重堵塞，就会得腱鞘炎、关节炎等疼痛难忍又很难痊愈的病。经常在冬天接触冷水，寒气长时间郁闭经络会导致腱鞘炎、手足关节肿痛等疾病。寒气一般都是从手、足、口进入人体的，比如经常吃生冷的东西，大冬天经常用冷水洗东西，平时爱打赤脚，这些生活上不注意的小细节都会让寒气有机可乘，令其侵犯人体经络使人致病。

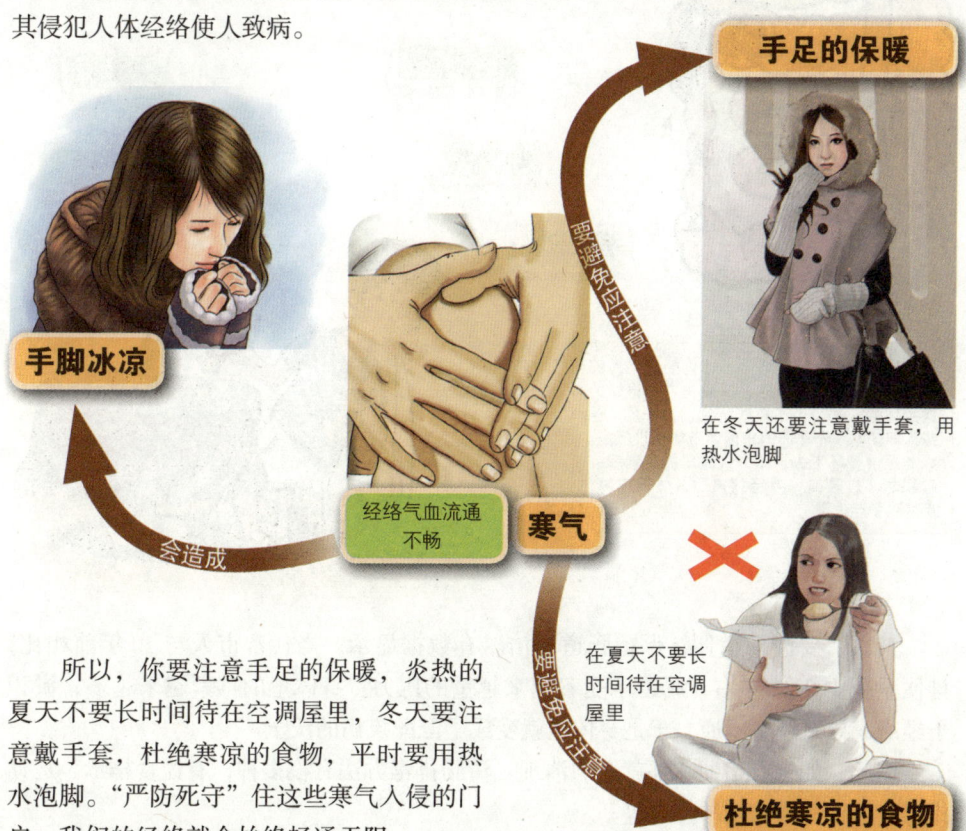

所以，你要注意手足的保暖，炎热的夏天不要长时间待在空调屋里，冬天要注意戴手套，杜绝寒凉的食物，平时要用热水泡脚。"严防死守"住这些寒气入侵的门户，我们的经络就会始终畅通无阻。

2.胃肠清洁了，经络才会正常工作

随着生活越来越安逸，很多人因此生活无规律、饮食无度，加之运动量太少，于是存在不同程度的胃肠不洁的问题。那些长时间坐在写字楼里的上班族们，患上胃肠疾病的概率会更大，究其根源，就是胃肠不洁造成了经络的瘀阻，经络不通，必然会生病。

要想保持胃肠清洁，首先要保证饮食的卫生，即吃进肚子里的东西要干净。很多人都知道严重的食物中毒会致死，却不知道饮食不卫生就等于慢性的食物中毒。经络畅通的人，吃完不干净的食物马上就会有反应，如腹痛、呕吐、拉肚子等。那些经常在外面吃饭，但又很久没拉肚子的人要注意了，有可能你体内已经蓄积了不少毒素。不过你也不用过于担心，只要坚持每天敲胃经，就可以增强胃肠抵抗力，同时注意饮食卫生，就可以保证经络的畅通。

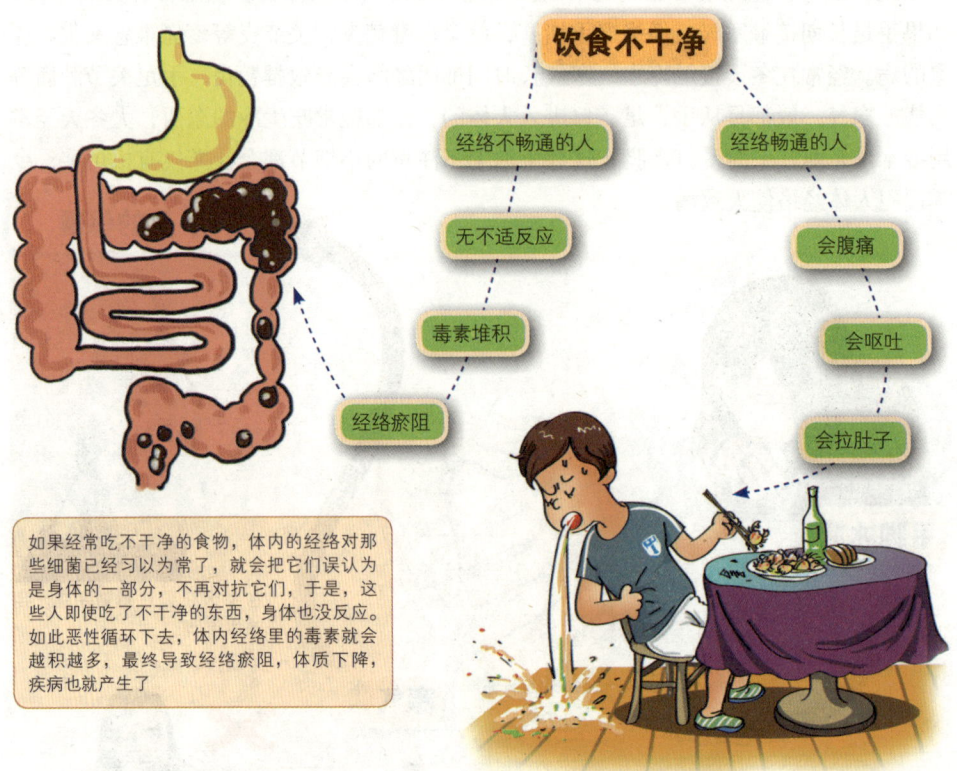

饮食不干净

经络不畅通的人 → 无不适反应 → 毒素堆积 → 经络瘀阻

经络畅通的人 → 会腹痛 → 会呕吐 → 会拉肚子

如果经常吃不干净的食物，体内的经络对那些细菌已经习以为常了，就会把它们误认为是身体的一部分，不再对抗它们，于是，这些人即使吃了不干净的东西，身体也没反应。如此恶性循环下去，体内经络里的毒素就会越积越多，最终导致经络瘀阻，体质下降，疾病也就产生了

其次，要清理宿便，保持肠道清洁。有数据显示，当代都市人与20年前相比，排便量减少20%左右，肠道承受着越来越重的压力。身体里的毒素越来越多，淤积于经络，导致经络不通，于是身体也就变成了酝酿疾病的沃土。

因此，如果有宿便，那就必须清理。清肠排毒方法有很多种，有饮食排毒、运动排毒、断食排毒和精神排毒等。

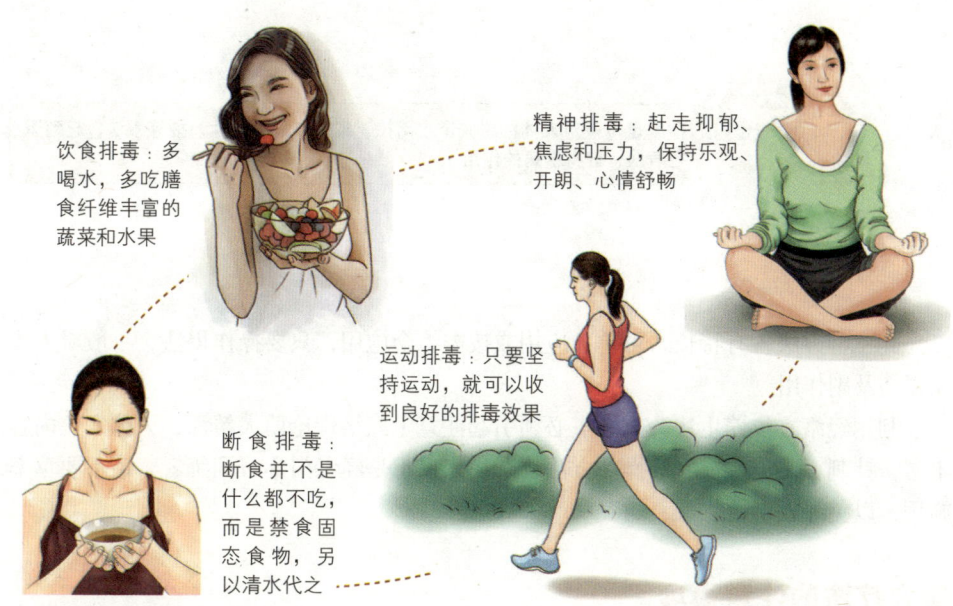

饮食排毒：多喝水，多吃膳食纤维丰富的蔬菜和水果

精神排毒：赶走抑郁、焦虑和压力，保持乐观、开朗、心情舒畅

运动排毒：只要坚持运动，就可以收到良好的排毒效果

断食排毒：断食并不是什么都不吃，而是禁食固态食物，另以清水代之

胃肠清洁了，经络才会正常畅通，才会正常工作，疾病自然也就远离我们的身体了。

什么是经络穴位养生法

经络是古人在长期生活保健和医疗实践中逐渐发现并形成的理论，是经脉与络脉的总称，指周身气血运行的通道。它是以手、足三阴和三阳经以及任、督二脉为主体，网络遍布全身的一个综合系统。它内联五脏六腑，外布五官七窍、四肢百骸，沟通表里、上下、内外，将人体的各部分连接成有机的、与自然界阴阳属性密不可分的整体。经络是人体保健、养生祛病的重要依据。

所谓经络穴位养生法，就是运用针刺、艾灸、按摩等方法，刺激经络、穴位，以激发精气，达到调和气血、旺盛代谢、通利经络、增进人体健康等目的的一种养生方法。

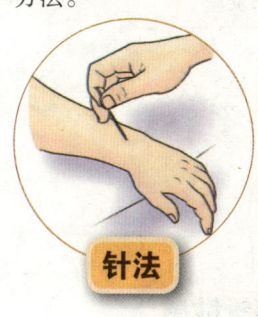

针法是以毫针刺激人体经络穴位，通过提、插、捻、转等不同手法，起到调整脏腑、疏通经络的作用

针法

灸法是借助艾火热力，灸灼、熏熨穴位，以起到温通经络、调养脏腑的效果

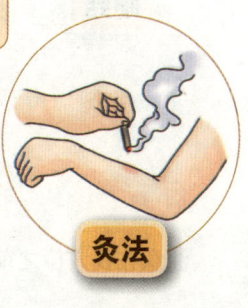

灸法

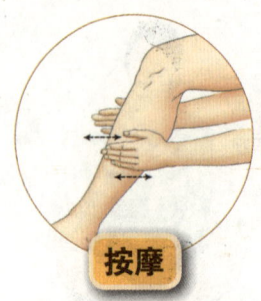

按摩

按摩是用手对人体经络穴位施用按、拿、点、推、揉、拍等手法，起到运行气血、健身祛病的作用

此三种方法各有特长，可单独应用或按需综合施用，只要操作得法，一般对人体无损伤及副作用。

利用经络穴位养生法，有一点必须引起注意：经络理论博大精深，人体穴位内容丰富，针刺、艾灸、按摩等操作方法复杂，如果不是经专门学习训练者，请不要草率施用，以免酿成事故。

经穴疗法的注意事项

穴位按摩早已融入人们的生活。使用经络穴位，是项技术活，也可以说是把双刃剑：找对了地方，手法适当，可以益寿延年；如果一窍不通或者一知半解胡乱摆弄，往往会弄巧成拙。经穴疗法要注意以下几个方面。

1. 如何找准穴位

找穴位最重要的一点，就是找对地方。在这里，我们介绍一些大家都能够使用的最简单的找穴位的诀窍。

（1）找反应。身体有异常，穴位上便会出现各种反应。这些反应包括：

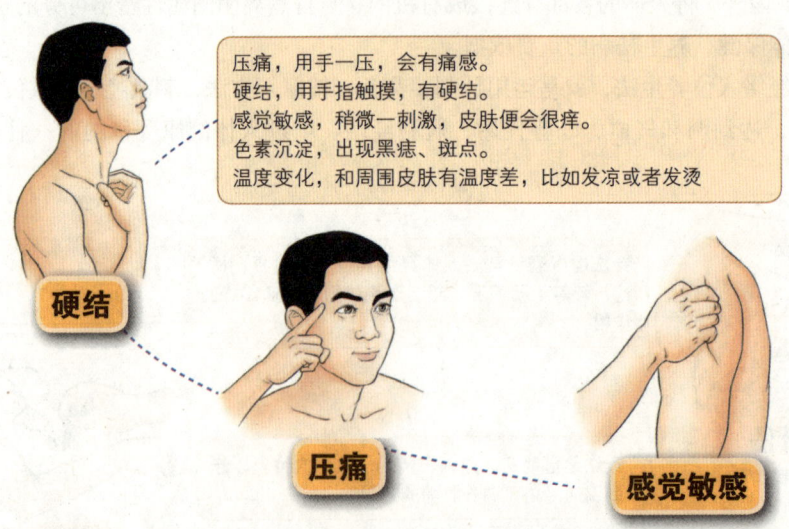

压痛，用手一压，会有痛感。
硬结，用手指触摸，有硬结。
感觉敏感，稍微一刺激，皮肤便会很痒。
色素沉淀，出现黑痣、斑点。
温度变化，和周围皮肤有温度差，比如发凉或者发烫

硬结

压痛

感觉敏感

注意在找穴位之前，先压压、捏捏皮肤，如果有以上反应，那就说明找对地方了。

（2）记分寸。大拇指的指节宽度是一寸；把四指并拢，从指尖数，第二关节的宽度就是三寸。比如，"足三里"这个穴位，找的时候只要从外膝眼处往下横四指，然后再往外一横拇指就找到了。

2. 使用穴位时要注意

（1）刺激穴位要在呼气时。呼气时刺激经络和穴位，传导更快，效果更佳。

（2）刺激穴位前最好不要吸烟。香烟中所含的致癌物质很多，如果在穴位治疗前吸烟，尼古丁一旦进入体内，就会造成交感神经紧张，血管收缩，血液循环不畅通，影响疗效。

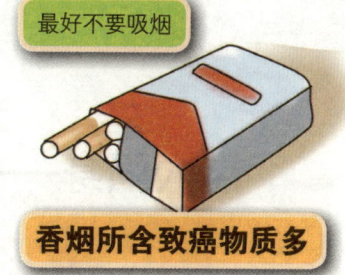

最好不要吸烟

香烟所含致癌物质多

3. 步行，最简单的经络保养法

按照中医的理论，"走为百炼之祖"，人的五脏六腑在脚上都能找到相应的穴位。脚踝以下有51个穴位，其中脚掌有15个，是人体的第二个心脏。步行锻炼也就是全身的经络和穴位锻炼。走路时，脚掌不断与地面接触，刺激脚底反射区，使对应的器官加快新陈代谢，从而达到健身目的。世界卫生组织也有"最好的运动是步行"之说。可是要想达到理想的锻炼效果，走路的技巧不可忽视。

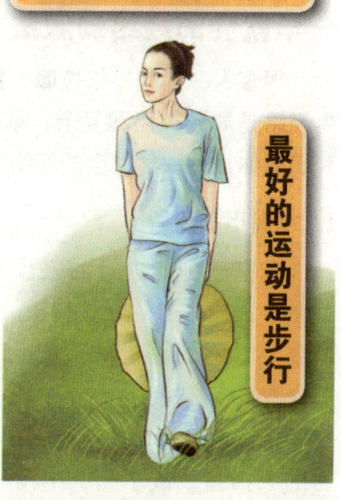

最好的运动是步行

（1）走路时姿势要正确，如头要正，目要平，躯干自然伸直（沉肩，胸腰微挺，腹微收）。这种姿势有利于经络畅通，气血运行顺畅，使人体活动处于良性状态

（2）步行时身体重心前移，臂、腿配合协调，步伐有力、自然，步幅适中，两脚落地要有节奏感

（3）步行过程中呼吸要自然，应尽量注意腹式呼吸的技巧，即尽量做到呼气时稍用力，吸气时自然，呼吸节奏与步伐节奏要配合协调，这样才能在步行较长距离时减少疲劳感

（4）步行时要注意紧张与放松、用力与借力之间相互转换的技巧，也就是说，可以用力走几步，然后再借力顺势走几步。这种转换可大大提高步行的速度，并且使人感到轻松，节省体力

（5）步行时，与地面相接触的一只脚要有一个"抓地"动作（脚趾内收），这样对脚和腿有促进微循环的作用

（6）步行快慢要根据个人具体情况而定。研究发现，以每分钟走80～85米的速度连续走30分钟以上时，防病健身效果最明显

注意"饭后百步走"，只适合那些平时活动较少、长时间伏案工作、形体较胖、胃酸过多的人，这有助于减少脂肪堆积和胃酸分泌，有利于身体健康。而对那些体质较差、体弱多病的人来说，则最好"饭后不要走"，因为饭后胃内食物增加，胃动力不足，此时如果活动，就会增加胃的震动，更加重其负担，严重时还会导致胃下垂。

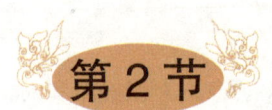

第 2 节

点穴强身——中医穴位刺激常用方法

一学就会的经络刺激法

很多人一提起经络按摩、推拿之类的词都会顿生崇拜之情，觉得其博大精深，因为经络是如此神秘和复杂，掌握其中的经络刺激法更是想都不敢想的事情。在这里，我们教你几种一学就会的经络刺激法，一定会给你一种豁然开朗的感觉。

1. 掌握指法技巧

在家庭中能进行的穴位刺激中，最普遍的就是指压。不要小看你的手指头，它也蕴含着很多玄机呢。

指压的第一个诀窍是利用容易施力的大拇指，或示指、中指，用指腹按压。这样可以加重压力，而且长时间按压也不觉得疲倦。

补法：有慢性病或者长期营养不良的人往往身体虚弱，这时要予以轻刺激，温柔一点，为补法，使器官恢复到正常水平

指腹按压有补泄之分

泄法：当患者神经亢奋、疼痛较强时，要予以重压。此为泄法，即抑制过高能量的刺激法

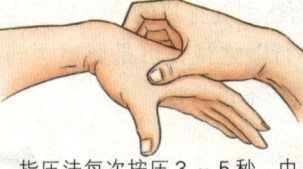

指压法每次按压 3～5 秒，中间间隔 2～3 秒，重复 3～5 次，效果最好

2. 灸法是一种补法

灸法是利用某些易燃材料如艾草或某些药物，烧灼、熏熨和贴敷腧穴或患处，借助其温热性和药性，通过经络，以达到治疗和保健的目的。

灸时，首先在手掌中放置艾草，并将它捻成细长状，然后在离其间断部分 2～3 厘米处摘下，制成大约米粒一般大小的金字塔形灸。

用少许水将皮肤弄湿，在穴位上放上之前所说的艾草，如此艾草容易立起来，然后点燃线香，引燃艾草，在感到热时更换新的艾草。

灸法是一种补法

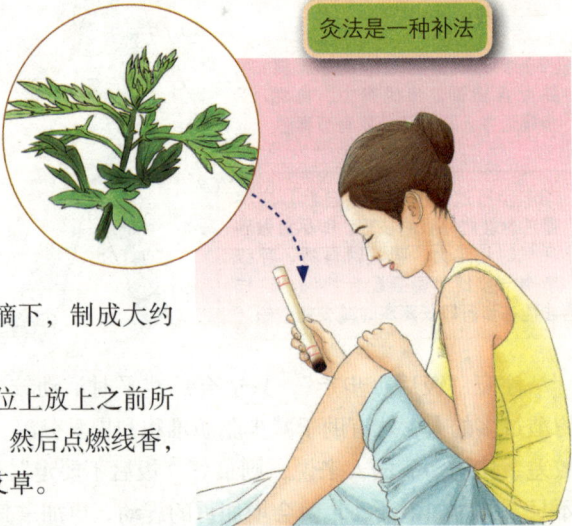

3. 学会利用身边的器物

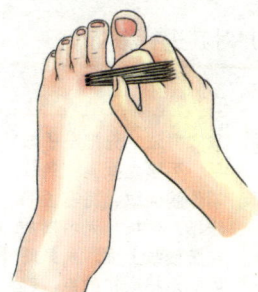

把五六支牙签用橡皮条绑好，以用尖端部分连续扎刺等方式刺激穴位。刺激过强时，则用圆头部分，此法可起到和针灸疗法相同的效果

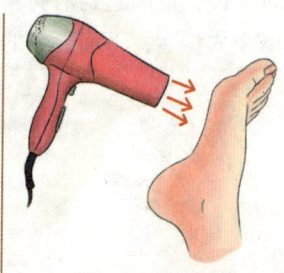

不喜欢针灸的朋友，可以用吹风机的暖风对准穴位吹，借以刺激穴位。这算是温灸的一种

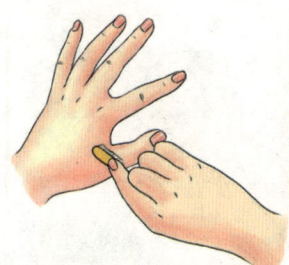

体质虚弱的人，肌肤较容易过敏，往往再小的刺激也受不了，此时可利用旧牙刷以按摩的方式来刺激穴位

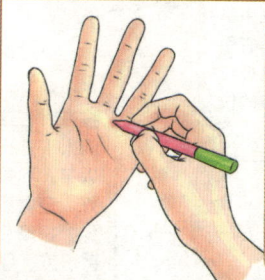

以手指做按压的时候，想省劲一些的话，可以用圆珠笔替代，方法是用圆珠笔头压住穴位，此法压住穴位部分的面积广，刺激较缓和

真正的按摩是五指并用，有"捶""搓""揉""压"等各种按摩法，其中的压就是上面所说的"指压"。一般说来，捶、搓等疗法是补法，用于手脚发麻等症状，揉或压属于泻法，用于神经痛等厉害的病症。

锻炼经络功能，唤醒我们的随身御医

从上面的论述中，我们知道，经络的作用是非常重要的。经络就好比随叫随到的御医，人体的任何不适都可以通过经络来解决。

"业精于勤荒于嬉"，一名御医如果长期不给人看病，那么他的医术就会降低，医技就会荒废。经络也是如此，随着年龄的增长，经络的功能如果得不到锻炼，就会衰退。

经络要锻炼，但该怎么练、练哪里是关键。

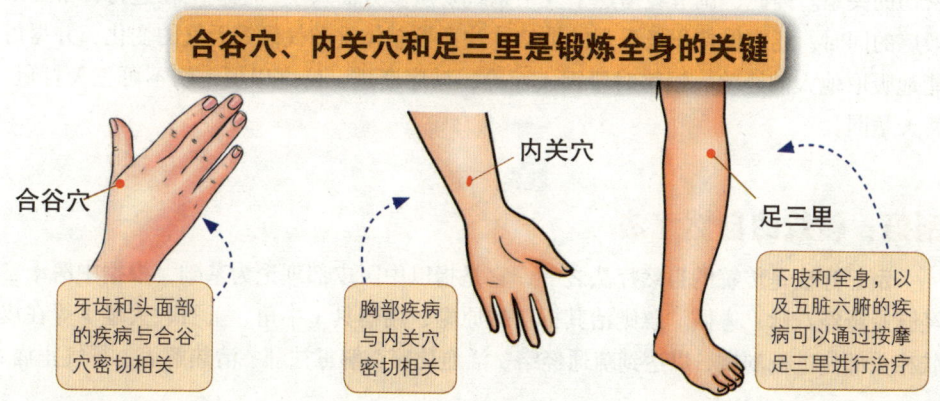

合谷穴、内关穴和足三里是锻炼全身的关键

合谷穴

内关穴

足三里

牙齿和头面部的疾病与合谷穴密切相关

胸部疾病与内关穴密切相关

下肢和全身，以及五脏六腑的疾病可以通过按摩足三里进行治疗

15

因此，每天坚持按摩合谷、内关、足三里三个穴位，自觉地锻炼经络，对很多老年病、疑难病患者来说，都能起到治病养生的作用。

知道了锻炼哪个穴位后，下面要做的就是找准这些穴位并对其进行锻炼。

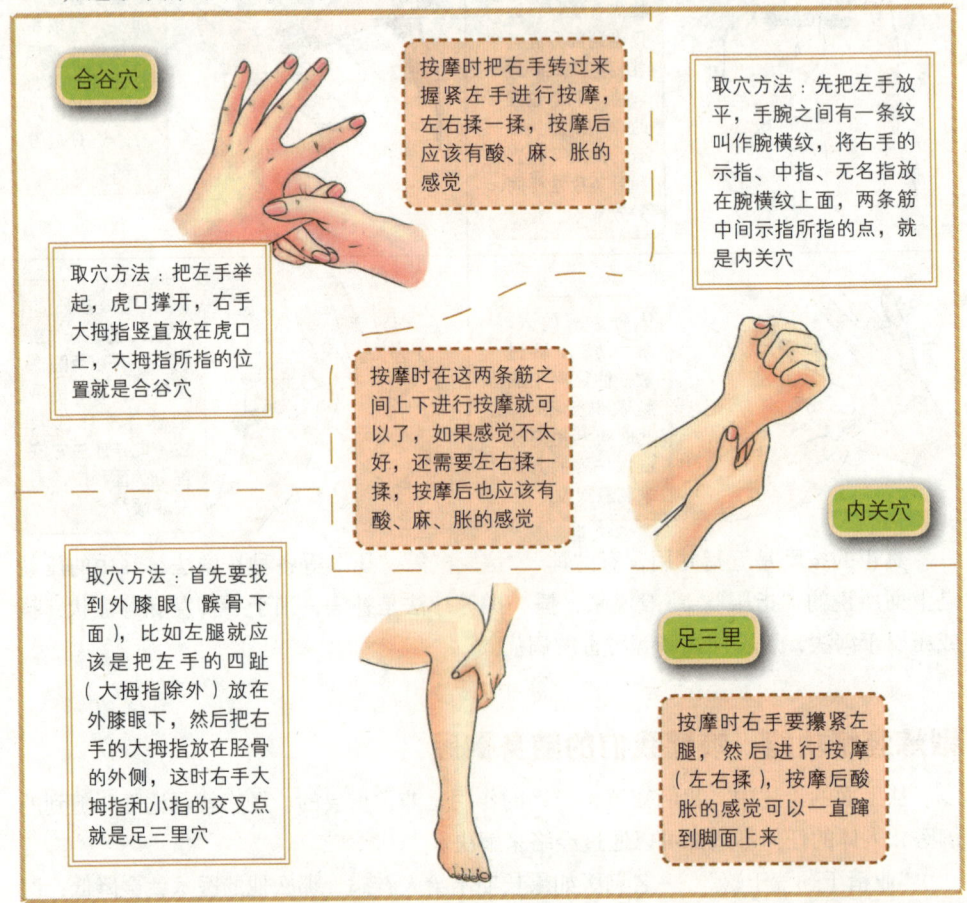

合谷穴

按摩时把右手转过来握紧左手进行按摩，左右揉一揉，按摩后应该有酸、麻、胀的感觉

取穴方法：先把左手放平，手腕之间有一条纹叫作腕横纹，将右手的示指、中指、无名指放在腕横纹上面，两条筋中间示指所指的点，就是内关穴

取穴方法：把左手举起，虎口撑开，右手大拇指竖直放在虎口上，大拇指所指的位置就是合谷穴

按摩时在这两条筋之间上下进行按摩就可以了，如果感觉不太好，还需要左右揉一揉，按摩后也应该有酸、麻、胀的感觉

内关穴

取穴方法：首先要找到外膝眼（髌骨下面），比如左腿就应该是把左手的四趾（大拇指除外）放在外膝眼下，然后把右手的大拇指放在胫骨的外侧，这时右手大拇指和小指的交叉点就是足三里穴

足三里

按摩时右手要攥紧左腿，然后进行按摩（左右揉），按摩后酸胀的感觉可以一直蹿到脚面上来

此外，想增强经络锻炼的效果，必须认识到人体的经络系统不仅在系统内起着相互联系的作用，还与人们所处的自然环境、社会环境，人的心情等诸多方面因素有着密切的关系。因此，调节经络这个复杂系统要从多方面入手，也就是在进行日常经络锻炼的同时，还应保持积极乐观的情绪，注意控制体重和气候等天气的变化，并尽可能地吸取他人的经验。锻炼时要因人而异，循序渐进，持之以恒，切不可三天打鱼，两天晒网。

刮痧：传统的自然疗法

刮痧疗法是传统的自然疗法之一，它是指以中医皮部理论为基础，根据中医十二经脉及奇经八脉，遵循"急则治其标"的原则，用器具（牛角、玉石、火罐）等在皮肤相关部位进行刮拭，以达到疏通经络、活血化瘀、解毒祛邪、清热解表、行气止痛、健脾和胃的目的。

现代的刮痧是利用刮痧器具刮拭经络穴位，通过良性刺激，充分发挥营卫之气的作用，使经络穴位处充血，改善局部微循环，起到祛除邪气，疏通经络，舒筋理气，以增强机体自身潜在的抗病能力和免疫功能，从而起到扶正祛邪、防病治病的作用。现代科学证明，刮痧可以扩张毛细血管，增加汗腺分泌，促进血液循环，对于高血压、中暑、肌肉酸疼等所致的风寒痹症都有立竿见影之效。经常刮痧，可起到调整经气、解除疲劳、增强免疫功能的作用。

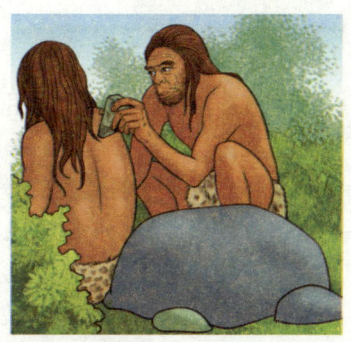

刮痧疗法起源于旧石器时代，人们患病时，出于本能地用手或者石片抚摩、捶击身体表面的某一部位，有时竟然能使疾病得到缓解。通过长期的实践与积累，逐步形成了砭石治病的方法，这也是"刮痧"疗法的雏形

刮痧疗法发展到今天已经成为一种适应病种非常广泛的自然疗法。明代医学家张凤逵在其书《伤暑全书》中，对于痧症的病因、病机、症状都有具体的描述。他认为，毒邪由皮毛而入，就会阻塞人体的脉络，阻塞气血，使气血流通不畅；毒邪由口鼻吸入的时候，就阻塞络脉，使络脉的气血不通。这些毒邪越深，郁积得越厉害，就越剧烈，如燎原之势，对于这种情况，就必须采取急救的措施，也就是必须用刮痧放血的办法来治疗。运用刮痧疗法，将刮痧器皿在表皮经络穴位上进行刮治，直到刮出皮下出血凝结成米粒样的红点为止，通过发汗使毛孔张开，痧毒（也就是病毒）随即排出体外，从而达到治愈的目的。

刮痧疗法是很神奇的。刮痧可以退热，因为发热时皮肤的毛孔都闭塞，刮痧以后使毛孔张开，里面的风寒便可以排泄出来。刮痧还能消炎，炎症使局部充血、红肿，是代谢产物积聚的表现，刮痧使局部的血液循环得到改善，加快新陈代谢，局部的病理产物如细菌、毒素等可以更快地排泄出去，这样炎症就可消退。另外，刮痧还能治疗颈椎病、腰腿疼、肩周炎、骨质增生，并且有调节内脏的作用。

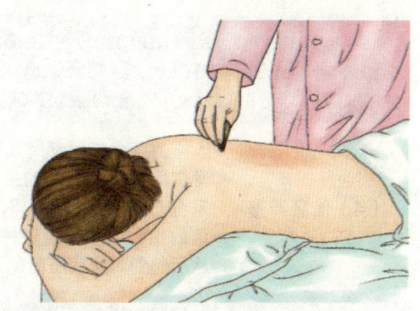

刮痧可以治疗多种疾病

刮痧的治病疗疾与保健功效

刮痧是以中医脏腑经络学说为理论指导，集针灸、按摩、点穴、拔罐等非药物疗法之所长，用水牛角为材料做成刮痧板，配合香蔓刮痧疏导油采用的一种自然疗法，对人体有活血化瘀、调整阴阳、舒筋通络、调整信息、排除毒素、行气活血等作用，既可防病保健，又可治病疗疾。

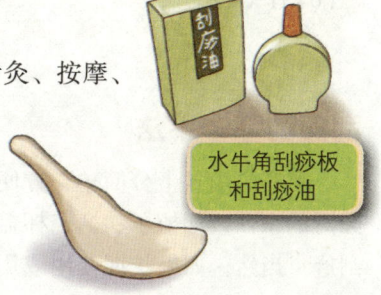

水牛角刮痧板和刮痧油

1. 防病保健作用

刮痧疗法的防病保健作用又分为健康保健预防与疾病防变两类。刮痧疗法的作用部位是体表皮肤，皮肤是机体暴露于外的最表浅部分，直接接触外界，且对外界气候环境等变化起适应与防卫作用。皮肤之所以具有这些功能，主要依靠机体内卫气的作用，卫气调和，则"皮肤调柔，腠理致密"。健康人常做刮痧（如取背俞穴、足三里穴等）可增强卫气，卫气强则护表能力强，外邪不易侵表，机体自可安康。若外邪侵表，导致恶寒、发热、鼻塞、流涕等症状，及时刮痧（如取肺俞、中府穴等）可将表邪及时祛除，以免表邪侵入五脏六腑而生大病。

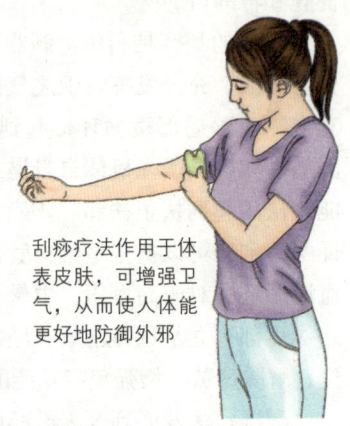

刮痧疗法作用于体表皮肤，可增强卫气，从而使人体能更好地防御外邪

2. 治疗作用

刮痧疗法的治病作用表现在以下方面：

（1）活血化瘀	刮痧可调节肌肉的收缩和舒张，使组织间压力得到调节，以促进刮拭组织周围的血液循环，增加血流量，从而起到活血化瘀、祛瘀生新的作用
（2）调整阴阳	刮痧可以改善和调整脏腑功能，使脏腑阴阳得到平衡。如肠蠕动亢进者，在腹部和背部等处施用刮痧手法可使肠蠕动受到抑制而恢复正常。反之，肠蠕动功能减退者，则可促进其蠕动恢复正常
（3）舒筋通络	刮痧可以放松紧张的肌肉，消除肌肉疼痛。这两方面的作用是相通的，消除了疼痛病灶，肌肉紧张也就能消除；如果能使紧张的肌肉得以松弛，则疼痛和压迫症状也可以明显减轻或消失，同时有利于病灶处恢复
（4）信息调整	人体的各个脏器都有其特定的生物信息（各脏器的固有频率及生物电等），当脏器发生病变时，有关的生物信息就会发生变化，而脏器生物信息的改变可影响整个系统乃至全身的功能平衡。而刮痧疗法就可以通过刺激体表的特定部位，产生一定的生物信息，通过信息传递系统输入有关脏器，对失常的生物信息加以调整，从而起到对病变脏器的调整作用
（5）排除毒素	刮痧过程可使局部组织高度充血，血管神经受到刺激使血管扩张，血流及淋巴循环加速，吞噬作用及搬运力量加强，使体内废物、毒素加速排出，组织细胞得到营养，从而使血液得到净化，增强全身抵抗力，进而减轻病势，促进康复
（6）行气活血	气血（通过经络系统）的传输对人体起着濡养、温煦等作用。刮痧作用于肌表，可以使人经络通畅，气血通达，从而使瘀血化散，局部疼痛得以减轻或消失

刮痧的基本手法

刮痧的用具十分简单、方便，只要是边缘比较圆滑的东西，如梳子、搪瓷杯盖子等，都可以用来刮痧。当然，如果长期使用或用于疾病治疗，还是

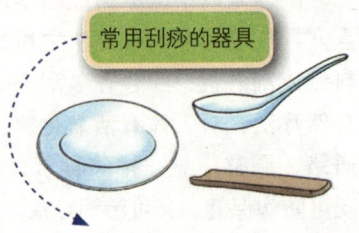

常用刮痧的器具

用天然水牛角为材料制成的专业刮痧板比较好，这样可以避免对人体肌表的毒性刺激和不良化学反应，而且水牛角本身就是一种中药，具有发散行气、活血和润养作用。

另外，刮痧之前，为了防止划破皮肤，还要在皮肤表面涂一层润滑剂。香油、色拉油都可以用。也有专门的"刮痧活血剂"，这是一种采用天然植物油加十余种天然中药，经传统工艺与现代高科技结合的方法提炼加工而成的刮痧油，具有清热解毒、活血化瘀、开泄毛孔、疏通经络、排毒驱邪、消炎止痛等作用。

介绍完了刮痧前的准备工作，下面我们就详细讲一下刮痧的基本手法：

1. 握持刮痧板方法

单手握板，将板放置掌心，一侧由拇指固定，另一侧由示指和中指固定，也可由拇指以外的其余四指固定。

利用腕力进行刮拭，刮痧板与皮肤之间夹角以45度为宜，角度不可太大，也不可使用削铲法。

刮痧板握法

2. 刮痧的强度和时间

刮痧手法的轻重、力量的大小、时间的长短，都要依照接受者的年龄、性别、体质、身体状况以及出痧情况等因素而定。刮痧板接触皮肤时力量应适中，以对方能承受为度，做单方向均匀刮拭，每一角度方向刮 15 ~ 30 次，每一部位刮拭 3 ~ 5 分钟。针对性刮痧或局部保健刮痧一般 20 ~ 30 分钟，全身整体保健刮痧以 40 ~ 50 分钟为宜。个别人不易出痧，不可强求。出痧者一般 3 ~ 5 天痧退，痧退后方可进行再次刮拭。

3. 几种常用的刮拭手法

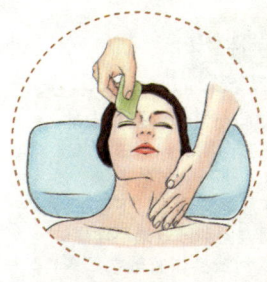

该法适宜于对大面积，如腹部、背部和下肢等部位的刮拭

（1）边刮法

这是最常用的一种刮痧方法。将刮痧板的两侧长条棱边或厚边或薄边与皮肤接触成45°角进行刮拭

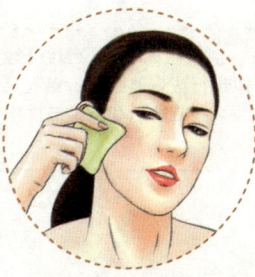

适宜于四肢关节、脊柱双侧经筋部位、骨突周围、肩部穴位。因角刮接触面积相对小，要避免用力过猛而损伤皮肤

（2）角刮法

使用特制的角形刮痧板或让刮痧板的棱角接触皮肤，并成45°角，自上而下或由里向外刮拭，手法要灵活，不宜生硬

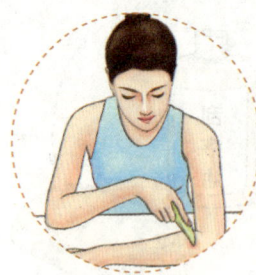

（3）点压法

点压法也叫点穴手法，多用于对穴位或痛点的点压，与按摩法配合使用。此法适用于肌肉丰满、刮痧力量不能深入或不宜直接刮拭的部位和骨骼关节凹陷部位。它是一种较强刺激手法，具有镇静止痛和解痉作用，多用于实证

用刮痧板的厚边角与皮肤成90度角，力量逐渐加重，以可耐受为度，保持数秒钟后快速抬起，重点操作5~10次。操作时将肩、肘、腕的力量凝集于刮痧板角，施术要灵活，既要有弹力，又要坚实

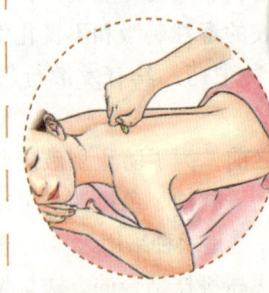

（4）直线刮法

也称直板刮法，是一种常用的手法，这种手法适用于对身体比较平坦部位的经脉和穴位（如背部、胸腹部和四肢部位）进行刮痧

刮痧师一般用右手拿住刮痧板，拇指放在刮痧板的一侧，示指和中指或四指放在刮痧板的另一侧，与体表成45°角，刮痧板薄的一面1/3或1/2与皮肤接触，利用腕力下压并向同一方向直线刮拭，要有一定长度

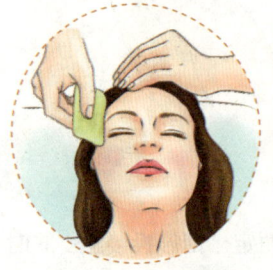

（5）梳刮法

使用刮痧板或刮痧梳子，从前额发际处及双侧太阳穴处向后发际处做有规律的单方向刮拭，刮痧板或梳子与头皮成45°角，轻柔和缓地刮拭，如梳头状，故名梳刮法。梳头时力量适中，一般逐渐加力，在穴位或痛点处可适当使用重刮或点压、按揉

此法具有醒神开窍、消除疲劳、防治失眠的作用，患有头痛、疲劳、失眠等病症用该法可以收到良好的效果

（6）摩擦法

将刮板的边、角或面与皮肤直接紧贴或隔衣、布进行有规律地旋转移动或直线往返移动的刮拭，以使皮肤产生热感并向深部渗透为度，其左右移动力量大于垂直向下压按用力。操作时动作轻柔，移动速度均匀，可快可慢，一个部位刮拭完成后再刮拭下一个部位。多用于对麻木、发凉或绵绵隐痛部位刮痧，如肩胛内侧、腰部和腹部刮痧。另外，每一部位在刮痧前可施用该法使皮肤有热感后再继续施用其他操作手法

（7）弧线刮法

指刮拭路径呈弧线形，刮拭后体表出现弧线形的痧痕，操作时刮痧板多循肌肉走行或骨骼结构特点而定。对胸部肋间隙、颈项两侧、肩关节前后和膝关节周围刮痧多用此法

（8）按揉法

按揉法是用刮痧板在皮肤经络穴位上做点压按揉，向下有一定压力，点下后做往复来回或顺逆旋转的运动。操作时刮痧板紧贴皮肤不移，频率较慢，每分钟50~100次。常用于足三里、内关、太冲、涌泉、太阳穴等穴位

（9）逆刮法

指刮痧方向与常规的由里向外、由上向下方向相反，即由下向上或由外向里进行刮拭的方法。多用于对下肢静脉曲张、下肢水肿或按常规方向刮痧效果不理想的部位。逆刮法操作宜轻柔和缓，从近心端部位开始逆刮，逐渐延长至远心端，其方向是由远心端向近心端，其目的是促进静脉血液回流，减轻水肿或疼痛

（10）轻刮法

初学者常用轻刮法。刮痧时刮痧板接触皮肤面积大，移动速度慢或下压刮拭力量小。一般接受者无疼痛或其他不适感觉，多适用于对儿童、妇女、老年体弱者以及面部的保健刮拭

（11）重刮法

这主要是针对骨关节软组织疼痛性病症所采取的一种手法。刮痧时刮痧板接触皮肤面积小，移动速度快或下压刮拭力量较大，以接受者能承受为度。多适应于对年轻力壮、体质较强或背部脊柱两侧、下肢及骨关节软组织较丰满处的刮痧

力量大，速度慢，多用于体质强壮的人，主要刮拭腹部、关节部位和一些明显疼痛的部位

力量大，速度快，多用于体质强壮的人，主要刮拭背部、下肢或其他明显疼痛的部位

（13）快刮法

指刮拭的次数每分钟在 30 次以上，用力有轻重之别

（12）慢刮法

指刮拭的次数每分钟在 30 次以内，用力也有轻重之别

力量轻，速度慢，多用于体质虚弱或面部需保健者，主要刮拭背腰部正中、胸部、下肢内侧，以对方不感觉疼痛为度

用力轻，快速刮，多用于体质虚弱或需做整体保健的人，主要刮拭背腰部、胸腹部、下肢等部位，以对方感觉舒适为度

针灸：通过针刺激穴位达到治病保健的目的

针灸疗法是以针刺或艾灸为主，刺激人体的一定部位，调节经络脏腑、气血阴阳，达到防病治病目的的一种治疗方法。这种疗法是我们祖先的一大发明，已有几千年的历史。针灸为中华民族的繁荣昌盛和健康事业做出了卓越的贡献。

针灸疗法具有很多优点：

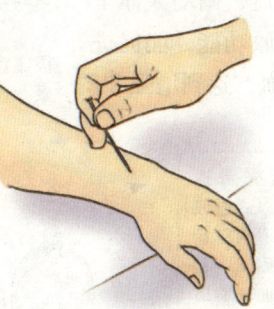

第一，治疗疾病的效果比较容易产生且显著，特别是能提高抗病能力，有镇静、镇痛等作用

第二，操作上简便易行

第三，医疗费用较低

第四，有广泛的适应证，可用于内、外、妇、儿、五官等各科多种疾病的治疗和预防

第五，没有或极少有副作用，比较安全可靠，又可以协同其他疗法进行综合治疗

针灸疗法的应用范围

针灸是在中国民间特定的自然与社会环境中发展起来的自然疗法。在长期的发展过程中，人们逐渐建立起了涉及十四经脉、奇经八脉、十五别络、十二经别、十二经筋、十二皮部以及孙络、浮络等的经络理论，了解了有关 361 个腧穴以及经外奇穴等腧穴与腧穴主病的知识，发现了人体特定部位之间特定联系的规律，创造了经络学说，

并由此产生了一套治疗疾病的方法。

针灸治疗的适应范围很广，内、外、妇、儿、五官、皮肤等各科的许多疾患，大部分都能应用针灸来治疗。世界卫生组织（WHO）公布了 43 种应用针灸有效的病症，包括：

（1）呼吸系统疾病	鼻窦炎、鼻炎、感冒、扁桃体炎、急性喉炎、慢性喉炎、气管炎、支气管哮喘
（2）眼科疾病	急性结膜炎、中心性视网膜炎、近视眼、白内障
（3）口腔科疾病	牙痛、拔牙后疼痛、牙龈炎
（4）胃肠系统疾病	食道、喷门失弛缓症、呃逆、胃下垂、急性胃炎、慢性胃炎、胃酸增多症、慢性十二指肠溃疡、单纯急性十二指肠溃疡、急性结肠炎、慢性结肠炎、急性（慢性）杆菌性痢疾、便秘、腹泻、肠麻痹
（5）神经、肌肉、骨骼疾病	头痛、偏头痛、三叉神经痛、面神经麻痹、中风后的轻度瘫痪、周围性神经疾患、小儿脊髓灰质炎后遗症、美尼尔氏综合征、神经性膀胱功能失调、遗尿、肋间神经痛、颈臂综合征、肩凝症、网球肘、坐骨神经痛、腰痛、关节炎

现在，还有很多人把针灸用于祛除青春痘和减肥，多可收到一定的疗效。其实不论用在哪里，针灸都是通过疏通经络、调和气血、平衡阴阳、强化脏腑功能、扶正祛邪来起到祛病除疾的效果。

拔罐：最优秀的物理疗法

拔罐与针灸一样，也是一种物理疗法，而且拔罐是物理疗法中最优秀的疗法之一。

拔罐疗法又称"角法"，通过物理的刺激和负压人为造成毛细血管破裂瘀血，调动人体干细胞修复功能及坏死血细胞吸收功能，能促进血液循环，激发精气，调理气血，达到增强和调节人体免疫力的作用。

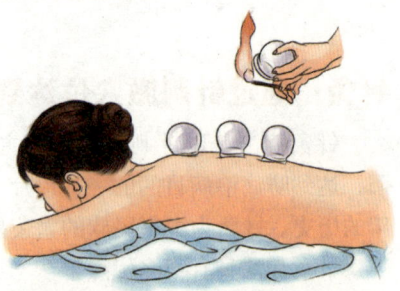

拔罐疗法能祛寒祛湿、疏通经络、祛除瘀滞、行气活血、消肿止痛、拔毒泻热

拔罐疗法是传统中医常用的一种治疗疾病的方法，具有调整人体的阴阳平衡、解除疲劳、增强体质的功能，可以起到扶正祛邪、治愈疾病的作用。所以，许多疾病都可以采用拔罐进行治疗。

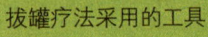
拔罐疗法采用的工具

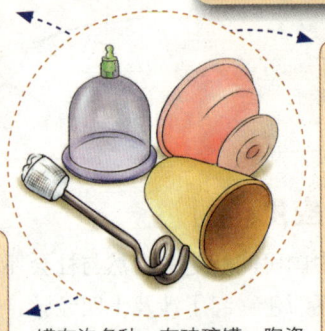

玻璃罐光滑透明，可以透过玻璃观察罐内皮肤充血、瘀血、起疱及放血时的出血情况等，所以临床中用得最多

橡胶罐在家庭中用得较多，因为它使用方便，用手一捏，即可吸住，不管你是否懂医，非常容易掌握，只要明白哪里痛拔哪里即可。但橡胶罐没有用火，少了一个重要的环节，效果就要差一些

探子，或叫火把。可用一截较粗的铅丝，一头弯成圆圈状，以易于用手握住，另一头缠上棉花及纱布，用来蘸酒精、点火

罐有许多种，有玻璃罐、陶瓷罐、竹罐、橡胶罐等，甚至家中的罐头瓶也可以用于拔罐

中西医对拔罐治病原理的不同解析

拔罐是一种在民间被广泛应用的自然疗法，随着医学和科学技术的发展，拔罐疗法更是焕发了新的生命力。

中西医对于拔罐疗法的治病原理有不同的阐述。

在中医的致病理论中，疾病是由致病因素引起机体阴阳的偏盛偏衰，人体气机升降失常，脏腑气血功能紊乱所致。通过拔罐可以开泄腠理、扶正祛邪。因为拔罐产生的真空负压有一种较强的吸拔之力，其吸拔力作用在经络穴位上，可将毛孔吸开并使皮肤充血，将体内的病理产物从皮肤毛孔中吸出体外，从而起到疏通经络气血、调整脏腑功能的作用，达到防治疾病的目的。

现代医学认为，拔罐负压的刺激，能使局部血管扩张，促进局部血液循环，改善充血状态，加强新陈代谢，改变局部组织营养状态，增强血管壁通透性及白细胞吞噬活动，增强机体体能及人体免疫能力，故能起到祛病疗疾的作用。

按摩：作用于体表的治病强身之法

按摩是运用手、指的技巧，在人体皮肤、肌肉组织上连续动作来治病的方法，在中国有着悠久的历史。按摩疗法，大致有以下两种：一种是主动按摩，又叫自我按摩，是自己对自己进行按摩的一种保健方法；另一种是被动按摩，是由医生对患者进行按摩。我们这里所介绍的按摩手法是针对被动按摩来说的，归纳起来，有以下八种常用手法：按、摩、推、颤、拿、打、揉、捏等法。但各种手法常常相互配合进行。

1. 按法

利用指尖或指掌，在患者身体适当部位，有节奏地一起一落按下，叫作按法。经常使用的，有单手按法、双手按法

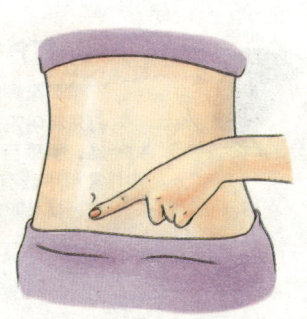

3. 推法

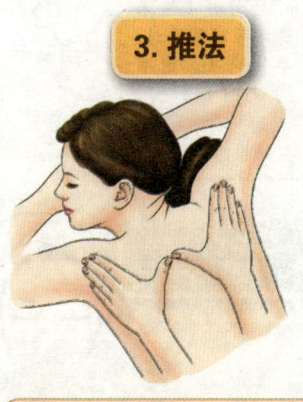

2. 摩法

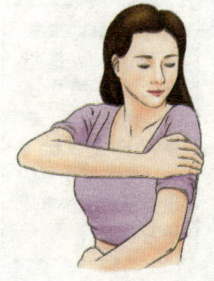

用手指或手掌在患者身体的适当部位，给以柔软的抚摩，叫作摩法。摩法多配合按法和推法，有常用于上肢和肩端的单手摩法，以及常用于胸部的双手摩法

向前用力推动叫推法。临床常用的，有单手推和双手推两种推摩方法。把两手集中在一起，使拇指对拇指，示指对示指，两手集中一起往前推动，叫作双手集中推摩法，这是推摩法中最常用的一种手法

4. 颤法

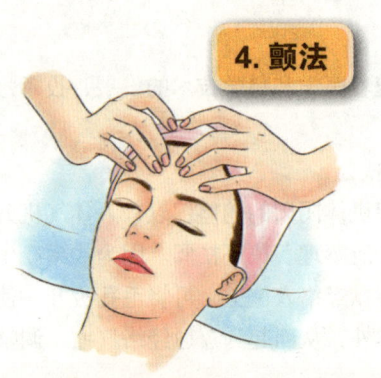

是一种震颤而抖动的按摩手法。动作要迅速、短促而均匀，以每秒钟颤动10次左右为宜，也就是一分钟达到600次左右为宜。将大拇指垂直地点在患者痛点，全腕用力颤动，带动拇指产生震颤性的抖动，叫单指颤动法。用拇指与示指或示指与中指，放在患者疼处或眉头等处，利用腕力进行颤动叫双指颤动法

5. 拿法

用手把适当部位的皮肤，稍微用力拿起来，叫作拿法。临床常用的有在腿部或肌肉丰厚处的单手拿法

（2）平掌拍击法

两手掌平放在肌肉上，一先一后有节奏地拍打

（1）侧掌切击法

把两手掌侧立，大拇指朝上，小指朝下，指与指间要分开1厘米许，手掌落下时，手指合拢，抬手时又略有分开，一起一落，两手交替操作

6. 打法

打法又叫叩击法。打法手劲要轻重有准，柔软而灵活，主要用的是双手。常用手法有侧掌切击法、平掌拍击法、横拳叩击法和竖拳叩击法等

（3）横拳叩击法

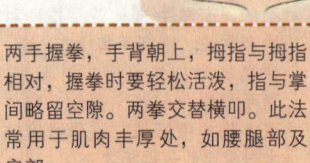

两手握拳，手背朝上，拇指与拇指相对，握拳时要轻松活泼，指与掌间略留空隙。两拳交替横叩。此法常用于肌肉丰厚处，如腰腿部及肩部

（4）竖拳叩击法

两手握拳，取竖立姿态，大拇指在上，小拇指在下，两拳相对。握拳同样要轻松活泼，指与掌间要留出空隙。本法常用于背腰部

7. 揉法

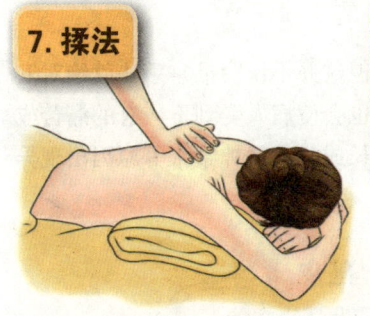

医生用手贴着患者皮肤，做轻微旋转活动的揉拿，叫作揉法。揉法分单手揉和双手揉。如太阳穴等面积小的地方可用手指揉法，对于背部面积大的部位可用手掌揉法。还有单手加压揉法，比如揉小腿，左手按在患者腿肚处，右手则加压在左手背上，进行单手加压揉法。揉法具有消瘀去积、调和血行的作用，对于局部痛点，使用揉法十分合适

8. 捏法

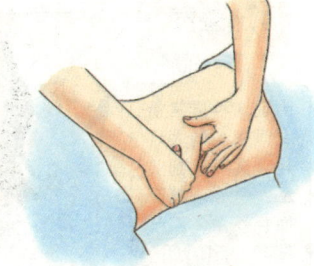

在适当部位，利用手指把皮肤和肌肉从骨面上捏起来，叫作捏法。捏法是按摩中常用的基本手法，常常与揉法配合使用。捏法实际包括了指尖的挤压作用，能使皮肤、肌腱活动能力加强，改善血液和淋巴循环

推拿：中国古老的医治伤病的方法

"推拿"一词是由"摩挲""按矫""按摩"逐渐演变而来的。它不仅是名词的变更，而且是千百年来从事推拿医术的医师不断总结、不断创新、不断发展的结果。推拿医术是中国古老的医治伤病的方法，是目前中医学的一个重要组成部分。推拿是医生用双手在病人身体上施加不同的力量、技巧和功力刺激某些特定的部位来恢复或改善人体功能，促使病情康复的一种方法。它是"以人疗人"的方法，属于现在所崇尚的自然疗法的一种。它由于简便无副作用，治疗效果良好，几千年来在我国不断得到发展、充实和提高。

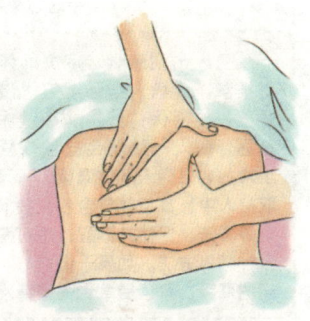

推拿是医生用手在病人身体上施力，通过手法以及施力的不同，来调节人体功能的不平衡状态，使伤病得以痊愈

这种治疗方式主要有以下几个特点：

（1）简单易操作	推拿疗法不需要任何特殊设备，只要学会各种常用手法，就可以随时随地进行治疗
（2）安全有效	推拿疗法不会产生一般药物治疗所产生的各种副作用，操作时只要掌握手法要领，认真施行，即可起到治病保健的效果，是一种比较安全可靠，无副作用的治疗方法。当然，推拿疗法并非适用于任何疾病，有时也会发生医疗事故（马尾神经损伤、骨折等），所以推拿也有一定的适应证。非适应证患者，绝对不能使用
（3）适应证广泛	目前我国的推拿疗法已经适用于临床各科的某些疾病，主要包括：扭伤、关节脱位、腰肌劳损、肌肉萎缩、偏头痛、三叉神经痛、肋间神经痛、股神经痛、坐骨神经痛、腰背神经痛、四肢关节痛（包括肩、肘、腕、膝、踝等处关节的疼痛）、颜面神经麻痹、颜面肌肉痉挛、腓肠肌痉挛，因风湿而引起的肩、背、腰、膝等部的肌肉疼痛，以及急性或慢性风湿性关节炎、关节滑囊肿痛和关节强直等症。其他如神经性呕吐、消化不良症、习惯性便秘、胃下垂、慢性胃炎、失眠、遗精，以及妇女痛经与神经官能症等，都可考虑使用或配合使用按摩手法施治

推拿时可能出现的异常情况及处理方法

推拿疗法简单、安全、易操作，容易被人接受，但这并不说明推拿手法就绝对安全，万无一失。如果对推拿方法、部位等不加注意，也会使病人受到不应有的痛苦或造成施术困难。一旦由于手法使用不当，操作时间过长或病人精神紧张等原因出现异常情况，必须及时处理。

1. 晕厥

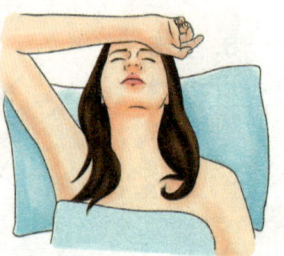

出现这种异常情况时病人的表现是：突然感到头晕、恶心，继而面色苍白，四肢发凉，出冷汗，神呆目定，甚至意识丧失而昏倒

推拿时发生晕厥，主要可能是病人处于过于紧张、体质虚弱、疲劳或饥饿的状态下，因推拿手法过重或时间过长而发生

处理方法

一旦病人出现晕厥，应立即停止推拿，让病人平卧于空气流通处，头部保持低位。经过休息后，病人一般就会自然恢复正常。如果病人严重晕厥，可采取掐人中、拿肩井与合谷、按涌泉等方法，促使其苏醒，也可配合针刺等方法。如属于低血糖引起的晕厥，可让受术者喝些糖水

2. 破皮

在使用擦法时，因操作不当，有时可导致受术者皮肤破损

处理方法

此时应做一些外科处理，并避免在破损处操作，还要防止感染

4. 骨折

推拿手法过重或粗暴，病人易发生骨折

处理方法

对怀疑有骨折的病人，应立即送医诊治。对小孩、老人推拿时手法不能过重。做关节活动时，手法要由轻到重，活动范围应由小而大（不能超过正常生理幅度），并要注意病人的耐受情况，以免引起骨折

3. 皮下出血

推拿一般不会出现皮下出血，若病人局部皮肤出现青紫现象，可能是由于推拿手法太重或病人有易出血的疾患

处理方法

出现皮下出血，应立即停止推拿，一般出血会自行停止，2~3天后，可在局部进行推拿，也可配合湿敷，使其逐渐消散

总之，推拿师应认真做好推拿前的一切准备工作，根据患者的病情制订正确的推拿方案，操作过程中应认真细致，主动观察和询问病人的感受，切忌手法粗暴急躁，尽量避免可能出现的异常情况。

天天给自己推拿有益健康

中药有四性：寒、热、温、平。推拿中的推、拿、揉、掐与中药四性相对应，所以说用推拿就是用药。

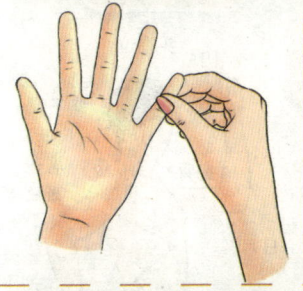

推小指面具有补肾的作用

如果女性肾不好，想要补肾，最好的办法就是推小指面，这样能增强体质，提高免疫力，并填补肾气

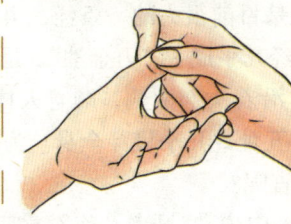

旋转大拇指面上的脾经，可以大补元气

如果女性体弱多病，或者大病初愈，或者刚生完孩子，就可以旋转大拇指面上的脾经，这样可以大补元气

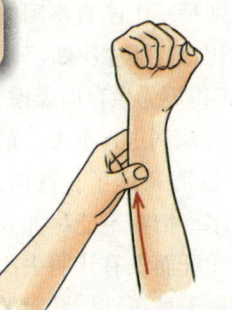

推六腑，可以代替羚羊角和滑石，退热的效果非常好

发高热是生活中常见的一种症状，有时候让人束手无策。其实，推六腑就能让你退热，比打针吃药可能会更有效，重要的是它更方便、更省时省力

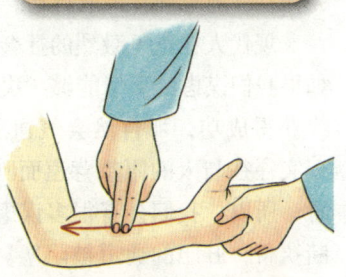

推三关，可以治疗感冒

感冒对于每个女性来说都是经常发生的一种小病，病虽小，但也给患者带来了痛苦，还会耽误工作和学习。如果你感冒了，不应该先想到吃药打针或点滴，应该先想到推三关，就是推前臂阳面靠大拇指的那一直线，用大拇指或示、中指指肚从腕推向肘，到手臂微微发红为止，这样治疗感冒的效果非常好

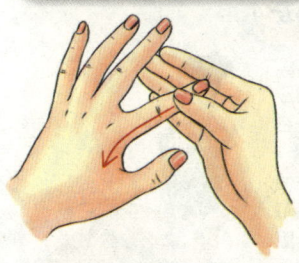

推大肠经，能治疗腹泻

现在很多女孩子都喜欢吃凉的东西，比如冰激凌、冰镇饮料等，还经常暴饮暴食，食无定时，所以会损伤脾胃，造成腹泻，长此以往会罹患肠胃病。这时候你可以通过推大肠经来补救，从示指推到虎口，就可以手到病除

可见，推拿之术可谓既方便，又有实效，还不会带来任何副作用，实在是女性自身起到疗效的"魔法"。天天给自己推拿比吃人参还补，所以不要犹豫和怀疑了，赶快加入经络推拿的行列，它带给你的将不仅仅是健康，还有幸福和美丽。

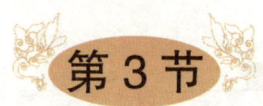

第3节

循经觅穴——带你认识人体的十四条经络

胆经：排解积虑的先锋官

足少阳胆经是目前很火的一条经，很多人都在强调它的好处，敲胆经几乎成了"万金油"。足少阳胆经从人的外眼角开始，沿着头部两侧，顺着人体的侧面向下，到达脚的第四、五趾，几乎贯穿全身。为什么说胆经是排解积虑的先锋官呢？

《黄帝内经》中说："肝者，将军之官，谋虑出焉。胆者，中正之官，决断出焉。"意思是说，肝是个大将军，每日运筹帷幄，决胜千里之外；胆则是一个刚直不阿的先锋官，随时准备采取行动。"肝主谋虑，胆主决断。"

现代人在竞争激烈的社会中，不得不为生存而谋虑，如果我们谋虑的事情能够"决断"，并顺利进行下去，最终获得成功，那自然会气血通畅、肝胆条达了。然而，现实往往与人的愿望背道而驰，很多事情都不能尽如人意，所以，我们会有很多谋虑积压在肝而没有让肝去决断执行，肝胆的通道被阻塞。由于情志被压抑，肝胆的消化功能、供血功能、解毒功能都受到严重影响，人体就会百病丛生。所以，多疑善虑、胆小易惊的人都应该好好调节肝胆的功能。

要改善肝胆的功能，最简单的办法就是经常锻炼胆经。

足少阳胆经

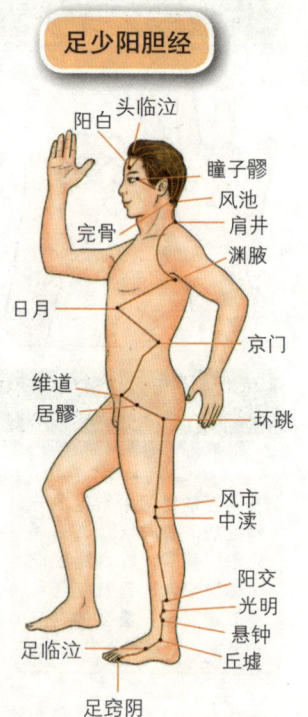

头临泣
阳白
瞳子髎
风池
肩井
完骨
渊腋
日月
京门
维道
居髎
环跳
风市
中渎
阳交
光明
悬钟
丘墟
足临泣
足窍阴

胆经保健方法

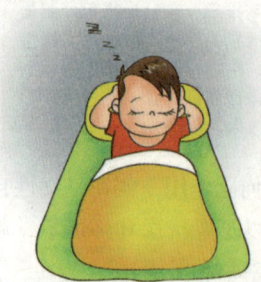

胆经当令在子时。胆主生发，阳气在这时候开始生发了。最好在11点前就入睡，这样才能把阳气养起来

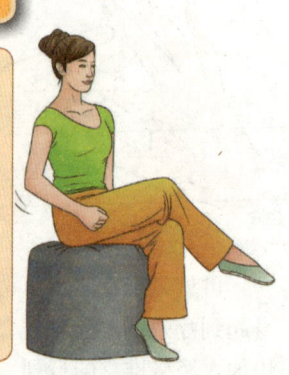

敲胆经的最佳时间应该是子时，也就是夜里的11点到凌晨1点这段时间，早睡的人可以提前一些。每天敲胆经300下，胆经顺畅了，人所有的忧虑、恐惧、犹豫不决等就都随着胆经的通畅排解出去了

另外，胆经上有很多特效穴位：阳陵泉治两肋疼痛，光明穴可治老花眼，悬钟治落枕，风市可治各种皮肤瘙疹。胆经上的穴位都气感明显而强烈，如能善加利用，都有极好的效果。

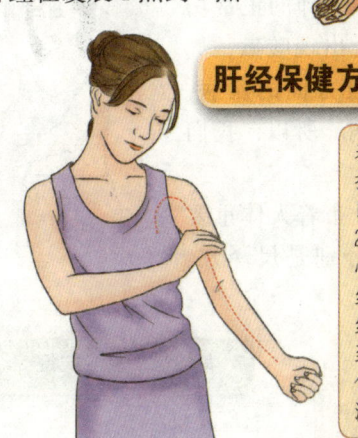

足厥阴肝经

肝经：护卫身体的大将军

足厥阴肝经有 14 个穴位，从下往上走，起于大脚趾内侧的指甲缘，向上到脚踝，然后沿着腿的内侧向上，在肾经和脾经中间，绕过生殖器，最后到达肋骨边缘止。肝经和肝、胆、胃、肺、膈、眼、头、咽喉都有联系，所以虽然循行路线不长，穴位不多，但是作用很大，可以说是护卫我们身体的大将军。

前面我们讲了，肝是将军之官，是主谋略的。所谓"将军之官"的意思是指，将军不仅可以打仗，而且还是能够运筹帷幄的人。将军运筹帷幄的功能，就相当于肝的藏血功能，而"谋略出焉"，指的就是把肝气养足了才能够出谋略，才能让我们更聪明。因此，我们的聪明才智能否最大限度地发挥出来，全看我们的肝气足不足。

期门
章门
急脉

阴廉

曲泉
中都
蠡沟
太冲

养肝最简单的方法就是睡觉。肝经在凌晨 1 点到 3 点的时候值班，也就是肝经的气血最旺的时候，这个时候人体的阴气下降，阳气上升，所以应该安静地休息，以顺应自然。但是对于很多经常应酬的人来说，这个时候可能正在兴头上，一笔生意就要谈成了，精神正处于很兴奋的状态，根本不可能睡觉。其实，这是非常伤肝的，现在有很多得乙肝、脂肪肝的人，就是不注意养肝造成的。

肝经保健方法

养肝气的方法就是按摩肝经。我们可以在晚上 19 点到 21 点的时候按摩心包经，因为心包经和肝经属于同名经，所以在 19 点到 21 点时按摩心包经也能起到刺激肝经的作用

肺经：人体最容易受伤的经

手太阴肺经是人体非常重要的一条经脉，它起于胃部，向下络于大肠，然后沿着胃口，穿过膈肌，属于肺脏；再从肺系横出腋下，沿着上臂内侧下行，走在手少阴、手厥阴经之前，下向肘中，沿前臂内侧桡骨边缘进入寸口，上向大鱼际部，沿边际，出大指末端。它的支脉交手阳明大肠经。

从肺经的循行路线我们可以看出，肺经与肺、胃、大肠都有很密切的关系。说肺经是人体内的"宰相"，又是怎么回事呢？

这是因为，肺在五脏六腑中的地位很高。《黄帝内经》把它比做"相傅之官"，也就是说肺相当于一朝的宰相，一人之下，万人之上。宰相的职责是什么？他了解百官、协调百官，事无巨细都要管。肺是人体内的宰相，它必须了解五脏六腑的情况，所以《黄帝内经》中有"肺朝百脉"，就是说全身各部的血脉都直接或间接地汇聚于肺，然后敷布全身。所以，各脏腑的盛衰情况，必然在肺经上有所反映，而中医通过观察肺经上的"寸口"就能了解全身的状况。寸口在两手桡骨内侧，手太阴肺经的经渠、太渊二穴就处在这个位置，是桡动脉的搏动处，中医号脉其实就是在观察肺经。

我们知道，肺为娇脏，很容易出现问题。当肺的正常功能受损时，就会出现咳嗽、气喘、胸闷等呼吸方面的疾病，以及各种皮肤病。所以，我们要格外爱护肺经。

肺经上还分布着人体重要的三个穴位，分别是尺泽穴、孔最穴和太渊穴。

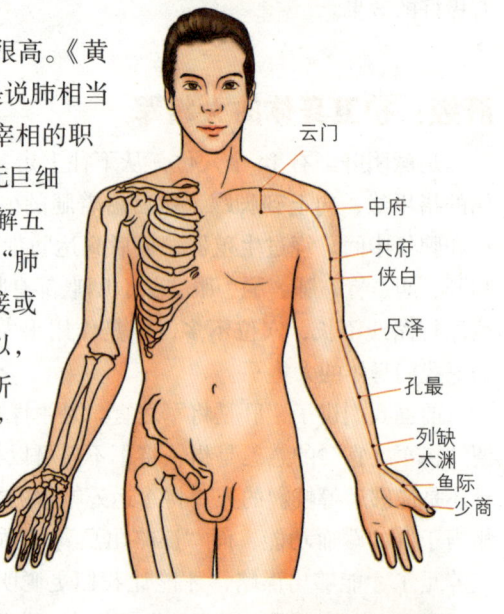

手太阴肺经

云门
中府
天府
侠白
尺泽
孔最
列缺
太渊
鱼际
少商

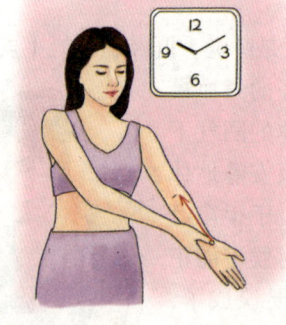

肺经保健方法

按摩肺经的最佳时间应该是凌晨3~5点，这个时辰是肺经经气最旺的时候，但这时候也正是睡觉的时间，所以可以改在上午9~11点脾经旺时按摩，这样也能取得同样的效果

肺经上的重要穴位

尺泽穴位于肘横纹上肱二头肌肌腱桡侧的凹陷处，是最好的补肾穴。通过降肺气而补肾，最适合上实下虚的人，高血压患者多有这种体质。另外，按压尺泽穴对于肺经引起的咳嗽、气喘、咯血、潮热、胸部胀满等很有效

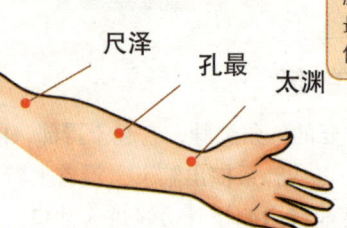

尺泽
孔最
太渊

孔最穴在前臂掌面桡侧（大拇指方向），在尺泽穴与太渊穴（腕部动脉搏动处）连线上，腕横纹上七寸（手腕至肘共十二寸，按比例取穴）。孔最穴对风寒感冒引起的咳嗽和扁桃体炎效果不错，还能治疗痔疮

有人总觉得气不够用，有吸不上气的感觉，这个时候就可以点揉太渊穴（仰掌、腕横纹之桡侧凹陷处）。此穴为肺经原穴，补气效果尤佳

大肠经：肺和大肠的保护神

手阳明大肠经起于示指末端的商阳穴，沿示指桡侧，通过合谷、曲池等穴，向上会于督脉的大椎穴，然后进入缺盆，联络肺脏，通过横隔，入属于大肠。

"循行所过，主治所及"，是说经络从哪里经过就能治哪里的病，因此，从大肠经的循行路线我们可以看出，肺和大肠都与大肠经关系密切，所以，疏通此经气血就可以预防和治疗呼吸系统和消化系统的疾病。虽然，肺和大肠看起来是毫不关联的两个内脏，但是它们通过大肠经互相联系、互相影响，也就是说，肺与大肠相表里。所谓表里，指一种内外关系，就好像夫妻。丈夫在外边忙着的时候，妻子就应该把家里的事务管理好；丈夫如果在外面特别忙，那妻子也相对比较忙。肺为里，为妻；大肠为表，为夫。

在人体中，气血是维持生命活动的基础，《黄帝内经》上说："阳明经多气多血。"手阳明大肠经与足阳明胃经所属的肠胃是人体消化、吸收以及排出废物的器官。人体的体质由先天和后天决定，先天部分是遗传于父母的，我们无法改变，后天部分就来源于我们的食物。肠胃消化吸收功能正常，体内生成的气血充足，抵抗

口禾髎　迎香　扶突　天鼎　肩髃　臂臑　肘髎　曲池　手三里　偏历　合谷　商阳

大肠经保健方法

大肠经当令的时间是早上5～7点，这时候大肠经运行最旺盛，按摩效果也最好。大肠经很好找，你只要把左手自然下垂，用右手来敲左臂，一敲就是大肠经。敲时有酸胀的感觉

疾病的能力自然会增强；胃肠排泄功能正常，体内产生的垃圾就能及时排出，不在体内堆积，那么由内在因素引起的疾病自然会减少。所以，手阳明大肠经是人体中重要的经络，平时一定要注意疏通。

胃经：多气多血的勇士

足阳明胃经是人体前面的很重要的一条经脉，也是人体经络中分支最多的一条经络，有两条主线和四条分支，主要分布在头面、胸部、腹部和腿外侧靠前的部分。

它起于鼻旁，沿鼻上行至根部，入于目内眦，交于足太阳膀胱经；沿鼻外侧下行至齿龈，绕口唇，再沿下颌骨出大迎穴；上行耳前，穿过颌下关节，沿发际行至额颅。它的支脉从大迎穴下行，过喉结入锁骨，深入胸腔，穿过横膈膜，归属胃，并与脾相

络。它的另一支脉直下足部二趾与中趾缝，此支又分两支，一支自膝膑下三寸分出，下行至中趾外侧，一支从足背分出，至大趾内侧，交足太阴脾经。

　　从胃经的循行路线可以看出，与胃经关系最为密切的脏腑是胃和脾。脾胃是人体的后天之本，这是因为每个人在出生后，主要依赖脾和胃以运化水谷和受纳腐熟食品，这样人体才能将摄入的饮食消化吸收，以化生气、血、津液等营养物质，才能使全身脏腑经络组织得到充分的营养，维持生命活动的需要。

　　除了消化吸收食物外，胃还有一个重要的功能——生血。"血变于胃"，胃将人体吸纳的精华变成血，母亲的乳汁其实就是血的变现，血是由食物的精华变成的。在抚养孩子的时候，母亲的血又变成了乳汁。

按摩胃经应在饭后1个小时左右开始，主要穴位如足三里、天枢等一定要按到；然后在睡前1个小时左右灸一会儿，灸完后喝1小杯水。每天早上7～9点这段时间按揉的效果应该是最好的，因为这个时辰是胃经当令，是胃经经气最旺的时候

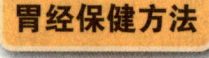

胃经保健方法

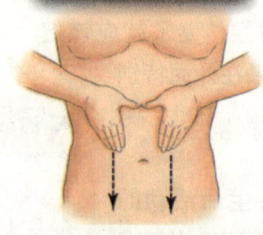

足阳明胃经

头维
下关
颊车
大迎
人迎
缺盆
乳中
乳根
不容
天枢

四白
巨髎
大椎

伏兔
梁丘
外膝眼
足三里
阑尾穴
上巨虚
丰隆
下巨虚
解溪
冲阳
厉兑

按摩胃经，一方面可以充实胃经的经气，使它和与其联系的脏腑的气血充盛，这样脏腑的功能就能正常发挥，就不容易生病；另一方面可以从中间切断胃病发展的通路，在胃病未成气候前就把它消弭于无形

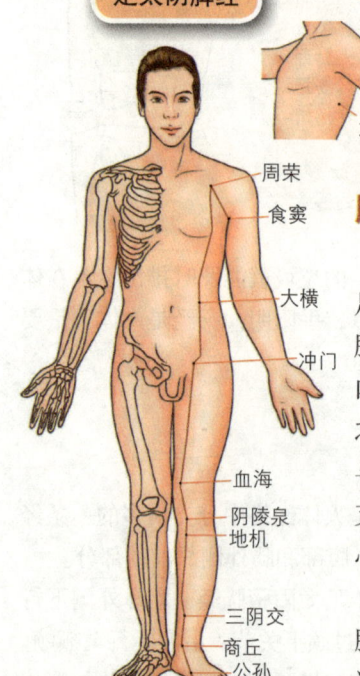

足太阴脾经

大包
周荣
食窦
大横
冲门
血海
阴陵泉
地机
三阴交
商丘
公孙
隐白

脾经：治疗慢性病的关键

　　足太阴脾经主要循行在胸腹部及下肢内侧，即从足走头。它从大脚趾末端开始，沿大脚趾内侧脚背与脚掌的分界线，经踝骨，向上沿内踝前边，行至小腿内侧；然后沿小腿内侧的骨头，与肝经相交，在肝经之前循行，上膝股内侧前边，进入腹部；再通过腹部与胸部的间隔，夹食管旁，连舌根，散布舌下。其分支从胃部分出，上过膈肌，流注心中，经气接手少阴心经。

　　从上面的路线可以看出来，与脾经关系密切的脏腑有脾、胃和心。中医认为，脾除了有运化的作用外，还有统血的作用，就是统摄、约束血液，使其行于脉

内而不外溢。如果脾气虚弱，不能承担起这种约束功能，就会出现各种出血病症，如呕血、便血、尿血等。治疗脾虚引发的出血症状重点在于补脾气，中成药归脾丸就是治疗这类出血症的有效药物。

当脾经不通时，人体还会有一些常见的慢性病：大脚趾内侧、脚内缘、小腿、膝盖或者大腿内侧、腹股沟等经络线路会出现冷、酸、胀、麻、疼痛等不适感，或者全身乏力、疼痛、胃痛、腹胀、大便稀溏、心胸烦闷、心窝下急痛，还有舌根发强、饭后即吐、流口水等。

脾经保健方法

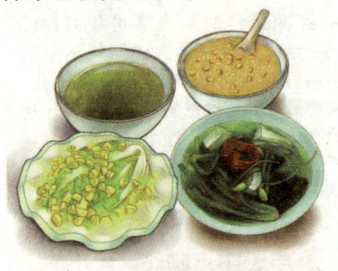

在日常饮食上也要注意多吃清淡的食物，不要暴饮暴食，以减轻脾经的负担

按摩脾经可以治疗常见慢性病。最好在脾经当令的时候按摩脾经上的几个重点穴位：太白、三阴交、阴陵泉、血海等。上午9点到11点正处于人体阳气的上升期，这时疏通脾经可以很好地平衡阴阳

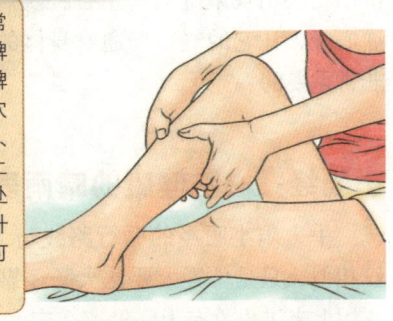

此外，思伤脾。所谓"衣带渐宽终不悔，为伊消得人憔悴"，思虑过度就会扰乱脾的正常工作，使其方寸大乱，反映到身体上就是食欲不振、无精打采、胸闷气短。所以，一定要做到思虑有节，这样脾的功能才会正常。

心经：攸关生死的经络

手少阴心经主要分布在上肢内侧后缘，起始于心中，属于心脏周围血管等组织（心系），向下通过横膈，与小肠相联络。它的一条分支从心系分出，上行于食道旁边，连系于眼球的周围组织（目系）；另一条支脉，从心系直上肺脏，然后向下斜出于腋窝下面，沿上臂内侧后边，行于手太阴肺经和手厥阴心包经的后面，下行于肘的内后方，沿前臂内侧后边，到达腕后豌豆骨部进入手掌内后边，沿小指的内侧到指甲内侧末端，接手太阳小肠经。

从上面的循行路线可以看出，心经和小肠经是互相联系的。这正应了我们常说的成语——心腹之患。所谓心，即指心脏，对应手少阴心经，属里；"腹"就是指小肠，为腑，对应手太阳小肠经，属表。"心腹之患"就是说，互为表里的小肠经与心经，处一个整体中，谁出现了问题都会很严重，一定不可小视。

实践证明，心经的问题常常会在小肠经上反映出来，比如心脏病发作时常常表现

手少阴心经

极泉
少海
通里
神门
少府
少冲

33

为背痛、胳膊痛，有人甚至还会牙痛，而这些疼痛部位大多是小肠经的循行路线。

中医认为在五脏中，心为"君主之官"。君主，是一个国家的最高统治者，是全体国民的主宰者。相应的，心也就是人体生命活动的主宰，是脏腑中最重要的器官。它统帅各个脏器，使之相互协调，共同完成各种复杂的生理活动，如果心发生了病变，则其他脏腑的生理活动也会出现紊乱而产生各种疾病。所以，疏通心经，让它的气血畅通对身体的整体调节是非常重要的。

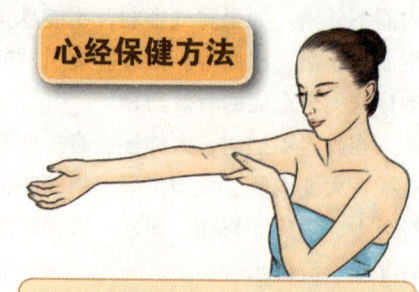

心经保健方法

按摩心经的最佳时间应该是午时，即11～13点，这个时候人的阳气达到最盛，然后开始向阴转化，阴气开始上升。这时人们最好处于休息的状态，不要干扰阴阳的变化。中午吃完饭小睡一会儿，就是睡不着，闭着眼睛休息一下也是很好的

小肠经：心脏健康的晴雨表

手太阳小肠经的循行路线与大肠经比较相似，只是位置上要比大肠经靠后，从作用上来讲也没有大肠经那么广。它从小指的外侧向上走，沿着胳膊外侧的后缘，到肩关节以后向脊柱方向走一段，然后向前沿着脖子向上走，到颧骨，最后到耳朵。

中医认为，小肠是"受盛之官，化物出焉"。它的主要工作是先吸收被脾胃腐熟后的食物的精华，然后进行分配，将水液归于膀胱，糟粕送入大肠，精华输入到脾脏。

为什么说小肠经是心脏健康的晴雨表呢？

我们先来了解一个生活现象，现在很多人的工作要每天守在电脑旁，经常会肩膀酸痛，如果不知道休息和保养，发展下去，就是后背痛，接下来是脖子不能转动、手发麻。通常医院会将这些症状诊断为颈椎病，其实，这是心脏供血不足，造成小肠气血虚弱导致的。心与小肠相表里，这种表里关系是通过经络通道联系起来的。心脏有问题，小肠就会有征兆。比如西医所说的颈椎病，开始只是肩膀酸，这就是告诉你：这里的气血已经不足了。然后是酸痛，酸痛是因为血少，流动缓慢而瘀滞，不通则痛。后来发展到僵硬疼痛也是由于血少，血流缓慢，再加上长期采用同一个姿势，血液就停滞

手太阳小肠经

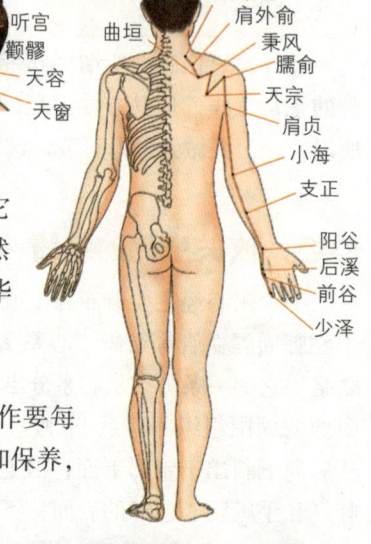

听宫
颧髎
天容
天窗

曲垣
肩中俞
肩外俞
秉风
臑俞
天宗
肩贞
小海
支正
阳谷
后溪
前谷
少泽

长时间面对电脑工作，容易造成心脏供血不足，导致小肠虚弱，引起肩膀酸痛

在那里；如果心脏持续供血不足，那么停滞的血液就会形成瘀血。没有新鲜血液的供应，肌肉、筋膜就会变得僵硬，而且极易遭受风寒的侵袭，睡觉时容易落枕。

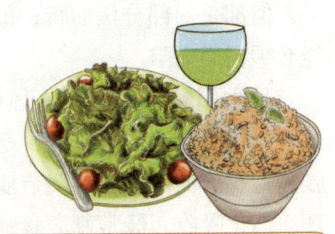

另外，有的人脾气很急，总是心烦气躁，好争执，这在中医看来就是心火亢盛。心里的火气太大，无处宣泄，就拿小肠经"撒气"了。结果小肠经就会肿胀、硬痛，然后牵连到耳朵、喉咙、脖子、肩膀、肘、臂、腕、小手指，造成这些地方疼痛或麻木。

所以，我们说小肠经是心脏健康的晴雨表，一定要多加关注。通过小肠经，我们可以预测心脏的功能状况，还能够用调节小肠经的方法来治疗心脏方面的疾患。

> 按摩小肠经的最佳时间是 13 ～ 15 点，这时小肠经当令，经气最旺，人体主吸收。这也是我们总强调"午餐要吃好"的原因。因此，应在 13 点前用餐，而且午饭的营养要丰富，这样才能在小肠功能最旺盛的时候把营养物资充分吸收和分配。但是营养丰富还有一个前提，就是人体的吸收能力要好

膀胱经：让身体固若金汤的根本

足太阳膀胱经是人体经脉中最长的一条，起于内眼角的晴明穴，止于足小趾尖的至阴穴，交于足少阳肾经，循行经过头、颈、背、腿、足，左右对称，每侧 67 个穴位，是十四经中穴位最多的一条经，共有一条主线，三条分支。

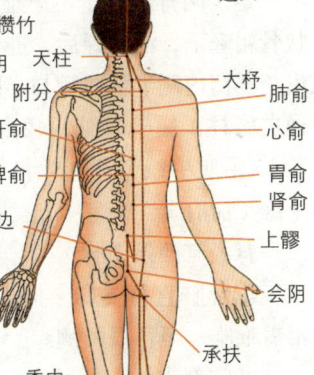

足太阳膀胱经

曲差 承光 攒竹 晴明 天柱 附分 肝俞 脾俞 秩边 委中 飞扬 昆仑 通天 大杼 肺俞 心俞 胃俞 肾俞 上髎 会阴 承扶 委阳 承山 申脉 至阴

从前面的介绍中，我们得知膀胱经与肾经是相连的。《黄帝内经》上说"肾开窍于二阴"，就是指肾与膀胱相表里。肾是作强之官，肾精充盛则身体强壮，精力旺盛；膀胱是州都之官，负责贮藏水液和排尿。它们一阴一阳，一表一里，相互影响。所以说，如果撒尿有问题，肾就一定有毛病。另外，生活中我们经常会说有的人因为惊吓，小便失禁，其实这就是"恐伤肾"，恐惧对肾脏造成了伤害，而肾脏受到的伤害又通过膀胱经表现出来了。同样，肾的病变也会导致膀胱的气化失司，引起尿量、排尿次数及排尿时间的改变。

膀胱经的涉及范围很广，不仅仅是因为它属于膀胱以及与其他脏腑有联系，更多的是因为它的循行路线。它在后背上有两条直线，线上分布着所有背俞穴，这些穴位和脏腑的分布位置相对应，是脏腑器官的反应点，就像现在耳穴足疗的反射区一样，具有调节脏腑的重要作用。

另外，膀胱经还是人体最大的排毒通道，无时不在传输邪毒，其他诸如大肠排便、毛孔发汗、脚气排湿毒、气管排痰浊，以及涕泪、痘疹、呕秽等虽也是排毒的途

径，但都是局部分段而行，最后也要并归膀胱经。所以，要想去驱除体内之毒，膀胱经必须畅通无阻。

足太阳膀胱经统领人体阳气，为一身之表，外界的风邪首先侵袭足太阳膀胱经，所以，膀胱经异常时人体会出现腰、背、肩的筋肉痛、关节痛等症状，同时还会影响呼吸循环，消化吸收。经常刺激膀胱经就可以改善这些症状。

膀胱经保健方法

刺激膀胱经的最佳时间应该是 15～17 点，这时是膀胱经当令，膀胱经的气血为最旺，这时如果能按摩一下，把气血疏通了，对人体是很有保健效果的

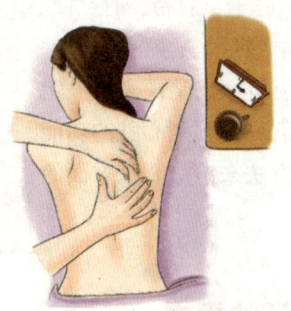

膀胱经还是一条可以走到脑部的经脉，所以气血很容易上输到脑部，因而这个时候不论是学习还是工作，效率都是很高的

肾经：关乎你一生幸福的经络

足少阴肾经起于足小趾下，斜走足心（涌泉），出于舟状骨粗隆下，沿内踝后，进入足跟，再向上行于腿肚内侧，出于腘窝内侧半腱肌腱与半膜肌之间，上经大腿内侧后缘，通向脊柱，属于肾脏，联络膀胱，出于前（中极，属任脉），沿腹中线旁开 0.5 寸、胸中线旁开 2 寸，到达锁骨下缘（俞府）。

肾经有两条支脉：

①肾脏直行支脉：向上通过肝和横膈，进入肺中，沿着喉咙，至舌根两侧。

②肺部支脉：从肺出来，联络心脏，流注胸中，与手厥阴心包经相接。

从肾经的循行路线可以看出，虽然肾经穴位不多，只有 27 个，但它与肾、膀胱、肝、肺、心脏等都有联系，是与人体脏腑器官联系最多的一条经脉。它的作用也就变得非同一般了。

肾主藏精，这是肾的一个非常重要的功能。这里所说的精是维持人体生命活动的基本物质。肾藏精气有先天、后天之分，先天之精是从父母那里传承来的，是构成人体胚胎的原初物质；后天之精是出生后摄取的水谷精气及脏腑生理活动过程中所化生的精微物质，又称脏腑之精。先天之精是人体生长、发育的根本，后天之精是维持生命的物质基础，所以说，肾精是否充足与人的生老病死都有很密切的联系。

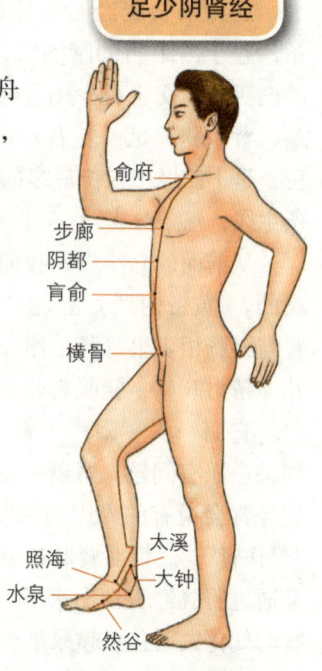

足少阴肾经

俞府
步廊
阴都
肓俞
横骨
照海　太溪
水泉　大钟
然谷

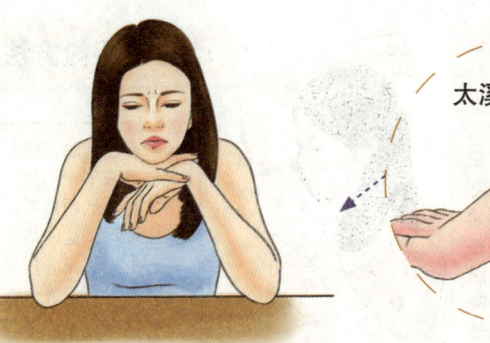

太溪穴在内踝高点与跟腱之间的凹陷中，如果感觉腰酸膝软、头晕眼花，按按太溪穴，当时就会见效，比吃补肾的药还管用，太溪穴几乎对各种咽炎都有效，尤其是那种常觉得咽喉干燥、肿痛，中医上讲的肾阴不足引起的咽症

太溪穴

肾经如果有问题，人体通常会表现出口干、舌热、咽喉肿痛、心烦、易受惊吓，还有心胸痛，腰、脊、下肢无力或肌肉萎缩麻木，脚底热、痛等症状

刺激肾经上的重点穴位

涌泉穴

涌泉穴对于治疗口腔溃疡、高血压、心绞痛、白发、过敏性鼻炎、糖尿病、皮肤粗糙等都有很好的疗效。涌泉穴的正确位置是在足底：正坐或者仰卧，跷足，在足底部，当足趾向下卷时足前部的凹陷处，约相当于足底二、三趾趾缝纹头端与足跟连线的前三分之一与后三分之二的交界处

按摩肾经

沿着肾经的循行路线进行刺激，因为肾经联系着很多脏腑器官，通过刺激肾经就可以疏通很多经络的不平之气，还能调节安抚相连续的内脏器官。每天的17点到19点，是肾经当令的时间，这时候按摩肾经的效果是最好的

总之，为了我们一生的幸福，一定要了解肾经，利用好肾经。这样，肾精充足，肾就会变得强大，整个人就充满了活力，很多问题也就迎刃而解了。

心包经：为心脑血管保驾护航

手厥阴心包经是从心脏的外围开始的，到达腋下 3 寸处，然后沿着手前臂中间的中线，经过劳宫穴止于中指。

心包是中医的概念，西医中并没有心包这个概念。从名称可以看出，心包经与心脏是有一定关联的，其实心包就是心脏外面的一层薄膜。心为君主之官，是不能受邪的。因此当外邪侵犯时，心包就要挡在心的前面首当其冲，"代

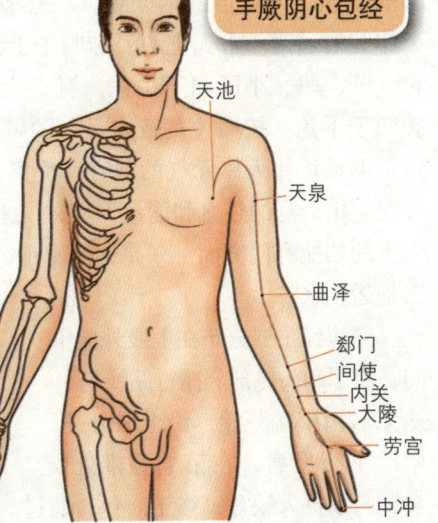

手厥阴心包经

天池

天泉

曲泽

郄门
间使
内关
大陵
劳宫

中冲

心受过，替心受邪"。所以，很多心脏上的毛病都可以归纳为心包经的病。如果没有原因的感觉心慌或者心脏似乎要跳出胸膛，就是心包受邪引起的，不是心脏的病。

经常刺激心包经，解郁、解压的效果非常好。

按揉心包经的最佳时间应该是 19 ~ 21 点，这时心包经当令，气血运行最旺，所以按揉的效果最好。这段时间也是吃过晚饭应该促进消化的时候，但是不要在晚饭后立刻按揉心包经，因为那样会影响气血的运行，所以最好在饭后半小时开始按揉

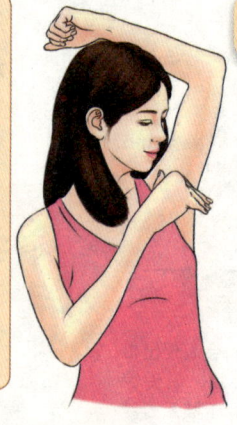

心包经保健方法

刺激心包经时，先找到自己腋下里边的一根大筋，然后用手指掐住拨动，这时你会感觉小指和无名指发麻。如果每天晚上临睡前拨十来遍，就可以排遣郁闷，排去心包积液，对身体是非常有好处的

心包经上的重要穴位

心包经上有一个很重要的穴位——劳宫穴。这个穴位很好找，自然握拳，中指所停留的那个地方就是。劳宫穴是人体气机最敏感的穴位，通过劳宫穴补养心脏的速度非常快。另外，如果在一些场合觉得紧张，手心出汗、心跳加快、呼吸困难，这时你不妨按按左手的劳宫穴，它可以帮你找回从容自信的感觉

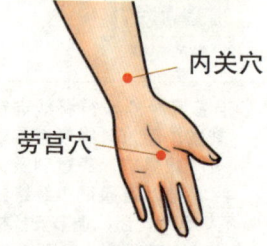

内关穴

劳宫穴

内关穴，位于手掌腕关节下方一指宽的两条筋中间，左右手各一个。内关穴有宁心安神、理气止痛、和胃降逆的作用。如果你心律失常，可以在工作之余每天花两分钟左右的时间按揉，力量不要太大，有酸胀感即可。经常按揉内关穴可以增加心脏的无氧代谢，增强其功能

三焦经：人体健康的总指挥

三焦是一个找不到相应脏腑来对应的纯中医的概念，用通俗的话来说，三焦就是人整个体腔的通道。古人把心、肺归于上焦，脾、胃、肝、胆、小肠归于中焦，肾、大肠、膀胱归于下焦。按照《黄帝内经》的解释，三焦是调动运化人体元气的器官，负责合理地分配使用全身的气血和能量。具体说来，三焦的功能有两方面：一是通调水道，二是运化水谷。

三焦经主要分布在上肢外侧中间、肩部和头侧部。循行路线是：从无名指末端开始，沿上肢外侧中线上行至肩，在第七颈椎处交会，向前进入缺盆，络于心包，通过

手少阳三焦经

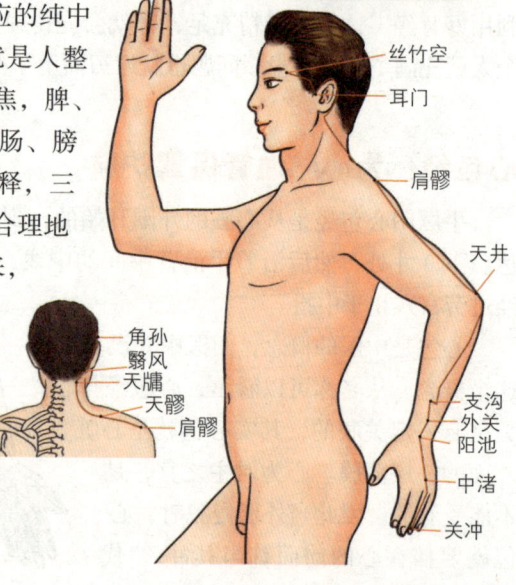

丝竹空
耳门
肩髎
天井
角孙
翳风
天牖
天髎
肩髎
支沟
外关
阳池
中渚
关冲

膈肌。其支脉从胸上行，出于缺盆，上走颈外侧，从耳下绕到耳后，经耳上角，然后屈耳向下到面颊，直达眼眶下部。另一支脉，从耳后入耳中，出走耳前，与前脉交叉于面部，到达眼外角。

三焦经的终点叫丝竹空，就是我们的眼外角，鱼尾纹就长在这个地方，这个地方容易长斑，所以经常刺激三焦经就可以减少鱼尾纹和防止长斑。三焦经绕着耳朵转了大半圈，所以耳朵上的疾患如耳聋、耳鸣、耳痛等都可通过刺激本经穴位得到缓解。三焦经从脖子侧后方下行至肩膀小肠经的前面，可以和小肠经合治肩膀痛，还能治疗颈部淋巴结炎、甲状腺肿等发生在颈部的疾病。此经顺肩膀而下行到臂后侧，又可治疗肩周炎，再下行通过肘臂、腕，因此还可治疗网球肘和腱鞘炎。

任脉：海纳百川，有容乃大

武侠小说中经常出现"任督二脉"，并且说只要打通了任督二脉，武功就会大增。有一些没有医学常识的人，往往认为这是小说家的虚构。事实上，我们身上确实有任督二脉，只不过它们不属于十二经脉，而被分入了奇经八脉之中。

中医将任脉、督脉、冲脉、带脉、阴维脉、阳维脉、阴跷脉、阳跷脉归纳起来，称为"奇经八脉"。它们与十二正经不同，既不直属脏腑，又无表里配合关系，"别道奇行"，故称"奇经"。其中，任脉是人体一条极为重要的奇经。

任脉的"任"字，有担任，任养之意。从其循行分布部位论其功能，任脉主要是"任维诸脉"，特别是承任诸阴经，故称为"阴脉之海"。诸阴经通过阴维会合于任脉，它与阴经交会，也与足阳明、手太阳交会。下部会阴为督脉、冲脉之会，头部又于目下交会于足阳明，都可见其任受诸阴和交通阴阳的作用。任脉的另一功能是作为"生养之本"而"主胞胎"，即有关妊养、生殖。《素问·上古天真论》说，女子"二七（十四岁）而天癸至，任脉通，太冲脉盛，月事以时下，故有子"；"七七（四十九岁）任脉虚，太冲脉衰少，天癸竭，地道不通，故形坏而无子"。杨上善解释"天癸"为"精气"，说明肾精与任脉相联系，故称任脉为"生养之本"，在成年女子则"主胞胎"。

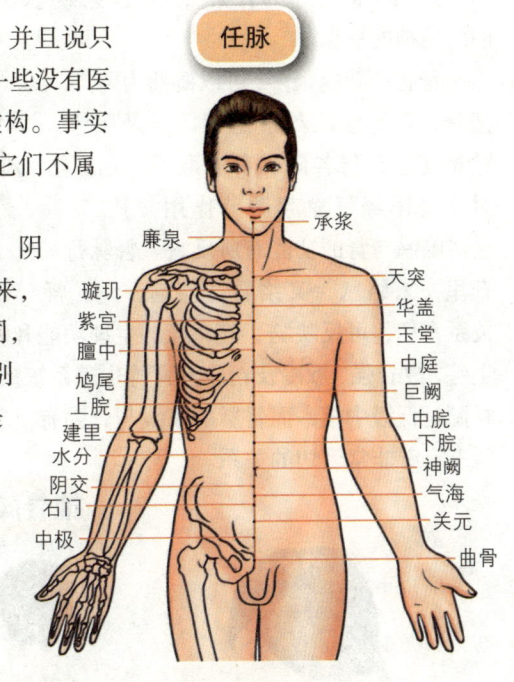

任脉

廉泉
璇玑
紫宫
膻中
鸠尾
上脘
建里
水分
阴交
石门
中极

承浆
天突
华盖
玉堂
中庭
巨阙
中脘
下脘
神阙
气海
关元
曲骨

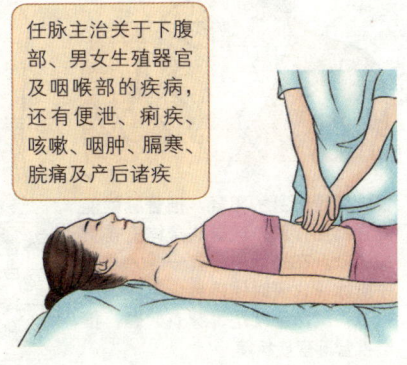

任脉主治关于下腹部、男女生殖器官及咽喉部的疾病，还有便泄、痢疾、咳嗽、咽肿、膈寒、脘痛及产后诸疾

督脉：紫气东来，万象更新

督脉和任脉一样，也为奇经八脉之一。从字的表面含义上看，督脉的"督"字，有总督、督促的意义；从循行路线上看，督脉主要在背部，背为阳。这说明督脉对全身阳经脉气有统率、督促的作用，古人所说的"总督诸阳"和"阳脉之海"就是这个道理。督脉是诸阳之会，人体阳气借此宣发，它是元气的通道。在这里，最能展现人体的精、气、神，我们常说的"挺直你的脊梁"，就是展现我们的精神的意思。

督脉的功能很多，可以概括为两点。其一，督脉多次与手足三阳经及阳维脉相交会，与各阳经都有联系，所以对全身阳经气血起调节作用。其二，它对脑髓与肾的功能有所反映。督脉行脊里，入络脑，又络肾，与脑、髓、肾关系密切，可反映脑、髓、肾的生理功能和病理变化。肾为先天之本，主髓通脑，主生殖，故脊强、厥冷及精冷不育等生殖系统疾患与督脉关系重大。脑是人的高级中枢，脊髓是低级中枢，而督脉的路线与脊髓有重复的地方。所以，督脉与人的神智、精神状态有着非常密切的关系。

督脉

- 百会
- 后顶
- 强间
- 脑户
- 风府
- 哑门
- 陶道
- 大椎
- 身柱
- 神道
- 至阳
- 灵台
- 筋缩
- 中枢
- 脊中
- 悬枢
- 命门
- 腰阳关
- 腰俞
- 长强

推督脉

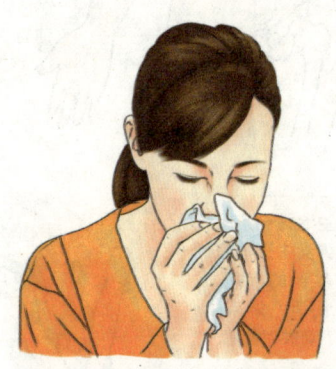

督脉管理一身的阳气，推督脉就能温肾助阳，使人虚弱的身体变得更加强壮。在生活中，有一些人总是手脚冰冷，有时候还会止不住地打喷嚏，实际上就是督脉有问题，推一推督脉就能缓解

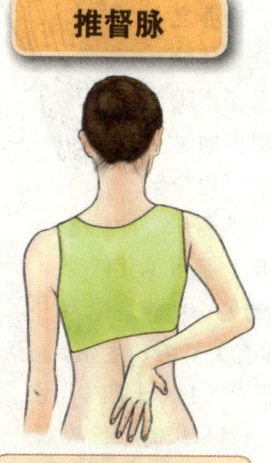

推督脉的方法很简单：自己用手往后伸，推腰部那一段，每天推十来分钟，推到身体发热就行了

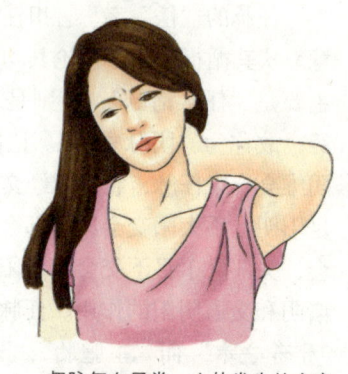

督脉气血异常，人体发生的疾病主要是关于头脑、五官、脊髓及四肢的，如头风、头痛、头重、颈部发硬、头晕耳鸣、眼花、嗜睡、癫痫、腰背僵痛，还包括手足震颤、抽搐、麻木及中风。所以，神志不清时刺激督脉的穴位很有效，它可以使人苏醒过来

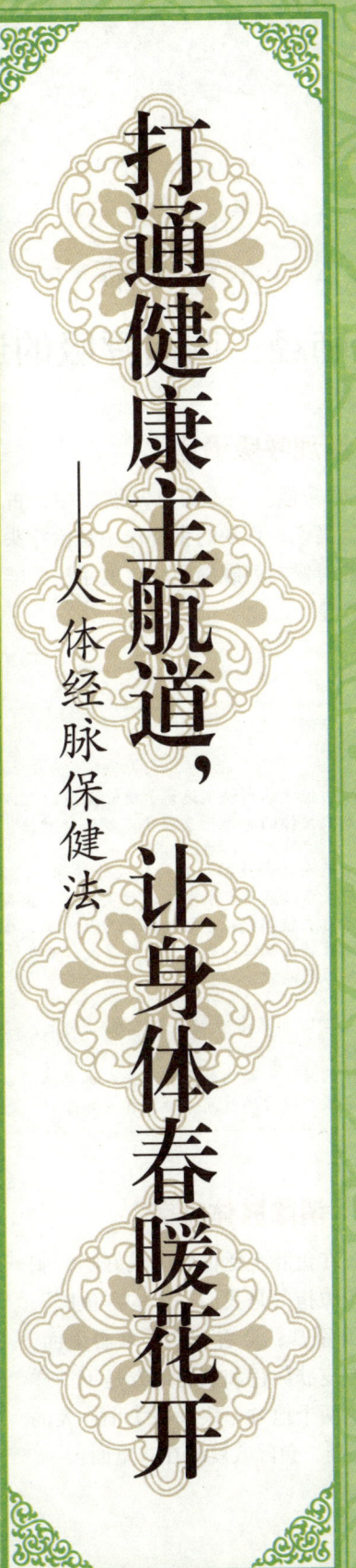

打通健康主航道，让身体春暖花开

——人体经脉保健法

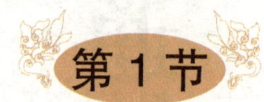

第二章

第 1 节

手太阴肺经：调治呼吸的通天大脉

列缺：通上彻下，调理呼吸通道

　　烈缺穴有通上彻下的功能。在《四总穴歌》中，古人说："头项寻列缺。"也就是说，列缺的主要作用是治疗头部疾病。当人们头晕目眩的时候寻列缺施用一定的手法，能很好地提精神，使人头脑清醒。

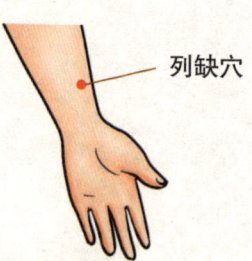

列缺穴

列缺穴	
【穴位位置】	列缺穴位于前臂桡侧远端，桡骨茎突的上方，腕横纹上1.5寸，呈凹陷状。对本穴按揉的时候，手法要以揉法、按法、点法等方法进行按摩
【保健功效】	①治疗头面部疾病：在列缺穴处按摩，有助于治疗偏头痛、头痛、颜面神经痉挛及麻痹、咽喉炎、牙关紧闭、齿痛等头面部疾病 ②治疗上肢病变：手肘、腕无力及疼痛，半身不遂，可按摩列缺穴 ③治疗肺经病证：感冒、支气管炎、支气管扩张咯血及咳喘等肺经病证，可按摩列缺穴
【注意事项】	①按摩时，患者宜轻握拳，拳心向上，轻放桌上，然后如法或按或掐或揉 ②按掐时，列缺穴处会有酸胀或疼痛感，以酸胀感为好 ③按揉列缺穴的时间一般为3～4分钟，每天3～5次

鱼际：揉"鱼肚子"消除肢体疲劳

　　鱼际，也就是鱼腹。在鱼肚上泛白的肉最好吃，刺也最少。当然，这里的鱼腹指的是我们手上的"鱼腹"，也就是鱼际穴。我们摊开手掌，会看到在手掌心里面，靠近大拇指和小指的地方皮肤颜色和别的地方是不一样的，肌肉隆起，泛白。这两个地方一块大一块小，大的就为大鱼际，与大拇指相连，鱼际穴就藏在这里面。

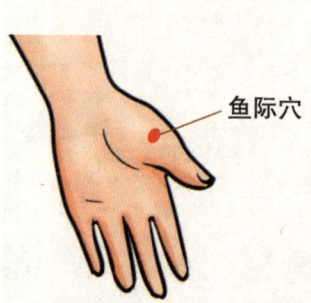

鱼际穴

鱼际穴	
【穴位位置】	鱼际穴位于第一掌骨掌侧中点，赤白肉际处
【保健功效】	①虚热舌黄、身热头痛、恶风寒、伤寒汗不出、胸背痛不止、肘挛肢满、喉干、呕血、心痹、悲恐、乳痛 ②胃气下溜、五脏气乱、岔气都可以取鱼际
【注意事项】	①点按鱼际时拇指要微微弯曲，并稍加用力，以免在点按的过程中出现手指过伸或曲曲，造成损伤 ②按摩本穴时间可以适当加长，一般3～5分钟，每天3～4次

少商：秋燥咳嗽就找少商穴

少商是肺经上最后一个穴位，在拇指上，是肺经的经期传入大肠经的起始处。少商有个很好的作用就是治疗咳嗽。少商位于大拇指的指角，没办法像平常一样按摩。我们可以用棉签或者牙签的大头来刺激。其实这个穴位可以随时随地利用些圆钝头的东西来刺激。

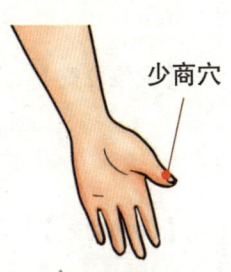

少商穴

少商穴	
【穴位位置】	少商穴在手拇指末节桡侧，距指甲角0.1寸（指寸）处
【保健功效】	①呼吸系统疾病：扁桃体炎、腮腺炎、感冒发热、支气管炎、肺炎、咯血 ②神经系统疾病：休克、精神分裂症、癔症、失眠 ③消化系统疾病：食道狭窄、黄疸 ④五官科疾病：齿龈出血、舌下肿瘤、口颊炎 ⑤其他：脑溢血、盗汗、小儿惊风、手指挛痛
【注意事项】	①捻动时以示指运动为主，拇指运动为辅，动作要有连贯性，捻时，移动要慢 ②搓动时用力要对称、沉稳，搓动要快，移动要慢 ③按摩本穴位一般3～5分钟，每天3～5次

刺血疗法

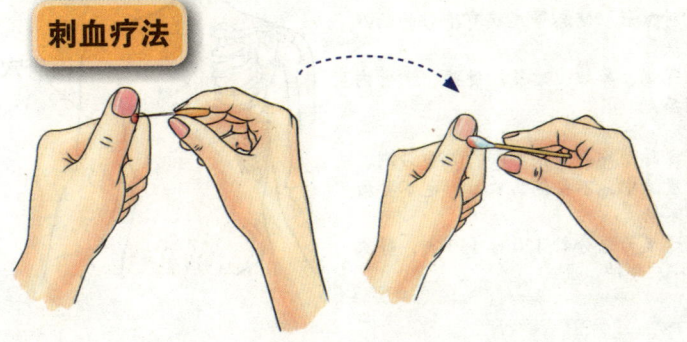

肺经热的时候可以选用放血疗法。刺血的时候，先用酒精将针和皮肤都消毒，然后捏起一点点少商处的皮肤，用针快速在皮肤上刺两下，同时挤出3～5滴血，然后用棉签按压止血

中府穴：聚集天地之气于胸中

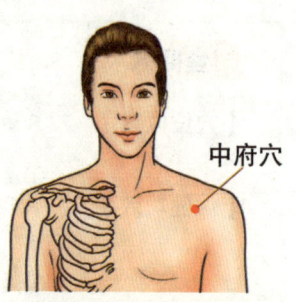

中府穴

"中府"，此乃中气之府，是中气汇集的地方，因此为调补中气的要穴。

现在人们生活压力较大，因此经常会出现长期闷闷不乐、心情烦躁等现象，也伴有胸闷、气短等症状。遇到这种情况，只要我们按压下中府穴就会好很多。

中府穴	
【穴位位置】	中府穴在胸前壁的外上方，云门下1寸，平第一肋间隙，距前正中线6寸。取法：取仰卧位，在胸壁的外上部，平第一肋间隙，距胸骨正中线6寸处取穴；两手叉腰立正，锁骨外端下缘的三角窝处为云门，此窝正中垂直往下推一条肋骨（平第一肋间隙）即本穴；男性乳头外侧旁开两横指，往上推三条肋骨即本穴
【保健功效】	①呼吸系统疾病：支气管炎、肺炎、哮喘、肺结核、支气管扩张 ②肺结核、肺与支气管疾患，常可在此穴出现压痛，具有一定的诊断价值 ③运动系统疾病：肩关节周围软组织损伤，如肩周炎
【注意事项】	①每日2～3次，每次治疗时间2～5分钟即可 ②手法要轻柔，不可过度用力 ③要是采用点按手法保健，宜轻揉一小会儿，以消除因点按出现的局部酸痛感

天府穴：统治健康的重要穴位

古人将祖先称为"天"，"府""库"相通，是谓"天府"。我们这里讲的天府穴也是处理体内疾病，统治健康的重要穴位。

天府穴	
【穴位位置】	天府穴在臂内侧面，腋皱襞上端下3寸，肱二头肌桡侧缘
【保健功效】	①对咳嗽、健忘等疾病有很好的治疗效果 ②气喘、鼻衄、瘿气、臂痛、上臂内侧痛
【注意事项】	①揉时动作要轻快柔和，柔中带刚，力度适中，不要偏离穴位，也不要按而不动 ②速度为每分钟120～150次，每次3～5分钟

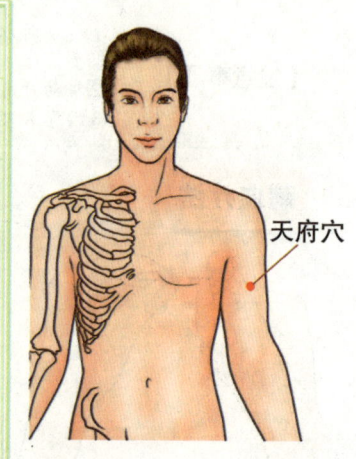

天府穴

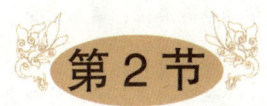

第2节

手阳明大肠经：保护胳膊的排泄大脉

迎香穴：宣肺通窍，增强嗅觉

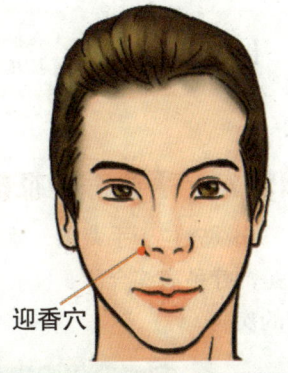

迎香穴位于鼻子两旁，又是大肠经的穴位，所以，它有宣肺通窍的作用。而且，按揉此穴对于增强我们鼻子的功能，强化鼻黏膜对于外界污浊空气的抵抗力都有很好的作用，当然也可以治疗鼻炎。我们在刺激它的时候，可以用拇指和示指同时放在鼻翼两侧，掐住鼻子，屏住呼吸，然后隔三四秒，再突然放开手指，进行呼吸。

迎香穴

迎香穴	
【穴位位置】	迎香穴位于人体的面部，在鼻翼旁开约1厘米处的皱纹中。取穴时一般采用正坐或仰卧姿势，用示指的指腹垂直按压穴位，有酸麻感
【保健功效】	①按压迎香穴，能够治疗各种鼻症，如鼻腔闭塞、嗅觉减退、鼻疮、鼻内有息肉、鼻炎、鼻出血等 ②按压迎香穴，对口歪、面痒、胆道蛔虫等也有一定疗效 ③按揉迎香穴对治疗习惯性便秘有很好的疗效
【注意事项】	①用本穴治疗习惯性便秘时，按压时间要稍长一点，在10分钟左右 ②在按压本穴的时候，力度要适中，速度由慢到快 ③对本穴治疗的时间一般为5分钟左右，每天2～3次

合谷穴：缓解病痛的"隐士神医"

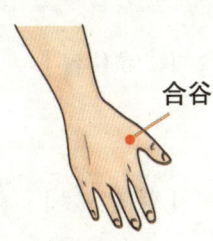

合谷

在《四总穴歌》里，有一句"面口合谷收"，就是说颜面以及口部的毛病都可以找合谷治疗；合谷还可以治疗"疟病热还寒"，就是疟疾先热而后冷的打摆子症状。也可治龋齿及鼻衄，就是蛀牙和流鼻血；"口噤不开言"，牙齿咬得很紧，不能张口说话，在此穴以针刺入五分深，"令人即便安"，可是要注意，合谷与另一个叫三阴交的穴位，在孕妇身上要小心按压，有可能导致流产。

合谷穴在手背，非常好找，无论什么情况下都可以方便简单地按两下。

合谷穴	
【穴位位置】	大拇指和示指之间的虎口边。取法：让患者侧腕对掌，自然半握拳，合谷穴位于人体的手背部位，第二掌骨中点，拇指侧
【保健功效】	①主治齿痛、手腕及臂部疼痛、口眼歪斜、感冒发热等症 ②孕妇慎用（孕妇可泻不可补，补即堕胎） ③镇静止痛，通经活络，清热解表。主脉浮于表、伤寒大渴、发热恶寒、头痛脊强、耳聋、下齿龋、喉痹、面肿、唇吻不收、口噤不开、偏正头疼、偏风、风疹、腰脊内痛
【注意事项】	①在按摩本穴时，要注意用力适度，尤其是儿童，不要擦伤皮肤 ②按压本穴每次 2～3 分钟，每天 3～5 次为宜

阳溪穴：手肩综合征的克星

阳溪穴位于手背上，就是指阳气的溪流。阳溪最大的作用就是治疗手肩综合征，也就是手腕、手肘、肩膀等部位感到疼痛的疾病。

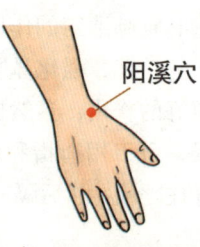

阳溪穴

手肩部酸痛的按摩手法

用右手握住左手的腕部，同时左手握拳，用拳头前后晃动，这样来帮助腕部的活动。在腕部活动的时候也能很好地刺激阳溪穴

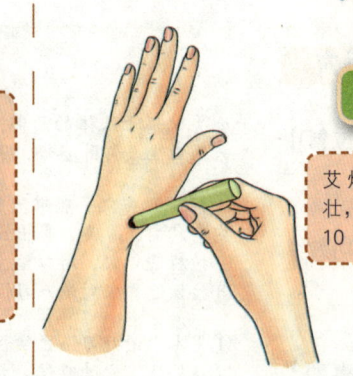

灸法

艾炷灸 3～5 壮，艾条灸 10～20 分钟

阳溪穴	
【穴位位置】	阳溪穴在腕背横纹桡侧，手拇指上翘时，当拇短伸肌腱与拇长伸肌腱之间的凹陷中。取法：在手腕桡侧，拇指上翘，当两筋（拇长伸肌腱与拇短伸肌腱）之间，腕关节桡侧处取穴
【保健功效】	①清热散风，通利关节。主狂言喜笑、热病心烦、胸满气短、厥逆头疼、耳聋耳鸣、肘臂不举、喉痹、痂疥 ②五官科疾病：鼻炎、耳聋、耳鸣、结膜炎、角膜炎 ③神经系统疾病：面神经麻痹、癫痫、精神病 ④其他：腕关节及周围软组织疾病、扁桃体炎
【注意事项】	①按摩本穴时，手要自然放松，不要紧张弯曲，以防影响效果 ②对儿童按摩时要适度，不要用力太大 ③每次按揉 2～3 分钟，每天施治 2～3 次

手三里穴：腹痛、齿痛、腰扭伤

三里穴能通知上中下三部的疾病，所以称为三里。手三里专治肚脐以上及肩背部疾病。手三里穴有个很好的作用，就是治疗肩周炎。所以，我们在闲暇的时候可以多按手三里穴。

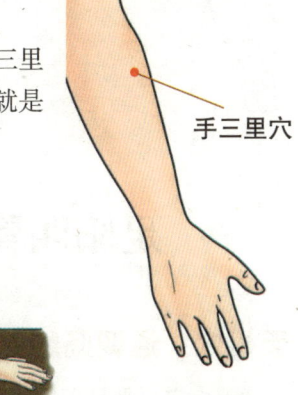

手三里穴

按揉它时有个很简单的方法：将一侧的手臂放在桌面上，然后将另一侧的手肘放在穴位上，用手肘来轻轻地按揉此穴

手三里穴	
【穴位位置】	手三里穴在前臂背面桡侧，阳溪与曲池连线上，肘横纹下2寸。取法：侧腕屈肘，在阳溪与曲池的连线上，曲池下2寸处取穴
【保健功效】	①运动系统疾病：腰痛、肩臂痛、上肢麻痹、半身不遂 ②消化系统疾病：溃疡病、肠炎、消化不良 ③五官科疾病：牙痛、口腔炎
【注意事项】	①施用点法时，拇指要注意保持一定姿势，以免在点的过程中出现手指过伸或过曲，造成损伤 ②对儿童施以点法时，用力要适度，不要伤着患者的皮肤 ③按时要沉稳用力，重而不滞；揉时要用力均匀，轻而不浮

曲池穴：祛除老人斑有奇效

曲池穴是大肠经的合穴，这里的阳气达到了顶峰，就好像万条河流入海。曲池的作用很多，如治疗谢顶、腕肘肩综合征。

曲池穴	
【穴位位置】	屈肘成直角，在肘横纹外侧端与肱骨外上髁连线中点处。完全屈肘时，当肘横纹外侧端处
【保健功效】	①痹痛、上肢不遂等上肢病证 ②热病、高血压、癫狂、腹痛、吐泻等肠胃病证 ③咽喉肿痛、齿痛等五官疼痛 ④瘾疹、湿疹、瘰疬等皮、外科病证
【注意事项】	①在按摩过程中，点的时候要轻重适中，节奏和谐；按的时候要沉稳有力，揉的时候要用力而不轻浮。儿童尤其注意 ②对本穴的按摩时间一般为2～3分钟，每天2～3次

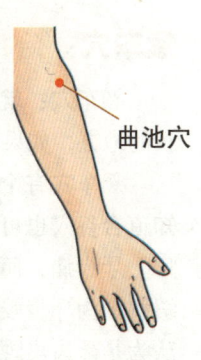

曲池穴

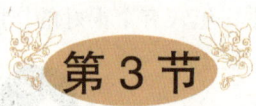

第3节
足阳明胃经：生成气血的康体大脉

天枢穴：通调肠腑的好帮手

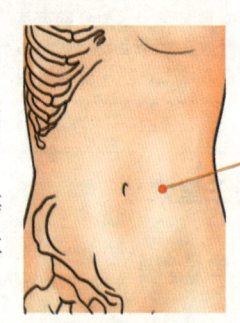

天枢穴

天枢穴，是足阳明胃经穴位，为大肠募穴。是阳明脉气所发处，具有健脾和胃、通调肠腑的功效。

天枢穴对便秘、胃肠炎引起的腹泻、痢疾、腹胀等都有很好的作用。有的人用"推腹法"治好了便秘，其实就是在推揉这个穴位。

天枢穴	
【穴位位置】	屈膝，大腿前面，髌骨上缘上6寸，髂前上棘与髌骨外侧的连线上
【保健功效】	①天枢是大肠之募穴，是阳明脉气所发，主疏调肠腑、理气行滞、消食，是腹部要穴。大量实验和临床验证表明，针刺或艾灸天枢穴对于改善肠腑功能，消除或减轻肠道功能失常而导致的各种证候具有显著的功效 ②腹痛、腹胀、便秘、腹泻、痢疾等胃肠病 ③月经不调、痛经等妇科疾患
【注意事项】	①按压本穴时，可以适当用力，但必须做到重而不滞 ②每次施治时间3～4分钟，每天2～3次

颊车穴：治疗牙痛效果好

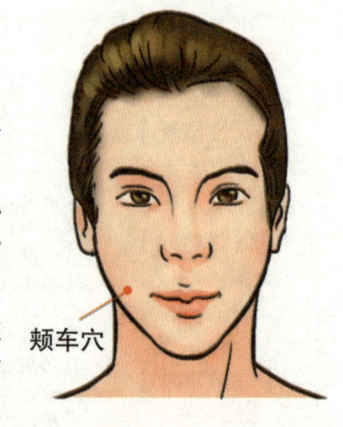

颊车穴，就是我们的下颌骨，下颌骨是我们牙槽生长的地方，如果下颌骨出现了问题，牙齿就会脱落。

颊车穴有个很大的作用就是可以治疗牙痛，我们也知道合谷穴也可以治疗牙痛，它们是有分工的。颊车治疗上牙齿痛，而合谷穴则是治疗下牙疼痛。颊车穴可以缓解因为牙齿咬硬物出现的腮痛。这个时候，人们往往认为是牙齿出现了问题，会看牙医，其实我们自己就可以按摩颊车穴，效果也会不错。

颊车穴

颊车穴	
【穴位位置】	人体颊车穴位于面颊部，下颌角前上方约1横指（中指），当咀嚼时咬肌隆起，按之凹陷处。定位该穴位时一般让患者采用正坐或仰卧仰靠姿势，以方便施治者准确地找寻穴位和顺利地施用各种按摩手法
【保健功效】	①治口歪、牙痛、颊肿、口噤不语。指压此穴，对于速止下齿牙痛非常有效 ②此外，还可以配合下关、阳白、合谷穴来缓解三叉神经痛
【注意事项】	①点、按时力度稍大，使之有酸胀之感即可 ②对本穴的施治时间一般为2～3分钟即可，每天2～3次

冲阳穴：食欲不佳，一招制敌

　　冲阳穴是足阳明胃经的原穴，是胃经气的主要来源，可以治疗很多和胃相关的疾病。冲阳位于人体足背的最高处，如果胃不舒服，可以用手指轻轻按压，也可以将党参切成小片，放于穴位上，再用叠成小方块的医用纱布盖上，最后用医用胶布固定。每12小时更换一次，隔天贴一次。

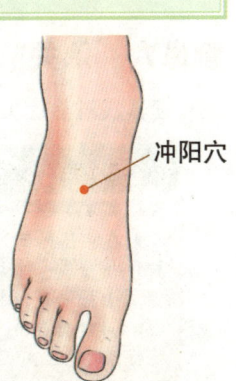

冲阳穴

冲阳穴	
【穴位位置】	冲阳穴在足背最高处，在踇长伸肌腱与趾长伸肌腱之间，足背动脉搏动处。取法：取正坐位或仰卧位，距陷谷穴3寸，当足背动脉搏动处取穴
【保健功效】	①神经系统疾病：面神经麻痹、眩晕 ②消化系统疾病：胃痉挛、胃炎 ③运动系统疾病：风湿性关节炎、足扭伤 ④其他：牙痛
【注意事项】	①用手指按压，按的时候要稍稍用力，以穴位感觉酸胀为度 ②两侧都要按，每天3～5分钟

梁门穴：治疗胃部疾病的良药

　　梁门穴位于上腹部。梁，就是横木；门，就是出入的门户。梁门穴有一个很大的作用就是治疗胃病，尤其是胃溃疡。胃溃疡是一种慢性病，需要长期疗养。所以，有胃溃疡病的患者可以经常按摩刺激梁门穴，可以选择在每天早晨还没起床的时候，在梁门穴上按揉3～5分钟，这样对巩固胃的功能有很好的作用。

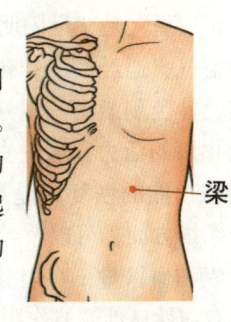

梁门穴

梁门穴	
【穴位位置】	梁门穴位于脐中上4寸，前正中线旁开2寸
【保健功效】	①纳少、胃痛、呕吐等胃疾 ②现代常用于治疗胃炎、胃或十二指肠溃疡、胃下垂、胃神经官能症，公孙、内关、足三里主治胃痛、腹胀、呕吐
【注意事项】	①对本穴按压的时候，用力要沉稳，以使力道渗透进去 ②施治时间为3～4分钟，每天3次左右

犊鼻穴：治关节炎疗效好

犊鼻穴对治疗关节炎有很好的作用。

治疗关节炎的按摩手法

我们在按压的时候，先将大拇指和示指圈成一个环，就像牛鼻子上那个环一样，将掌心贴在膝盖上，同时掐住两穴，进行按揉，这样同时刺激两穴，效果会很好

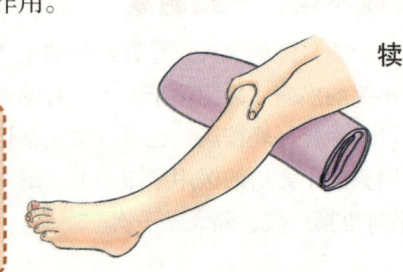
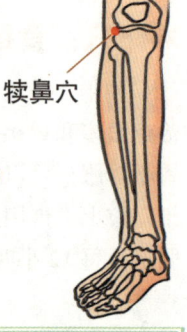

犊鼻穴

犊鼻穴	
【穴位位置】	犊鼻穴位于髌骨下缘，髌骨韧带之外侧凹陷处。取法：屈膝成直角，于膝关节髌韧带之外侧凹陷处取之
【保健功效】	①对膝痛、脚气、下肢麻痹、犊鼻肿有很好的治疗效果 ②治疗关节炎也有很好的疗效
【注意事项】	①对本穴位进行按摩，可适当用力。儿童尤其要注意 ②每次按压时间为3～4分钟，每天2～3次为佳

足三里穴：消除百病的奇穴

足三里穴是"足阳明胃经"的主要穴位之一，它具有调理脾胃、补中益气、通经活络、疏风化湿、扶正祛邪之功能。现代医学研究证实，针灸刺激足三里穴，可使胃肠蠕动有力而规律，并能提高多种消化酶的活力，增进食欲，帮助消化；在神经系统方面，可促进脑细胞功能的恢复，提高大脑皮层细胞的工作能力；在循环系统、血液系统方面，可以改善心功能，调节心律，增加红细胞、白细胞、血色素和血糖量；在内分泌系统方面，对垂体—肾上腺皮质系统功能有双向性良性调节作用，能增强机体防御疾病的能力。

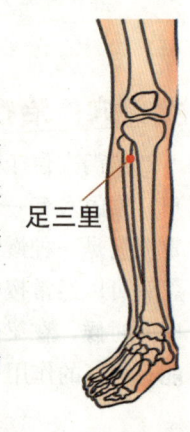

足三里

足三里穴

【穴位位置】	足三里穴在外膝眼下3寸，距胫骨前嵴1横指，当胫骨前肌上。取穴时，由外膝眼向下量4横指，在腓骨与胫骨之间，由胫骨旁量1横指，该处即是
【保健功效】	①主治胃及十二指肠球部溃疡、急性胃炎、胃下垂等，解除急性胃痛的效果尤其明显 ②对于呕吐、呃逆、嗳气、肠炎、痢疾、便秘、肝炎、胆囊炎、胆结石、肾结石绞痛以及糖尿病、高血压等，也有辅助治疗作用
【注意事项】	①揉的时候要注意幅度不要太大，节奏不宜太快 ②在点按时，要用力适当，有节奏 ③每次施治的时间为3～5分钟，每天3～4次

足三里的防病健身的方法

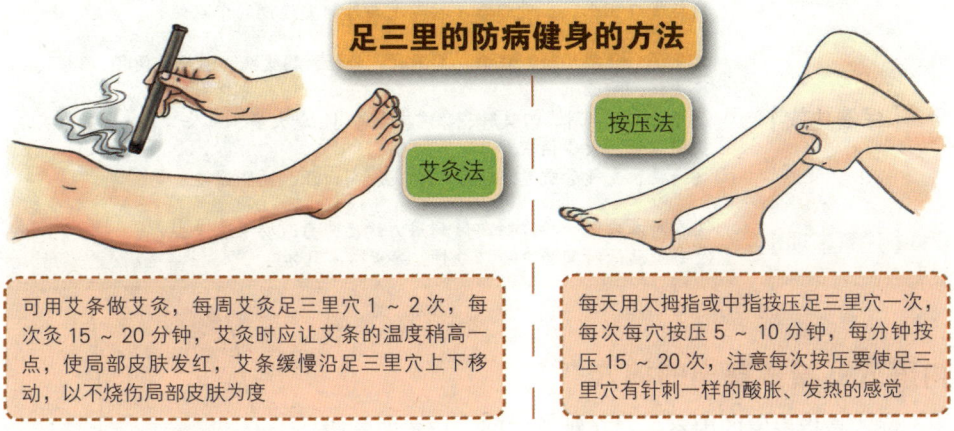

艾灸法

按压法

可用艾条做艾灸，每周艾灸足三里穴1～2次，每次灸15～20分钟，艾灸时应让艾条的温度稍高一点，使局部皮肤发红，艾条缓慢沿足三里穴上下移动，以不烧伤局部皮肤为度

每天用大拇指或中指按压足三里穴一次，每次每穴按压5～10分钟，每分钟按压15～20次，注意每次按压要使足三里穴有针刺一样的酸胀、发热的感觉

条口穴：舒筋活血的好帮手

条口穴位于小腿部，在上下巨虚的中间。条口穴最大的作用就是舒筋活血，而且也是治疗肩周炎的好手。因为肩周炎就是身体受寒，以至于肌肉韧带得不到气血的滋养而出现的毛病。肩周炎疼痛的时候可以用拇指指腹按压刺激条口穴3～5分钟。

条口穴

【穴位位置】	条口穴在小腿前外侧，犊鼻穴的外侧同外踝尖的连线的中点就是条口穴
【保健功效】	主治膝胫酸痛、两足无力、脚气、转筋、腹痛、泄泻、肩凝症等
【注意事项】	①在施治的过程中，用力要适度，加力要缓慢，节奏要均匀 ②每次施治时间一般为4分钟，每天2～3次

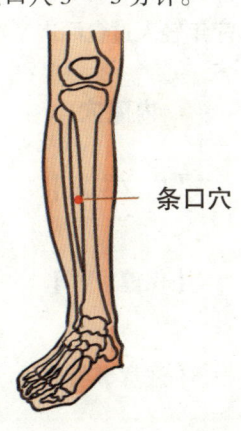

条口穴

丰隆穴：治痰之要穴

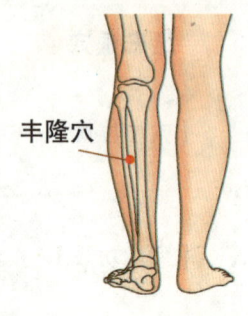

丰隆穴

《灵枢·经脉》中有有关丰隆穴的记载，此穴具有调和胃气、祛湿化痰、通经活络、补益气血、醒脑安神等功效，尤被古今医学家公认为治痰之要穴。中医讲的痰湿，是体内堆积的代谢废物。常吃辣的甜的，"肥甘厚腻"，会困住脾胃，造成湿排不出去就会像《丹溪心法》中说的一样："脾胃受湿，沉困无力，怠惰嗜卧。"这时人会身重像没拧干的湿衣服，很没精神。

丰隆穴	
【穴位位置】	丰隆穴位于小腿前外侧，外踝尖上8寸，胫骨前缘外二横指（中指）处，内与条口相平，当外膝眼（犊鼻）与外踝尖连线的中点处
【保健功效】	①气逆、喉痹卒喑、狂癫、足不收、胫枯、胸腹痛、呕吐、便秘、脚气、厥头痛、眩晕 ②烦心、面水肿、四肢肿、身重、经久闭、忽大崩、妇人心痛、诸痰为病、头风喘嗽、大小便涩难 ③瘾症、支气管喘息、慢性气管炎、高血压、高脂血症
【注意事项】	①在对本穴进行按摩时要做到用力适度，力道要深透进去 ②每次施治时间为2~3分钟，每天3~4次

内庭穴：减掉赘肉的神穴

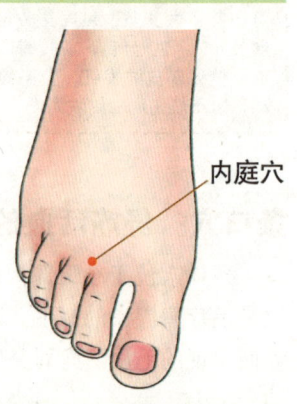

内庭穴

庭，是指房屋的内室，穴在趾缝之间，位置非常隐蔽，所以称为内庭。这个穴位有一个很好的作用就是泻胃火。胃火旺盛会引起一系列的疾病，如牙痛、阳明经头痛、便秘、肥胖等。胃火旺盛时，我们以一侧拇指指腹按住内庭穴，轻轻揉动，以有酸胀感为宜，每侧按1分钟，共2分钟。内庭穴是泻胃火的有效穴，此穴对治疗年轻人过食酒肉辛辣所致的便秘效果最好。

内庭穴	
【穴位位置】	内庭穴在足背，当二、三趾间趾蹼缘后方赤白肉际处。正坐垂足或仰卧时，在第二跖趾关节前方，二、三趾缝间的纹头处取穴
【保健功效】	①五官科疾病：牙痛、齿龈炎、扁桃体炎 ②消化系统疾病：胃痉挛、急慢性肠炎 ③其他：治三叉神经痛，减肥
【注意事项】	①按摩穴位时可以稍稍用力，病情严重者可加大力度 ②每次2~3分钟，每天3~4次

下关穴：调和阴阳，远离疾病

　　我们都知道中国人都讲究对称。这个不成文的规则，也同样反映在穴位上。有上关穴，顾名思义还有下关穴。

　　我们这里讲的上关穴属于胆经，在眼角与耳朵的中间地带。下关属于胃经，在耳前方，我们说耳朵像一个山口。上下关两穴在人体上也是相互映照，配合治疗疾病的。

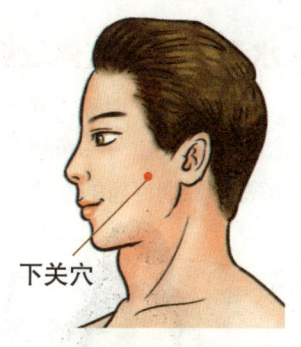

下关穴

下关穴	
【穴位位置】	下关穴，在面部耳前方，当颧弓与下颌切迹所形成的凹陷中，张口时隆起。取穴：正坐或仰卧，闭口取穴
【保健功效】	①治疗牙痛、牙龈肿痛、牙关开合不利、口噤 ②治疗面痛、三叉神经痛、口眼歪斜 ③治疗耳聋、耳鸣、耳痛、眩晕、颊肿
【注意事项】	①按摩本穴手法要轻柔缓和，如果病情严重，可稍稍用力 ②每天按摩3～5次，每次2～3分钟

地仓穴：治疗孩子的口角流水

　　地仓穴是治疗口角流水、口角炎、面瘫最好的穴位，尤其是对于小孩子来说，更是值得引起注意的一个穴位。小孩子容易流口水的话，做妈妈的不妨在孩子睡觉之前，以一种亲子游戏的方式来帮助孩子刺激两嘴角的地仓穴，这样既可不让孩子受吃药打针皮肉之苦，还能增进与孩子之间的感情。

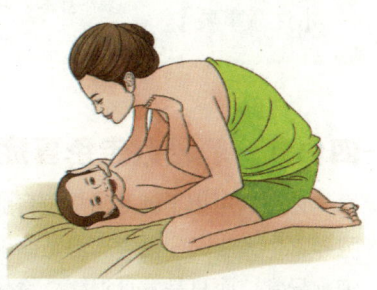

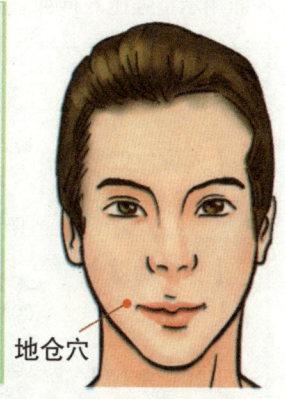

地仓穴

地仓穴	
【穴位位置】	地仓穴位于人体的面部，口角外侧，上直对瞳孔。取穴：沿着嘴角向外画一条线，垂直瞳孔画一条线，这两条线的交叉点就是地仓穴
【保健功效】	①口歪、流涎、眼睑动 ②分流胃经地部经水，为阳跷脉提供阳热之气
【注意事项】	①按摩本穴力度适中为好，给孩子按摩的时候要注意力度，不可太用力 ②每次施治时间为3～5分钟，一天3次左右

水道穴：将人体垃圾顺流带去

水道很好理解，就是水渠，我们身体的水道指水液运行的通道。所谓水道，也是指治水的大道。一切和水液有关的问题，如小便不通、三焦热结等，都可以找水道来解决。经期疼痛的女性，也可以试着按摩水道穴。

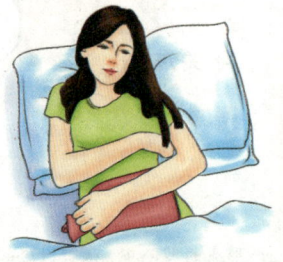

治疗经期疼痛小方法

经期疼痛可以准备一个热水袋，在每个月月经前几天，晚上睡觉之前在水道穴热敷10～30分钟，同时辅以手掌的轻微刺激，效果会非常好

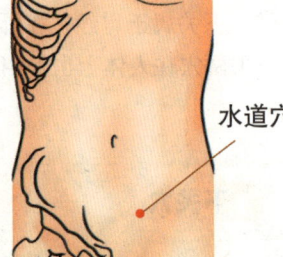

水道穴

水道穴	
【穴位位置】	该穴位于人体的下腹部，当脐中下3寸，距前正中线2寸。取穴：水道穴和关元穴在同一水平面，也就是在关元旁开2寸处
【保健功效】	①小腹胀满、小便不利、痛经、不孕、疝气 ②配三阴交、中极穴治妇科疾病
【注意事项】	①在对本穴施以按摩时，用力要适度，节奏宜和缓 ②每次2～3分钟，每天3～4次

四白穴：轻松赶走色盲症

四白穴可用于辅助治疗色盲症。色盲症是眼底网膜的视觉细胞异常，无法区分色彩。但是如果这种情形出现的原因并非视觉细胞异常，而只是发育迟缓，治疗时就只能刺激视觉细胞，使其发达。那就要按揉四白穴。用中指指腹按压四白穴，一面吐气，一面用示指强压6秒钟。指压时睁眼和闭眼都可以。

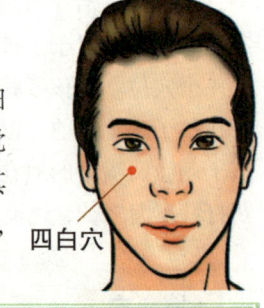

四白穴

四白穴	
【穴位位置】	四白穴在面部，瞳孔直下，当眶下孔凹陷处。取穴：取正坐位，在承泣直下3分，当眶下孔凹陷处取穴
【保健功效】	①神经系统疾病：三叉神经痛、面神经麻痹、面肌痉挛 ②五官科疾病：角膜炎、近视、青光眼、夜盲、结膜瘙痒、角膜白斑、鼻窦炎 ③其他：胆道蛔虫症、头痛、眩晕
【注意事项】	①对本穴的按摩要力度适中，过重或过轻都起不到好的效果 ②每天2～3次，每次施治的时间为2～3分钟

承泣穴：治疗眼部疾病的法宝

贺普仁教授认为，坚持按摩承泣穴，能疏通经络，减轻眼肌紧张和疲劳，改善眼的调节功能，故能产生防治多种眼疾的功效。承泣穴位于人体面部，瞳孔直下，眼球与眶下缘之间。如果你想拥有一双明亮的眼睛，可以每天早起坚持做眼的保健按摩，即早起时用示指肚按摩承泣穴 36 次，使之有酸重感即可。

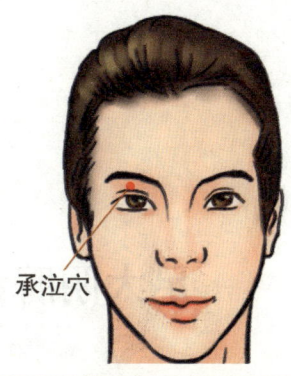

承泣穴

承泣穴	
【穴位位置】	承泣穴在面部，瞳孔直下，眼球与眶下缘之间。取法：取正坐位，两目正视，在瞳孔之下 0.7 寸，眼球与眶下缘之间取穴
【保健功效】	①五官科疾病：急慢性结膜炎、近视、远视、散光、青光眼、色盲、夜盲症、睑缘炎、角膜炎、视神经炎、视神经萎缩、白内障、视网膜色素变性、眶下神经病 ②神经系统疾病：面肌痉挛、面神经麻痹
【注意事项】	①揉的时候要轻柔缓和，揉动的幅度要适中 ②对本穴的按摩时间一般为 2～3 分钟，每天 3～5 次

日常调理保护视力的方法

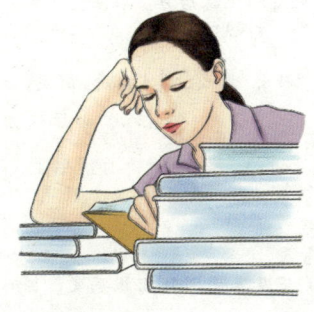

1. 防止用眼过度，近距离用眼以一次不超过 50 分钟为宜，每小时应休息 10 分钟

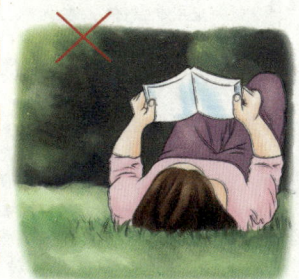

2. 不要在阳光直射处或暗处看书，不要在躺着、趴着或走动、乘车时看书

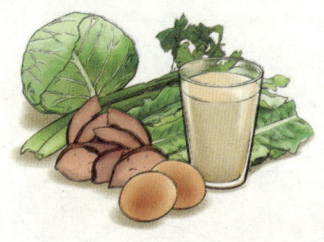

3. 注意饮食营养，不要偏食挑食，多吃一些富含维生素 A 的食物，如羊肝、猪肝、鸡蛋、牛奶、蔬菜等，不要过多吃糖

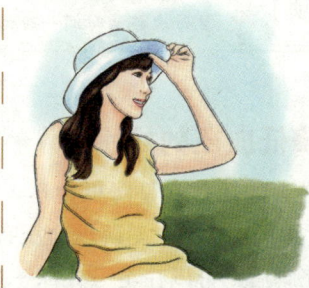

4. 提倡户外活动性休息，经常进行远眺，每日 3～4 次，每次至少 5～10 分钟

第4节

足太阴脾经：运化食物的养血大脉

三阴交：上天赐给女性的护身衣

三阴交之"三阴"，指的是足部的三条阴经，也就是足太阴脾经、足少阴肾经、足厥阴肝经。三条阴经在这里交会，所以称为三阴交。

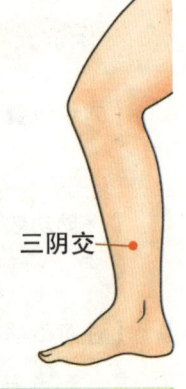

三阴交

三阴交位于小腿内侧，符合阴的特性，所以三阴交对女性有特殊的保护作用。现代女性工作压力大，饮食不规律，精神细腻容易忧郁，导致不孕不育的现象很多。而三阴交对女性不孕有很好的调理作用，经常坐办公室的女性，在工作间隙，或者下班的时候，找机会按摩刺激三阴交，就相当于给自己的身体穿了件防护衣。让自己在充满辐射的环境下，也能保养好自己的身体。

三阴交穴	
【穴位位置】	三阴交在小腿内侧，当足内踝尖上3寸，胫骨内侧缘后方。取法：取正坐或仰卧位，在内踝高点上3寸，胫骨内侧面后缘取穴
【保健功效】	①消化系统疾病：急慢性肠炎、细菌性痢疾、肝大、脾大、腹水水肿、肝炎、胆囊炎 ②泌尿生殖系统疾病：肾炎、尿路感染、尿潴留、尿失禁、乳糜尿 ③妇产科疾病：月经失调、功能性子宫出血、痛经、带下、更年期综合征、阴道炎、盆腔炎、前阴瘙痒、胎位异常、子宫下垂、难产 ④神经系统疾病：癫痫、精神分裂症、神经衰弱 ⑤循环系统疾病：高血压、血栓闭塞性脉管炎 ⑥其他：荨麻疹、神经性皮炎、膝、踝关节及其周围软组织病变，糖尿病
【注意事项】	①孕妇慎用 ②每次施治时间一般为3～5分钟，每天2～3次

公孙穴：降低血压的好手

公孙穴最大的功效就是降低血压。按压公孙穴配合按摩手上的内关穴，对降低血压有很好的作用。晚上泡完脚后，可以在足弓处抹一点橄榄油，

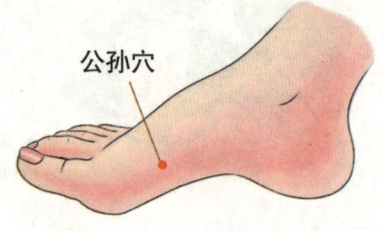

公孙穴

然后用刮痧板顺着足弓刮拭。如果感觉酸痛，一定要多刮拭几次。

公孙穴	
【穴位位置】	公孙穴在足内侧缘，当第一跖骨基底的前下方。正坐垂足或仰卧时，在第一跖骨基底前下缘，赤白肉际处取穴，距太白1寸
【保健功效】	①消化系统疾病：胃痉挛、急慢性胃肠炎、胃溃疡、消化不良、痢疾、肝炎、腹水、胃癌、肠痉挛 ②妇产科疾病：子宫内膜炎、月经不调 ③其他：心肌炎、胸膜炎、癫痫、足跟痛
【注意事项】	①按摩本穴位时，要适当用力，因为此穴在脚内侧赤白肉之际，用力按压效果会更显著 ②每次施治时间一般为3～5分钟，每天2～3次

太白穴：缓解肌肉酸痛的大穴

太白穴有个很好的作用就是缓解肌肉酸痛。我们都有这样的体会：运动之后肌肉容易酸痛，歇上几天就好，但毕竟还是要有几天难受的。所以，这里给大家提供一个小方法：

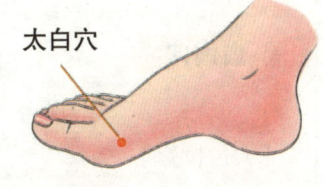
太白穴

缓解肌肉酸痛小方法

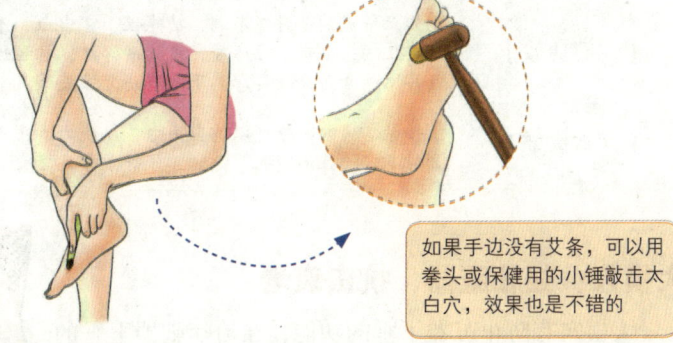

取艾灸条一段，在两侧太白穴，采用温和的灸法，持续艾灸大约半小时，肌肉酸痛便会消失

如果手边没有艾条，可以用拳头或保健用的小锤敲击太白穴，效果也是不错的

太白穴	
【穴位位置】	太白穴在足内侧缘，当足大趾本节（第一跖趾关节）后下方赤白肉际凹陷处。取法：取正坐垂足或仰卧位，在第一跖趾关节后缘，赤白肉际处取穴
【保健功效】	①消化系统疾病：胃痉挛、胃炎、消化不良、腹胀、便秘、肠炎、痔疮 ②运动系统疾病：腰痛、下肢麻痹或疼痛
【注意事项】	①施治的时候，要注意力度适中，不可过大 ②每天按摩3～4次，每次3～5分钟即可

血海穴：缓解湿疹引起的瘙痒

中医认为，脾统血，血液的运行由脾来统一管理，同时它也是气血生成的源头。血海穴是膝盖上面的穴位，少阴脾经从脚走头，气血流到这里逐渐升腾，同时脾胃生成的气血也汇聚到这里，就好像是海纳百川，所以说血海是汇聚气血的海洋。

血海对治疗疾病，尤其是治疗皮肤瘙痒有很大的帮助。皮肤瘙痒的根源就是气血不足，皮肤得不到气血充分的滋养，所以只要把气血引过来，问题就能迎刃而解。

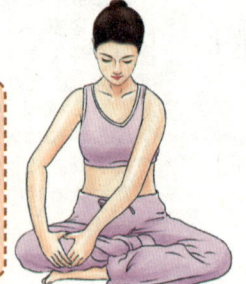
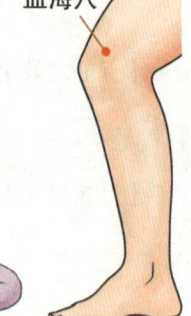

血海穴

瑜伽按摩式解决皮肤瘙痒

盘腿而坐成莲花坐姿，用双手从大腿根部向膝盖推揉，然后从膝盖推倒大脚趾，这样就按摩了整个脾经，在按摩的过程中对血海穴深刺激几次。坚持下去一定会取得很好的养生效果

血海穴	
【穴位位置】	屈膝时，在大腿内侧，髌底内侧端上2寸，当股四头肌内侧头的隆起处。取法：取正坐屈膝位，在髌骨内上缘上2寸，当股内侧肌突起中点处取穴；或正坐屈膝，医生面对病人，用手掌按在病人膝盖骨上，掌心对准膝盖骨顶端，拇指向内侧，当拇指尖所到之处即是
【保健功效】	①妇产科疾病：月经不调、功能性子宫出血、子宫内膜炎 ②皮肤病：湿疹、荨麻疹、皮肤瘙痒症、神经性皮炎 ③其他：睾丸炎、贫血、下肢溃疡、膝关节炎
【注意事项】	①按摩本穴的时候可以适当用力，以使力道深透，取得更好的治疗效果 ②对本穴的施治时间为2～3分钟，每天2次

大横穴：强壮脏器，抗击衰老

大横穴有防止脏器下垂的功能，在治疗脏器下垂的时候，配合百会穴同时使用，会取得事半功倍的效果。

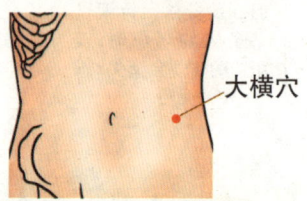

大横穴

大横穴	
【穴位位置】	大横穴在腹中部，距脐中4寸。取法：取仰卧位，在脐中（神阙）旁开4寸处取穴
【保健功效】	①消化系统疾病：肠炎、习惯性便秘、久病、肠麻痹、肠寄生虫 ②其他：四肢痉挛、流行性感冒
【注意事项】	①此穴可使用震法，震动的频率要高，一般每分钟200～300次 ②对本穴的施治时间为2～3分钟，每天2次

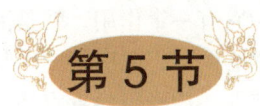

第 5 节

手少阴心经：通调神智的养心大脉

极泉穴：清心理气，宽胸宁神

遇到突发事件就心跳加速、胸闷、头晕、头疼，甚至不想吃饭、出汗、浑身无力……心悸是过度疲劳及情绪不稳的一种表现，常见于劳累，或者是受到一定的情绪刺激之后。健康人心律过快肯定是不好的，弹拨腋窝内的小小极泉穴，你会发现其实心脏也能很放松。

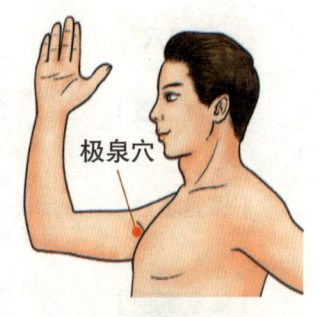

极泉穴

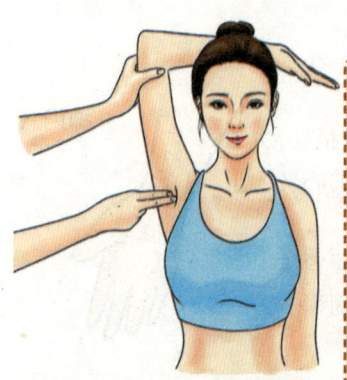

极泉穴刺激方法

刺激极泉的方法是，施治者一手托起被治者右侧上肢，使其腋窝暴露，另一手示、中指并拢，伸入腋窝内，用力弹拨位于腋窝顶点的极泉穴，此处腋神经、腋动脉、腋静脉集合成束，弹拨时手指下会有条索感，注意弹拨时手指要用力向内勾按，弹拨的速度不要过急，被治者会有明显的酸麻感，并向肩部、上肢放散

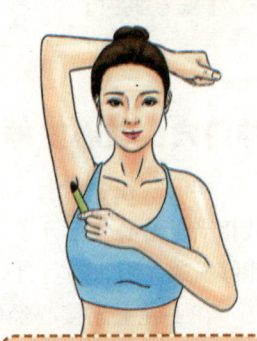

此穴位还可以用灸法：艾炷灸或温针灸 3～5 壮，艾条灸 5～10 分钟

极泉穴	
【穴位位置】	极泉穴在腋窝顶点，腋动脉搏动处。取法：上臂外展，在腋窝中部有动脉搏动处取穴
【保健功效】	①循环系统疾病：冠心病、心绞痛、心包炎、脑血管病后遗症 ②神经系统疾病：肋间神经痛、癔症 ③其他：腋臭、肩周炎、颈淋巴结核、乳汁分泌不足 ④弹拨本穴可预防冠心病、肺心病
【注意事项】	①本穴位于动脉搏动处，所以按摩时用力要轻，切不可用力挤压。尤其是对儿童，要慎重 ②对本穴的按揉时间一般为 1～2 分钟，一天 2～3 次

少冲穴：清热息风，醒神开窍

少，阴也；冲，突也。"少冲"的意思是指此穴中的气血物质从体内冲出。少冲在小指末节，它有一个作用，就是治疗黄疸。按摩时我们可以正坐，手平伸，掌心向下，屈肘时向内收；用另一只手轻握这只手的小指、大拇指弯曲，用指甲尖垂直掐按穴位，有刺痛的感觉，每天按揉 1 次，每次按掐 3 ~ 5 分钟即可。

此穴位还可以用灸法：艾炷灸 3 ~ 5 壮，艾条灸 5 ~ 10 分钟。

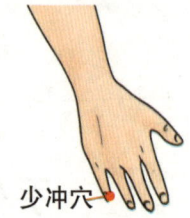

少冲穴

少冲穴	
【穴位位置】	少冲穴在手小指末节桡侧，距指甲根 0.1 寸（指寸）。取法：微握拳，掌心向下，小指上翘，在小指桡侧，距指甲角 0.1 寸处取穴
【保健功效】	①神经系统疾病：休克、小儿惊厥、癫痫、癔症、肋间神经痛 ②循环系统疾病：脑出血、心肌炎、心绞痛 ③其他：胸膜炎、高热、喉炎
【注意事项】	①在按揉时，动作要轻柔和缓，速度适中 ②本穴的施治时间一般为 3 ~ 5 分钟，每天 2 ~ 3 次

神门穴：益心安神，通经活络

神门穴在手腕上，心气郁结的时候，刺激它，效果很好，就相当于给心气打开了一条"阳关大道"，让这些郁结的心气能够畅通无阻，横行自如，自然不会存在郁结的问题了。

在手腕上连接心经的四个穴，以神门为起始，后面紧挨着通里和灵通，都是调节神智、心理的穴位。神门穴同样有这样的作用。

此穴还可以用灸法：艾炷灸 1 ~ 3 壮，艾条温灸 10 ~ 15 分钟。

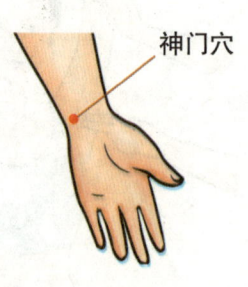

神门穴

神门穴	
【穴位位置】	神门穴在腕部，腕掌侧横纹尺侧端，尺侧腕屈肌腱的桡侧凹陷处。取法：仰掌，在尺侧腕屈肌桡侧缘，腕横纹上取穴
【保健功效】	①循环系统疾病：心悸、心脏肥大、心绞痛 ②神经系统疾病：神经衰弱、癔症、癫痫、精神病、痴呆 ③五官科疾病：舌骨肌麻痹、鼻内膜炎 ④其他：产后失血、淋巴结炎、扁桃体炎
【注意事项】	①对本穴按揉时可以适度用力，柔中带刚，沉稳深透 ②对本穴的按揉时间为 2 ~ 3 分钟，每天 3 ~ 5 次

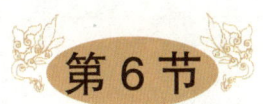

第 6 节

手太阳小肠经：疏通经气的护肩大脉

少泽穴：清热利咽，通乳开窍

少泽穴是小肠经的井穴，它最好的作用就是通乳。很多女性朋友产后乳汁不通，而且乳房还胀痛。此时按揉少泽穴是最好的方法，因为在哺乳期是不能乱吃药的。乳汁不通的妈妈可以找几根牙签，或者小圆钝头的东西，在小指甲的外侧轻轻按揉，按到酸胀就可以。每天这样按揉几分钟，自然就会起到通乳的效果。

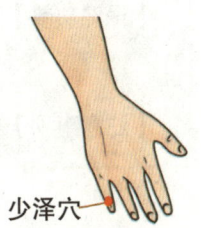

少泽穴

少泽穴	
【穴位位置】	少泽穴在手小指末节尺侧，距指甲根角0.1寸（指寸）。取法：微握拳，掌心向下，伸小指，在小指尺侧，距指甲角0.1寸处取穴
【保健功效】	①神经系统疾病：头痛、精神分裂症、脑血管病、昏迷 ②五官科疾病：扁桃体炎、咽炎、结膜炎、白内障 ③妇产科疾病：乳腺炎、乳汁分泌不足 ④其他：热证、前臂神经痛 ⑤此穴为急救穴之一
【注意事项】	①施用捻法，应注意捻动要快，移动要慢 ②孕妇慎用 ③治疗时间一般为3～5分钟，每天2～3次

后溪穴：清心安神，疏通经络

古医书说"后溪专治督脉病"，就是说督脉上的问题都可以找后溪穴来配合治疗，所以后溪穴就是专门为督脉提供水源的地方。

后溪穴

后溪穴最擅长治疗脖子上的问题，如颈椎病、落枕。有些人晚上睡觉着凉了，姿势不对了，早上起来发现脖子不能动了，也就是我们通常说的落枕。这个时候我们可以轻轻地按摩后溪穴，在按摩的时候轻轻转动脖子。一直到脖子可以自由转动的时候再停下来。

此外，这个穴位对驾车族也有很大的帮助。开车的时候，需要精力集中，长时间保持一个姿势，颈椎很容易受伤。在等待红绿灯的时候，静下心来，一手握着方向盘，另一只手顺势在握方向盘的手上按摩，几乎不影响任何事情，却可以很好地按摩后溪穴，保护自己的颈椎。

后溪穴	
【穴位位置】	后溪穴在手掌尺侧，微握拳，当小指本节（第五掌指关节）后的远侧掌横纹头赤白肉际。取法：微握拳，在第五掌指关节尺侧后方，第五掌骨小头后缘，赤白肉际处取穴
【保健功效】	①神经系统疾病：头痛、癫痫、精神分裂症、癔症、面肌痉挛 ②五官科疾病：耳鸣、耳聋、角膜炎、睑腺炎、鼻出血、扁桃体炎 ③运动系统疾病：腰痛、落枕、肩臂痛 ④其他：疥疮
【注意事项】	①用捻法按摩本穴位时，用拇指与示指外侧捻住，上下快速揉捻即可 ②每次施治的时间为 2～3 分钟，每天 2～3 次

天宗穴：舒筋活络，理气消肿

天宗对治疗肩背疼痛有很好的效果，尤其对于长期伏案工作的上班族来说，经常按摩此穴，对缓解疲劳有很好的效果。

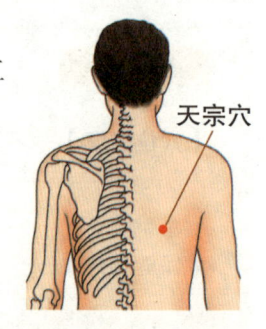

天宗穴

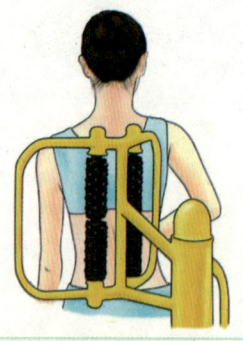

按摩天宗穴缓解疲劳

现在的小区里有各种各样的健身器材，也有专门按摩后背的。我们利用这种器材来按摩后背，也能刺激到本穴位。而且，后背上有很多的背俞穴，这些背俞穴也是我们脏腑的反射点。刺激它们，就相当于在给我们的脏腑做按摩了，强身健体的效果非常好

此穴位还可以用灸法：艾炷灸或温针灸 3～5 壮，艾条灸 10～15 分钟

天宗穴	
【穴位位置】	天宗穴在肩胛部，与第四胸椎相平。取法：取正坐或俯伏位，在冈下缘与肩胛骨下角的等分线上，上 1/3 下端；肩胛冈下缘与肩胛骨下角连一直线，与第四胸椎棘突下间平齐处，与臑俞、肩贞成三角形处即为此穴
【保健功效】	舒筋活络，理气消肿。主要治疗肩周炎、肩背软组织损伤、乳腺炎等
【注意事项】	①对此穴施治时，注意用力要适度，不要过猛。点的时候，适度用力，节奏快慢有序；采用按法时也要注意手法，不要用力太过猛，逐渐加力，以患者能接受为好 ②治疗时间为每次 2～3 分钟，每天 2～3 次

秉风穴：散风活络，止咳化痰

秉风穴可以调理风气引起的疾病。人体的气息贯穿于全身各处，无孔不入。天宗和秉风紧密相连，在背后肩胛部位，对身体的保健作用也大同小异，都是治疗肩背痛的好手。在按摩时两穴配合，取得的疗效会更明显。

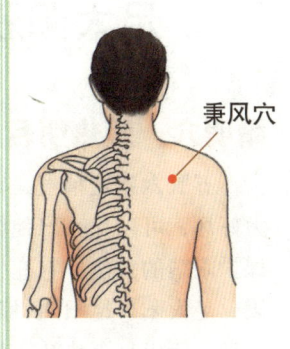
秉风穴

秉风穴	
【穴位位置】	秉风穴在肩胛部，肩胛冈上窝中央，天宗直上，举臂有凹陷处。取法：正坐俯伏位，在肩胛冈上窝中点，当天宗穴直上，举臂有凹陷处取穴
【保健功效】	①运动系统疾病：冈上肌腱炎、肩周炎、肩胛神经痛 ②其他：支气管炎等
【注意事项】	①对本穴按摩时，力度要适中，以患者能接受为准 ②每天按摩2～3次，每天3～5次

天容穴：清热利咽，消肿降逆

天容穴最大的作用就是治疗嗓子问题，如咽喉疼痛。尤其是老师和歌唱家，经常用嗓子，更需要此穴的保护。当嗓子不舒服的时候，可以按揉本穴3～5分钟，对疼痛有很好的缓解效果。辛勤工作的老师们，经常吸入粉笔灰，在秋冬的时候，取适量的桑叶、麦冬、胖大海、菊花、罗汉果等一起泡茶，可以很好地滋润喉咙，防止嗓子使用过度而导致干涩疼痛。

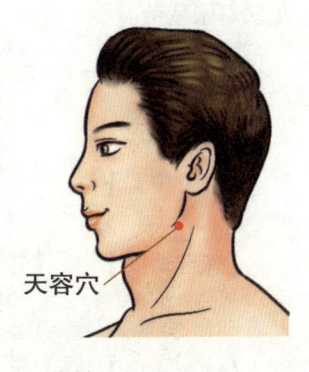
天容穴

此穴位还可以施用灸法：艾炷灸1～3壮，艾条灸5～10分钟。

天容穴	
【穴位位置】	天容穴在颈外侧部，当下颌角的后方，胸锁乳突肌的前缘凹陷中。取法：正坐或仰卧，平下颌角，在胸锁乳突肌的前缘凹陷中取穴
【保健功效】	①五官科疾病：咽喉炎、扁桃体炎、耳聋、耳鸣 ②其他：甲状腺肿大、哮喘、胸膜炎、齿龈炎、癔症、颈项部扭伤等
【注意事项】	①在按揉时要注意力集中，力度均匀，不可用力过大，儿童尤其要适度 ②此穴的按摩时间一般为1～3分钟，每天1～2次

第 7 节

足太阳膀胱经：护佑全身的通调大脉

睛明穴：泄热明目，祛风通络

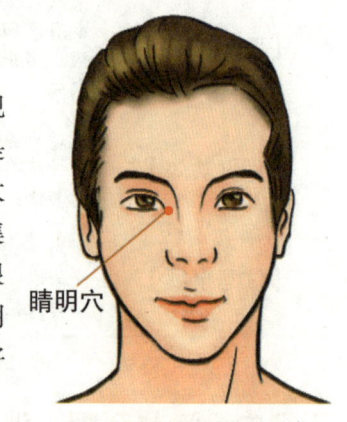

睛明穴

五脏六腑之精气，皆上注于目。所以，一个人的视力好坏，可以反映出他体内的气血盛衰状况。睛明穴是保护眼睛的穴位，它在目内眦角稍上方凹陷处，是手太阳、足太阳、足阳明、阳跷五条经脉的会穴，阳气汇集之处，所以是泻热祛火最适用的穴位。睛明穴是缓解眼睛疲劳和近视的最好穴位，它位于眼睛旁边。当我们用眼过度的时候，闭上眼睛轻轻地按揉睛明穴，可以很好地缓解眼疲劳。

睛明穴	
【穴位位置】	睛明穴在面部，目内眦角稍上方凹陷处。取法：取正坐或仰卧位，在目内眦的外上方凹陷中取穴
【保健功效】	①五官科疾病：近视眼、视神经炎、视神经萎缩、青光眼、夜盲 ②运动系统疾病：腰痛
【注意事项】	①按揉时力度要适中，不可用力太猛，以免伤到眼球 ②对儿童尤其要注意力度合适，手法轻柔 ③每次按摩时间2～3分钟，每天2～3次 ④本穴禁灸

攒竹穴：制止打嗝的奇效穴

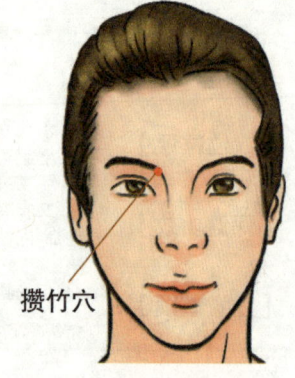

攒竹穴

很多人都有打嗝的经历，很是不舒服，攒竹就是治疗打嗝的好穴位。当打嗝的时候，用双手大拇指直接按压双侧的眉头，使劲一点，按压下去几秒钟，再松开。然后再按压，再松开。反复几次，打嗝就停止了，比起喝水的方法更方便安全。

攒竹穴	
【穴位位置】	攒竹穴在面部，眉头陷中，眶上切迹处。取法：正坐仰靠或仰卧，在眉毛内侧端，眶上切迹处取穴
【保健功效】	①五官科疾病：近视眼、泪囊炎、视力减退、急性结膜炎、眼肌痉挛 ②神经系统疾病：头痛、眶上神经痛、面神经麻痹、膈肌痉挛 ③其他：腰背肌扭伤
【注意事项】	①在按摩时，用力不宜重，宜缓不宜急 ②两手用力及速度均匀对称 ③本穴禁灸

委中穴：泄热清暑，凉血解毒

"四穴总歌"中说"腰背委中求"，意思就是治腰背疾病可以找委中穴。确实如此，后溪配委中一直是治疗腰肌劳损的不二选择。委中还有一个很好的作用，就是治疗丹毒。

丹毒，就是脚癣的毒气从脚趾、脚面、脚踝一直蔓延到了小腿当中形成的。对付丹毒，委中穴是很好的选择：

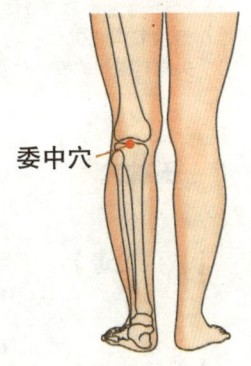

委中穴

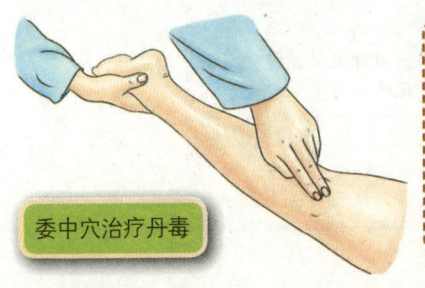

委中穴治疗丹毒

在腘窝内抹一点点润肤油，将腿伸直，用示指和中指在腘窝内用力按摩。长期坚持，必能取得很好的效果

此穴位还可以用灸法：艾炷灸或温针灸 5 ～ 7 壮，艾条温灸 10 ～ 15 分钟

委中穴	
【穴位位置】	委中穴在腘横纹中点，当股二头肌腱与半腱肌肌腱的中间。取法：俯卧位，在腘窝横纹中央，股二头肌腱与半腱肌腱的中间处取穴
【保健功效】	①消化系统疾病：急性胃肠炎、肠炎、腹痛 ②泌尿生殖系统疾病：遗尿、尿潴留 ③神经系统疾病：坐骨神经痛、脑血管病后遗症、癫痫 ④皮肤科系统疾病：湿疹、风疹、荨麻疹、牛皮癣、疖疮 ⑤运动系统疾病：腰背痛、风湿性膝关节炎、腓肠肌痉挛 ⑥其他：中暑、疟疾、鼻出血
【注意事项】	①在点按时注意手法的运用适当，用力适中 ②点的时候要注意节奏的和谐，按的时候要注意力度适中 ③本穴的施治时间每次一般为 3 分钟左右，每天 2 ～ 3 次

玉枕穴：防治谢顶有奇效

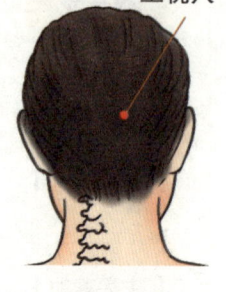

玉枕穴

玉枕穴位于后脑勺，对防治谢顶有很好的效果。谢顶问题困扰着现在很多的中年人士，多处求医也未必有效果。谢顶的朋友们平时可以多按按玉枕穴。

玉枕穴防治谢顶

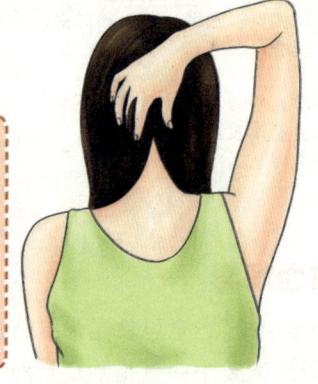

先将五指分开自然放松，散开，像一把梳子一样。然后从前额梳到后脑勺，用指腹的位置，这样不容易伤到头皮，要微微用力，这样头皮才能受到刺激，每次梳理50次左右，到头皮有酸胀的感觉为止

谢顶的人士，还需要保持良好的情绪，心情好了，身体自然会处于健康的状态，阴阳调和，能减少脱发现象

玉枕穴	
【穴位位置】	玉枕穴在后头部，当后发际正中直上2.5寸，旁开1.3寸，平枕外隆凸上缘的凹陷处。取法：正坐或俯卧位，脑户（督脉）旁1.3寸，当枕外粗隆上缘之外侧取穴
【保健功效】	①神经系统疾病：枕神经痛、视神经炎、嗅觉减退 ②五官科疾病：青光眼、近视眼、鼻炎、口疮 ③其他：足癣
【注意事项】	①在按摩的时候要注意力集中，快慢要适中 ②每次施治时间为3分钟左右，每天2～3次

大杼穴：强健筋骨，清除邪热

人体穴位中，与大杼穴有关的一般都是很重要的穴位。大杼穴也是如此，它隐含"机杼"的意思，是关键、机要之处。大杼穴是八会穴中的骨会，也就是说所有的骨头都集聚在此。

大杼穴

大杼穴作为骨会，在治疗骨关节疾病方面有特效。比如骨头疼痛、关节炎、风湿、类风湿性关节炎等。对大杼穴除了按摩外，还可以采用捏脊的方法来刺激。我们先在后背上抹一点润肤油，从尾骨端上一直向上捏，捏到大椎穴处停止，这样来回重复3～5次，后背会感到发热发胀。经常这样捏，对于推动膀胱经气血，促使督脉阳气上升都非常有好处，可祛湿散寒，祛火祛邪气。

此穴还可以用灸法：艾炷灸5～7壮，艾条温灸10～15分钟。

大杼穴	
【穴位位置】	大杼穴在背部，当第一胸椎棘突下，旁开1.5寸。取法：正坐低头或俯卧，在第一胸椎棘突下，督脉旁开1.5寸处取穴
【保健功效】	①呼吸系统疾病：支气管炎、支气管哮喘、肺炎 ②神经系统疾病：头痛、癫痫 ③运动系统疾病：颈椎病、腰背肌痉挛、膝关节骨质增生 ④其他：咽炎、感冒、骨结核
【注意事项】	①在运用一指禅推法来进行按摩时，要注意指关节的屈伸和腕关节的摆动要协调一致 ②注意拇指在穴位上要相对固定 ③每次施治时间为3～5分钟，每天2～3次最好

膏肓穴：补虚益损，调理肺气

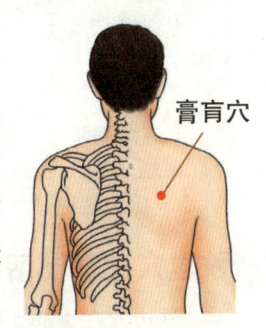

膏肓穴

膏肓穴，是攸关生死的大穴，也是一个警示穴。如果我们越来越健忘，越来越瘦弱，越来越容易盗汗，就说明身体在走下坡路，五脏已经疲惫不堪，需要好好休息了。这个时候我们不妨停下手头的工作，认真地调理自己的身体，刺激膏肓穴。轻轻地按揉几分钟，闭目养神一会儿，好让身体恢复元气。

此穴也可以用灸法：艾炷灸5～9壮，艾条灸10～20分钟。

膏肓穴	
【穴位位置】	膏肓穴在背部，当第四胸椎棘突下，旁开3寸。取法：俯卧位，两手抱肘，平第四胸椎棘突下，督脉旁开3寸，当肩胛骨脊柱缘处取穴
【保健功效】	①呼吸系统疾病：肺结核、支气管炎、哮喘 ②泌尿生殖系统疾病：阳痿、遗精 ③其他：慢性胃炎、胃出血、神经衰弱、胸膜炎、乳腺炎、贫血 ④本穴为治疗各种慢性虚损性疾病的常用穴
【注意事项】	①按揉时可适当用力，以患者能接受为度 ②每次施治时间为3～5分钟，每天2～3次最好

昆仑穴：安神清热，舒筋活络

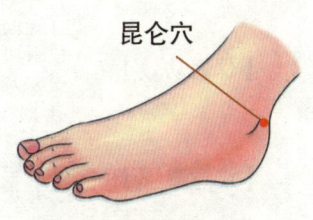

昆仑穴

昆仑穴位于足部外踝后方。昆仑穴也有个很好的作用，就是治疗颈椎病。它还有一个奇特的作用，与承山穴关系很大。日常生活中我们会发现，新买的鞋子穿几次，脚后跟就会有磨损，倾向于一侧。这个问题一般无关紧要，不会被人们重视，其实，出现这个问题的原因是我们的脊椎倾斜了。脊椎不平衡，年轻的时候不会太有影响，但到了中年之后问题就会越来越严重。所以，要防微杜渐。我们按揉昆仑穴和太溪穴就可以纠正脊椎。太溪是肾经的原穴，和昆仑两两相对，在脚踝的两边。昆仑是膀胱经的穴位，肾与膀胱相表里，肾是阴经，膀胱是阳经，二者好像是夫妻一样，一起守持着脚踝部位。两穴一起按摩，可以很好地调整人体平衡，纠正脊柱弯曲。

此穴还可以用灸法：艾炷灸或温针灸 5 ~ 7 壮，艾条灸 10 ~ 20 分钟。

昆仑穴	
【穴位位置】	昆仑穴在足部外踝后方，当外踝尖与跟腱之间的凹陷处。取法：正坐垂足着地或俯卧，在跟腱与外踝之间凹陷处取穴
【保健功效】	①神经系统疾病：坐骨神经痛、神经性头痛、眩晕 ②运动系统疾病：下肢瘫痪、膝关节炎、踝关节扭伤，膝关节周围软组织疾病 ③其他：甲状腺肿大、脚气、鼻出血、胎盘滞留、痔疮
【注意事项】	①在对本穴按摩时，点时要沉稳、深透，揉时则手法须轻柔有力道 ②对本穴的施治时间为 2 ~ 3 分钟，每天 2 ~ 3 次

秩边穴：舒筋活络，强壮腰膝

秩边穴在臀部，配合环跳是治疗坐骨神经痛的绝佳穴位。

按摩秩边穴治疗坐骨神经痛

有此症状的时候，趴在床上，让亲人在秩边和环跳上按揉几分钟，就会感觉到酸痛感消失了。秩边穴是个很奇特的穴位，当你用力按压的时候，会清晰地感觉到有一股气息一直从臀部传到脚趾头。可见，它在治疗坐骨神经痛方面确有良效

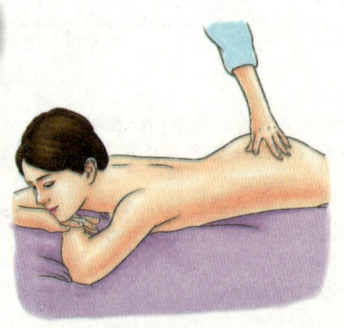

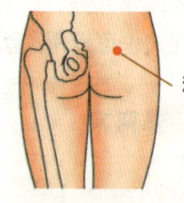

秩边穴

此穴位还可以用灸法：艾炷灸或温针灸 7 ~ 9 壮，艾条灸 10 ~ 20 分钟

秩边穴	
【穴位位置】	秩边穴在臀部，平第四骶后孔，骶正中嵴旁开 3 寸。取法：取俯卧位，在胞肓直下，骶管裂孔旁开 3 寸处取穴
【保健功效】	①运动系统疾病：急性腰扭伤、梨状肌损伤综合征、下肢瘫痪 ②神经系统疾病：坐骨神经痛、脑血管病后遗症 ③泌尿生殖系统疾病：膀胱炎、生殖器疾病 ④其他：痔疮、脱肛
【注意事项】	①在按摩施治过程中，注意用力要适度，手法要正确 ②每次施治时间为 3 ~ 5 分钟，每天 2 ~ 4 次

申脉穴：清热安神，强健腰膝

失眠，指无法入睡或无法保持睡眠状态，导致睡眠不足，又称入睡和维持睡眠障碍，祖国医学又称其为"不寐""不得眠""不得卧""目不瞑"。它是以经常不能获得正常睡眠为特征的一种病症，表现为各种原因引起的入睡困难、睡眠深度或频度过短（浅睡性失眠）、早醒及睡眠时间不足或质量差等。造成失眠的因素很多，有一个常见的症状就是心肾不交，也就是肾水无法上升，心火上亢，水火无法相济，导致人心烦意乱，无法安然入睡。刺激申脉穴可以缓解症状。

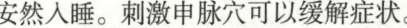

申脉穴

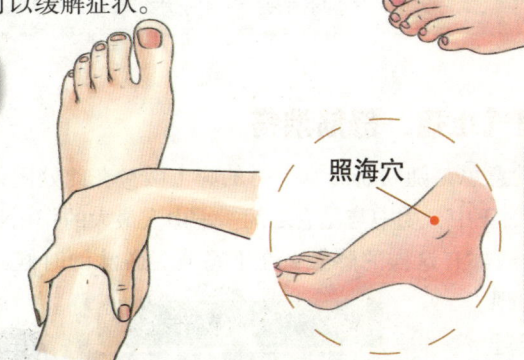

申脉穴缓解失眠症状

刺激申脉穴可同时刺激照海穴。用手的大拇指和示指同时掐按住两穴，按揉3～5分钟，每天坚持，可以促使肾水上升，滋养心脏，防止心火旺

照海穴

本穴也可以用灸法：艾炷灸3～5壮，艾条温灸5～10分钟

申脉穴	
【穴位位置】	申脉穴在足外侧部，外踝直下方凹陷中。取法：正坐垂足着地或俯卧，在外踝正下方凹陷处取穴
【保健功效】	①神经系统疾病：头痛、内耳性眩晕、失眠、癫痫、精神分裂症、脑血管病后遗症 ②运动系统疾病：腰肌劳损、下肢瘫痪、关节炎、踝关节扭伤
【注意事项】	①在按摩过程中，手法要正确，用力要适宜，快慢须有节奏 ②每次按摩时间为3～4分钟，每天2～3次

至阴穴：理气活血，清脑醒目

至，极的意思；阴，寒、水的意思。"至阴"的意思是指人体内膀胱经的寒湿水汽由此外输体表。至阴穴有一个很大的作用，就是矫正胎位。大家都知道，女性在怀孕后，在饮食各方面都要非常注意，胎儿在母体内会不停地运动，所以这个阶段要保证胎儿胎位的正确。至阴穴在脚的小脚趾头上，如果孕妇在体检后发现胎位不正，就可以即时在小脚趾的至阴穴上艾灸。每天用艾炷灸3～5壮，艾条温灸10～20分钟。坚持一段时间胎位就能矫正过来了。

至阴穴

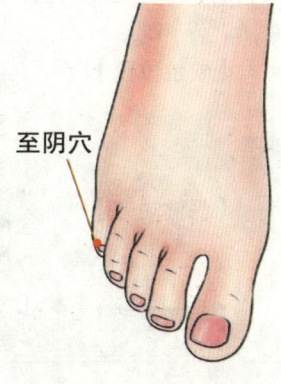

69

至阴穴	
【穴位位置】	至阴穴在足小趾末节外侧，距趾甲角0.1寸（指寸）。取法：正坐垂足着地或俯卧，在足小趾外侧，距趾甲角0.1寸处取穴
【保健功效】	①妇产科疾病：胎位不正、难产、胎盘滞留 ②神经系统疾病：脑溢血、神经性头痛、脑血管病后遗症 ③泌尿生殖系统疾病：尿潴留、遗精 ④五官科疾病：眼结膜充血、角膜白斑、鼻塞
【注意事项】	①在按摩过程中，手法要正确，用力要适宜，快慢须有节奏 ②每次按摩时间为3～4分钟，每天2～3次

承山穴：理气止痛，舒筋消痔

　　"承山"的意思是随膀胱经水下行的脾土微粒在此处固化。承山穴在小腿后面正中，委中与昆仑之间。承山穴最大的作用是治疗小腿抽筋。我们都有这样的感触：在下蹲或者游泳的时候经常会出现腿抽筋的现象。这个时候赶紧蹲下来，按摩几分钟承山穴。也可以在运动之前多做热身运动，一定要按揉承山穴，按到发热发胀，然后再开始运动。

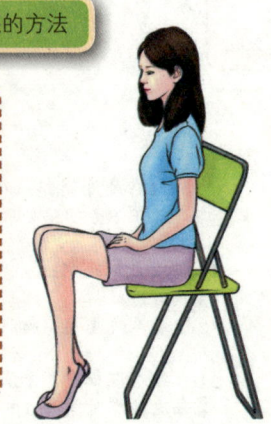

承山穴

使小腿健康又漂亮的方法

上班族在开会或者累的时候，可以双脚并立，脚跟往上提，这样不仅可以美化小腿，也能很好地刺激承山穴。承山穴除了治疗小腿抽筋外，还可以对腰部起到防护作用。长期坐办公室容易损伤腰背部，容易有赘肉，每天有意识地这样抬脚后跟15分钟，可以强身健体。

本穴还可以用灸法：艾炷灸或温针灸5～7壮，艾条灸10～15分钟

承山穴	
【穴位位置】	承山穴在小腿后面正中，委中与昆仑之间，当伸直小腿或足跟上提时腓肠肌肌腹下出现尖角凹陷处。取法：俯卧位，下肢伸直，足趾挺而向上，其腓肠肌部出现人字陷纹，于其尖下取穴；或者直立，两手上举按着墙壁，足尖着地，在腓肠下部出现人字陷纹，当人字尖下取穴
【保健功效】	①运动系统疾病：腰肌劳损、腓肠肌痉挛、下肢瘫痪 ②肛肠科疾病：痔疮、脱肛 ③神经系统疾病：坐骨神经痛、小儿惊风 ④其他：痛经
【注意事项】	①在按揉的过程中需要注意穴位选择正确，用力适度 ②每次施治时间为3～4分钟，每天2～3次

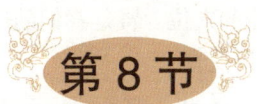

第8节

足少阴肾经：滋养脏腑的补水大脉

涌泉穴：滋阴益肾，平肝息风

涌，溢出的意思；泉，泉水。体内肾经的经水从此处穴位溢出体表，所以称"涌泉"。涌泉穴可以治疗很多疾病，人们形容涌泉是人体的长寿大穴。对涌泉穴最好的刺激方法就是艾灸。经常艾灸涌泉穴对于促使肾水上升，祛除人体的寒冷之气是非常有好处的。尤其是冬天手脚冰凉的女性朋友，如果艾灸不方便，也可以打一盆热水，在泡脚的时候同时按揉几分钟涌泉穴，效果也是非常好的。

艾灸涌泉穴的方法

将一片姜切成薄片，然后在上面用针扎一些小孔，贴在涌泉穴上。然后用艾炷灸。一次选艾炷灸3～5壮，艾条温灸5～10分钟

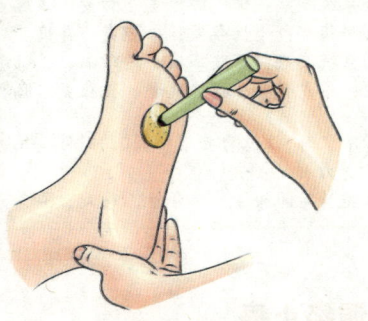

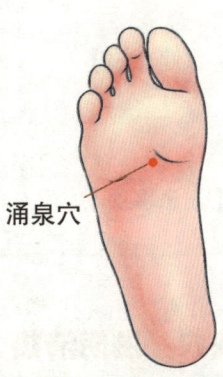

涌泉穴

涌泉穴	
【穴位位置】	涌泉穴在足底部，卷足时足前部凹陷处，约当足底二、三趾趾缝纹头端与足跟连线的前三分之一与后三分之二交点上。取法：取俯卧或仰卧位，在足心前三分之一的凹陷处取穴
【保健功效】	①神经系统疾病：休克、晕车、脑出血、失眠、癔症、癫痫、精神病、小儿惊风、神经性头痛、舌骨肌麻痹 ②五官科疾病：咽喉炎、急性扁桃体炎 ③消化系统疾病：胃痉挛、黄疸 ④泌尿生殖系统疾病：遗尿、尿潴留 ⑤运动系统疾病：足底痛、下肢肌痉挛 ⑥其他：子宫下垂、支气管炎、心肌炎、风疹等
【注意事项】	①对本穴施以点按时要注意节奏快慢和谐，用力大小适度 ②本穴的每次施治时间一般为3～5分钟，每天2～3次

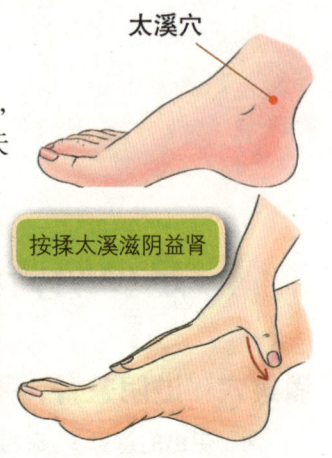

太溪穴

太溪穴：滋阴益肾，壮阳强腰

太溪是肾经上的原穴，也就是肾经的元气大会之处，是人体当中元气旺盛，无与伦比的穴位。肾是我们的后天之本，中医说肾阴和肾阳是生长发育的根本，五脏六腑皆根植于肾，肾一旦出现问题，人体就会百病丛生。太溪，作为肾经的原穴，太溪穴是人体一大功臣，肾经的经水从涌泉当中出来，进入然谷的川谷中，流注于太溪，再滋养五脏六腑，提供其所需的营养。

> 按揉太溪，将四指放在脚背上，大拇指弯曲，从上往下刮按左右脚上的穴位，每天早晚各按1～3分钟

按揉太溪滋阴益肾

太溪穴	
【穴位位置】	太溪穴在足内侧，内踝后方，当内踝尖与跟腱之间的凹陷处。取法：正坐或仰卧，在足内踝与跟腱之间的凹陷处取穴
【保健功效】	①泌尿生殖系统疾病：肾炎、膀胱炎、遗精、遗尿 ②呼吸系统疾病：肺气肿、支气管炎、哮喘 ③五官科疾病：慢性喉炎、口腔炎、耳鸣 ④运动系统疾病：下肢瘫痪、足跟痛、腰肌劳损 ⑤其他：心内膜炎、神经衰弱、乳腺炎、膈肌痉挛
【注意事项】	①按摩本穴时，注意力要集中，揉的时候要用力柔和，但要沉稳，不能轻浮，应有渗透力 ②每次施治时间为3～5分钟，每天2～3次

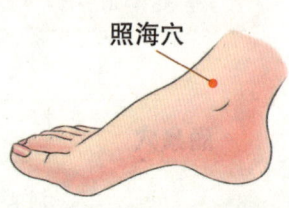

照海穴

照海穴：滋阴清热，调经止痛

照海穴也是肾经在脚上的穴位，肾为阴，运行于内；膀胱为阳，运行于外。用肾经上的穴位与膀胱经上的穴位配合治疗疾病，比只用单一穴位要好得多。

照海穴	
【穴位位置】	照海穴在足内侧，内踝尖下方凹陷处。取法：正坐垂足或仰卧，在内踝正下缘之凹陷处取穴
【保健功效】	①五官科疾病：急性扁桃体炎、慢性咽喉炎 ②神经系统疾病：神经衰弱、癔症、癫痫、失眠 ③妇产科疾病：子宫脱垂、月经不调 ④其他：便秘
【注意事项】	①施以点穴时，要注意节奏的快慢要均匀，用力要适度 ②每天施治2～3次，每次2～3分钟即可

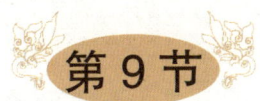

第9节

手厥阴心包经：保护心主的安心大脉

内关穴：宁心安神，理气镇痛

内关穴位于心包经上。心包是替心脏行使职权的，是心脏的保护伞，能用内关穴治疗的疾病也是和心脏有关系的。所以，内关穴算得上心脏的关口，可以用来解决心脏病、心绞痛等心脏问题。

内关穴

用一只手使劲地掐按另一侧手腕上的内关。也可以用硬币，因为内关在两条筋的中间，掐按不好使劲。拿硬币在中间进行滚动按摩，刺激效果非常好

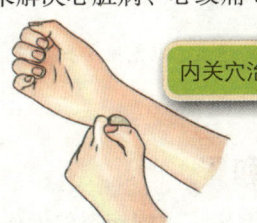

内关穴治疗晕车晕船

此穴还可以用灸法：艾炷灸或温针灸 5 ~ 7 壮，艾条温灸 10 ~ 20 分钟

内关穴	
【穴位位置】	内关穴在前臂掌侧，当曲泽与大陵的连线上，腕横纹上2寸，掌长肌腱与桡侧腕屈肌腱之间。取法：伸臂仰掌，在腕横纹上2寸，掌长肌腱与桡侧腕屈肌腱之间取穴
【保健功效】	①循环系统疾病：风湿性心脏病、心绞痛、心肌炎、心动过速、心动过缓、心律不齐、血管闭阻性脉管炎、无脉症、高血压 ②消化系统疾病：胃炎、胃痉挛、肠炎、痢疾、急性胆道疾患 ③神经系统疾病：癫痫、癔症、失眠、血管性头痛、多发性神经炎、脑血管病后遗症以及手术疼痛、膈肌痉挛、休克 ④其他：甲状腺功能亢进、哮喘、疟疾 ⑤为针麻、镇痛常用穴之一
【注意事项】	①对本穴的按揉对调节心律失常有很好的效果，按揉时用力不需太大，每次2分钟左右，有酸胀感即可 ②用拇指对本穴位进行一压一放的按摩，还可以起到止嗝的作用

劳宫穴：清心泄热，安定心神

劳宫，属于心包经经脉的穴位，在人体的掌心。劳宫穴最大的作用就是安定心神。我们经常有这样的感受：在进行面试或者考试时，总会紧张得手心出汗。很多人的应对方法就是多做几个深呼吸，让心平静下来，但也有些人是越呼吸越紧张。这时

候，最好的办法就是刺激劳宫穴。用双手互相在对侧按摩，用力掐按 3 ~ 5 分钟，就可以让心情放松下来。此穴还可以用灸法：艾炷灸 3 ~ 5 壮，艾条灸 5 ~ 10 分钟。

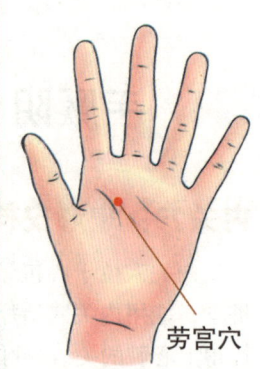

劳宫穴

劳宫穴	
【穴位位置】	劳宫穴在手掌心，当第二、三掌骨之间偏于第三掌骨，握拳屈指时中指尖处。取法：屈指握掌，在掌心横纹中，第三掌骨的桡侧，屈指握拳时，中指指尖所点处取穴
【保健功效】	①神经系统疾病：脑血管意外、昏迷、中暑、癔症、精神病、小儿惊厥、吞咽困难 ②消化系统疾病：黄疸、食欲不振 ③五官科疾病：口腔炎、齿龈炎 ④其他：手癣、手指麻木、高血压等
【注意事项】	①对本穴的按摩时间，一般为 3 ~ 5 分钟，每天 2 ~ 3 次 ②对儿童要用力适度，以免挫伤手指

大陵穴：清心安神，宽胸和胃

　　大陵穴最大的作用就是治疗癫痫。当癫痫突然发作的时候，赶紧刺激我们手腕上的大陵穴，用力掐按，能够很好地抑制病情的发作。控制病情后，再去医院进行进一步的治疗。当我们突然感觉身体不适，身体有抽搐现象的时候，我们就要按压刺激大陵穴来防止病情的复发。此穴还可以用灸法：艾炷灸或温针灸 3 ~ 5 壮，艾条灸 10 ~ 20 分钟。

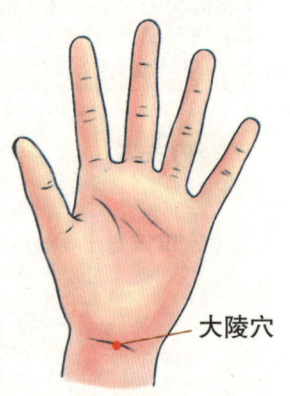

大陵穴

大陵穴	
【穴位位置】	大陵穴在腕掌横纹的中点处，当掌长肌腱与桡侧腕屈肌腱之间。取法：伸臂仰掌，在腕横纹正中，掌长肌腱与桡侧腕屈肌腱之间取穴
【保健功效】	①循环系统疾病：心肌炎、心内外膜炎、心动过速 ②神经系统疾病：神经衰弱、失眠、癫痫、精神分裂症、肋间神经痛 ③消化系统疾病：胃炎、胃出血 ④运动系统疾病：腕关节及周围软组织疾患，足跟痛 ⑤其他：咽炎、腋淋巴结炎、疥癣等
【注意事项】	①对本穴的按摩时间不可太长，应为 2 分钟左右，有酸痛之感就可以了 ②对于失眠者，睡前按揉本穴可起到放松作用 ③对患有"鸡爪风"的患者，发作时用力点压本穴，痉挛立解

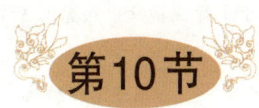

第10节

手少阳三焦经：环绕耳周的视听大脉

阳池穴：通调三焦，益阴增液

阳，指天部阳气；池，指屯物之器。"阳池"的意思是指三焦经气血在这个穴位处吸热后，化为阳热之气。阳池最大的作用是保护我们的关节。比如我们工作敲键盘累了，写字写得手累了，都可以放下手中的工作，轻轻地按揉阳池穴来缓解疲劳。

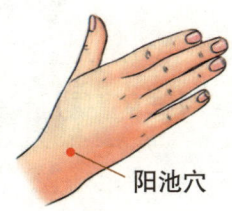

阳池穴

先将大拇指，以指尖垂直揉按手腕横纹中点穴位处，有酸、痛的感觉。每天早晚各 1 次，每次左右各按揉 1 ~ 3 分钟。

此穴位还可以用灸法：艾炷灸或温针灸 3~5 壮，艾条灸 5~10 分钟。不宜瘢痕灸。

阳池穴	
【穴位位置】	阳池穴在腕背部横纹中，指伸肌腱的尺侧凹陷处。取法：俯掌，于第三、四掌骨间直上与腕横纹交点处凹陷中取穴；或于腕关节背部指总伸肌腱和小指固有伸肌腱之间处取穴
【保健功效】	①五官科疾病：耳聋、目红肿痛、喉痹 ②运动系统疾病：手腕部损伤、前臂及肘部疼痛、颈肩部疼痛 ③其他疾病：流行性感冒、风湿病、糖尿病等
【注意事项】	①按摩时，按揉的力度要适中，揉时要轻柔和缓，但不可浮而无力 ②本穴施治时间一般为 3 ~ 5 分钟，每天 2 ~ 3 次

支沟穴：清利三焦，通腑降逆

"支沟"的意思是指三焦经气血在这个穴位吸热扩散。支沟是治疗便秘的好穴位，是三焦经上的火穴，可以宣泄火气，防止肠道干燥形成便秘。支沟穴在手上，很方便按揉。当有便秘现象的时候，我们可以将中指指尖垂直下压，揉按穴位，就会有酸痛的感觉。每天早晚各揉按 1 次。坚持下去就能促进脾胃的运化，也能够保证三焦的气血运行更顺畅。此穴位还可以用灸法：艾炷灸或温针灸 3 ~ 5 壮，艾条灸 10 ~ 20 分钟。

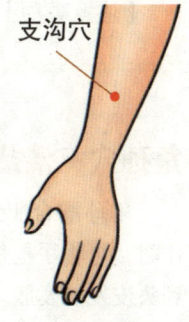

支沟穴

支沟穴	
【穴位位置】	手背腕横纹上3寸，尺骨与桡骨之间，阳池穴与肘尖的连线上。取法：伸臂俯掌，于手背腕横纹中点直上3寸，尺骨与桡骨之间，与间使穴相对取穴
【保健功效】	①针麻常用穴之一。多用于治疗胁痛、习惯性便秘等 ②头面五官疾病：暴喑、咽肿、耳聋耳鸣、目赤目痛 ③消化系统疾病：习惯性便秘、呕吐泄泻 ④妇科疾病：经闭、产后血晕不省人事、产后乳汁分泌不足 ⑤运动系统疾病：上肢麻痹瘫痪、肩背部软组织损伤、急性腰扭伤 ⑥其他疾病：肋间神经痛、胸膜炎、肺炎、心绞痛、心肌炎、急性舌骨肌麻痹
【注意事项】	①对此穴的按摩手法不宜过重 ②对本穴的施治时间为2～3分钟，每天3～5次

丝竹空穴：清头明目，祛除鱼尾纹

丝竹空穴，在眉梢处，能够治疗眼部疾病。丝竹空穴还有一个令女人们欢喜的作用，就是祛除鱼尾纹。女人都怕老，而鱼尾纹正是泄露年龄的一个罪魁祸首。为了防止鱼尾纹爬上眉头，我们每天可以试着揉按丝竹空穴。我们可以用大拇指从眉头沿着眉毛一直按揉到眉梢，然后顺势按揉到太阳穴入发际的位置。这样做还可以明目，舒缓紧张。

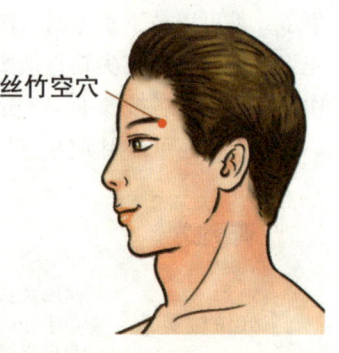

丝竹空穴

丝竹空穴	
【穴位位置】	丝竹空穴在面部，当眉梢凹陷处。取法：正坐或侧伏，于额骨颧突外缘，眉梢外侧凹陷处取穴
【保健功效】	①头面五官科疾病：头痛眩晕、眼结膜炎、电光性眼炎、视神经萎缩、角膜白斑、面神经麻痹 ②其他疾病：小儿惊风
【注意事项】	①对本穴的按摩不宜用力过大，以免伤到眼睛。按揉时可以涂点保湿类的眼霜 ②本穴的按摩时间不宜过长，每次2～3分钟，每天2～3次

角孙穴：清热消肿，散风止痛

角孙配合胆经的率谷穴能很好地治疗偏头痛。头痛发作时，可将手抱住头部，然后用大拇指在耳后来回摩擦，直到头皮发热发胀。

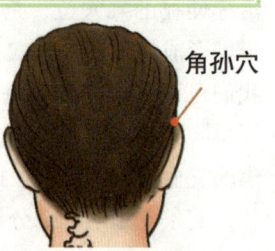

角孙穴

角孙穴	
【穴位位置】	角孙穴在头部，折耳郭向前，当耳尖直上，入发际处。取法：正坐或侧伏，以耳翼向前方折曲，当耳翼尖所指之发际处即为此穴
【保健功效】	①清热消肿，散风止痛 ②头面五官科疾病：腮腺炎、牙龈炎、视神经炎、视网膜出血、眼疾目痛、头痛项强
【注意事项】	①在治疗流行性腮腺炎时，用拇指与示指捏挤该穴，捏挤50次，力度以患者能接受为好 ②以本穴治疗病患，一般每天1～3次，每次2～3分钟即可

中渚穴：清热通络，开窍益聪

中渚的意思是，随三焦经气血扬散的脾土尘埃在此穴中囤积。中渚穴可以治疗因耗散心神导致元气消耗、中气不足而产生的疾病。中气不足的情况下，肾气也会有损耗，肾气不足，很容易引起耳鸣眼花，这时候我们可以通过刺激中渚穴来缓解病况。

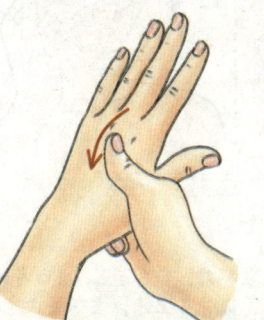

中渚穴

按摩中渚穴缓解耳鸣症状

用另一只手的大拇指从指关节向手背的方向用力推，如果感觉疼痛，可以涂抹一点润肤油，每次推50～100下，就可以很好地缓解耳鸣的症状

此穴位也可以用灸法：艾炷灸或温针灸3～5壮，艾条灸5～10分钟

中渚穴	
【穴位位置】	中渚穴在手背第四、五掌指关节后方凹陷中，液门穴直上1寸处。取法：俯掌，液门穴直上1寸，即第四、五掌指关节后方凹陷中取穴
【保健功效】	①头面部病症：神经性耳聋、聋哑症、头痛头晕、喉头炎、角膜白斑、喉痹 ②运动系统病症：肩背部筋膜炎等劳损性疾病、肋间神经痛、肘腕关节炎等 ③其他病症：疟疾
【注意事项】	①治疗急慢性腰痛时，用力按压本穴，并令患者弯腰时吸气，直腰时呼气，这样治疗效果更好 ②对本穴按摩时，施力要均衡，速度要均匀 ③对儿童施以治疗时，要注意用力轻柔，适度即可 ④治疗的时间，一般为2～3分钟，每天2～3次

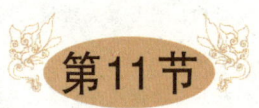

第11节

足少阳胆经：输送气血的固体大脉

上关穴：聪耳镇痉，散风活络

上与下相对，关是关键的意思。位于耳前的上关穴，与太阳穴很相近，这个穴位禁针，所以只能按摩。按揉上关穴对面部疾病有很好的疗效，如三叉神经痛等。

上关穴缓解三叉神经痛

当脸部出现不适的时候，在脸上上下二关穴处涂点润肤霜，然后用示指、中指、无名指三指并列，从外眼角处一只向下按摩（这样按揉 30 ～ 50 次，皮肤会微微灼烫发胀），然后找准上、下二关穴位点按 20 次，对缓解三叉神经痛有很好的疗效

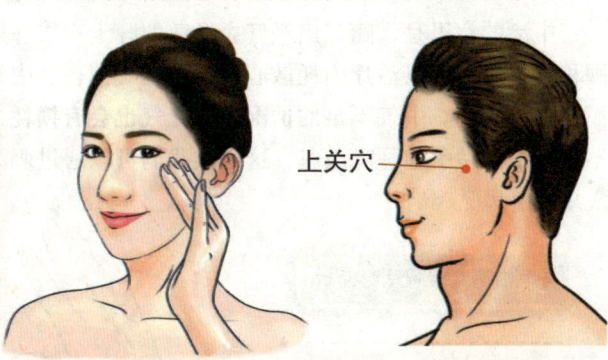

上关穴

上关穴	
【穴位位置】	上关穴在耳前，下关直上，当颧弓的上缘凹陷处。取法：正坐仰靠或侧伏，在耳前，颧骨弓上缘，当下关穴直上方取穴
【保健功效】	①五官科疾病：耳鸣、耳聋、中耳炎、牙痛、下颌关节炎、颞颌关节功能紊乱 ②神经系统疾病：面神经麻痹、面肌痉挛、偏头痛、眩晕
【注意事项】	①对本穴的按摩力度一般要轻柔和缓，但对病情严重者，可以适当加大刺激 ②每天对其按摩 3 ～ 5 次，每次 2 ～ 3 分钟

肩井穴：祛风清热，活络消肿

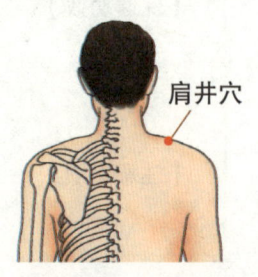

肩井穴

肩井穴对于治疗肩膀的酸痛有很好的效果。颈肩不舒服的时候用中指的指腹向下按揉，有酸麻、胀痛的感觉。左右两穴，每天早晚各按揉 1 次，每次按揉 1 ～ 3 分钟。

此穴还可以用灸法：艾炷灸 3 ～ 5 壮，艾条灸 10 ～ 20 分钟。

肩井穴	
【穴位位置】	肩井穴在肩上，前直乳中，当大椎穴与肩峰端连线的中点上。取法：取正坐位，在肩上，当大椎穴（督脉）与肩峰连线的中点取穴
【保健功效】	①循环系统疾病：高血压、脑卒中 ②神经系统疾病：神经衰弱、副神经麻痹 ③妇产科疾病：乳腺炎、功能性子宫出血 ④运动系统疾病：落枕、颈项肌痉挛、肩背痛、中风后遗症、小儿麻痹后遗症
【注意事项】	①本穴施治完毕后，对肩部的肌肉做一些轻柔的推拿，以达到放松的效果 ②对本穴的施治时间一般为 3～4 分钟，每天 3 次左右

阳陵泉穴：疏肝利胆，强健腰膝

阳陵泉是我们身体上一个很重要的穴位。第一，它是胆经的合穴。合穴就是气血汇集的地方，气血很足，刺激它治病强身的效果会很好。第二，它是八会穴中的筋会，所有的筋汇集到这里。所以，和筋有关的疾病都可以用此穴位来治疗。

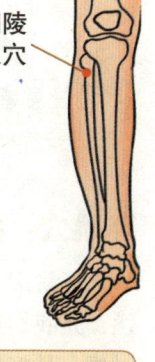

阳陵泉穴

阳陵泉还有一个特殊的地方，就是可以治疗胆结石。造成胆结石发病的因素有很多，有两个最大的原因就是饮食和情绪。当肝脾和胆疼痛的时候我们可以按摩阳陵泉，配合阴陵泉一起按摩会起到更好的效果。

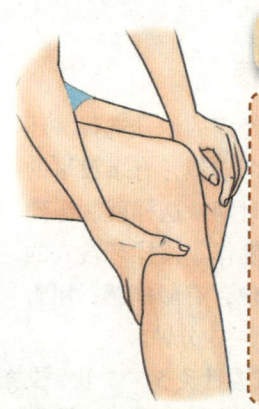

阳陵泉治疗胆结石

按揉时我们将大拇指弯曲，用指腹垂直揉按穴位，有酸、胀、痛的感觉。先左后右，两侧穴位每次各揉 1～3 分钟。在穴位上，阳陵泉在外，阴陵泉在内，一起刺激这两个穴位，使其内外迎合，使人体达到最平衡的状态

此穴位还可以用灸法：艾炷灸或温针灸 5～7 壮，艾条灸 10～20 分钟

阳陵泉穴	
【穴位位置】	阳陵泉穴在小腿外侧，当腓骨头前下方凹陷处。正坐屈膝垂足，在腓骨小头前下方凹陷处取穴
【保健功效】	①运动系统疾病：膝关节炎及周围软组织疾病，下肢瘫痪、踝扭伤、肩周炎、落枕、腰扭伤、臀部肌肉注射后疼痛 ②消化系统疾病：肝炎、胆绞痛、胆道蛔虫症、习惯性便秘 ③其他：高血压病、肋间神经痛
【注意事项】	①采用拳击法时，以拳面、拳背、拳底有弹性地击打 ②对本穴的施治时间一般为 3～5 分钟，每天 3～4 次

足临泣穴：疏肝熄风，化痰消肿

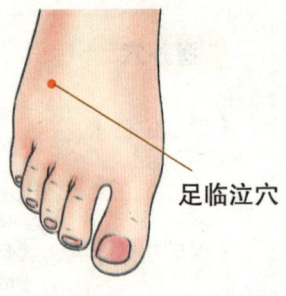

足临泣穴

足临泣穴最大的作用就是疏通气血，防止瘀滞。另外一个很好的作用，就是回乳。很多新妈妈，在哺乳期的时候会出现乳汁不通的现象，而且乳房会胀痛，这个时候我们就可以按摩足临泣穴。用大拇指的指腹按揉穴位，有酸、胀、痛的感觉。先左后右，两侧穴位每次按揉 1 ~ 3 分钟。

这个穴位还可以用灸法：艾炷灸或温针灸 3 ~ 5 壮，艾条灸 5 ~ 10 分钟。

足临泣穴	
【穴位位置】	足临泣穴在足背外侧，当足四趾本节（第四跖趾结节）的后方，小趾伸肌腱的外侧凹陷处。取法：正坐垂足或仰卧位，在第四、五跖骨结合部的前方凹陷中取穴，穴当小趾伸肌腱的外侧
【保健功效】	①神经系统疾病：头痛、眩晕 ②用于治疗月经不调、胎位不正、乳腺炎、回乳 ③其他：中风瘫痪、足跟痛、间歇热、呼吸困难
【注意事项】	①对本穴施以点按法时要注意节奏快慢和谐，用力大小适度 ②本穴的每次施治时间一般为 3 ~ 5 分钟，每天 2 ~ 3 次

环跳穴：祛风化湿，强健腰膝

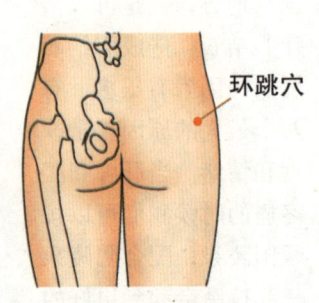

环跳穴

环跳配合秩边穴是治疗坐骨神经痛的绝佳选择。环跳，是我们运动时经常牵扯到的一个穴位，有事没事的时候，最好能多走走，减少坐着的时间，这样就刺激到环跳穴，可以缓解疼痛，防止疾病发作。按揉环跳穴的时候用大拇指的指腹稍用力按摩穴位，有酸痛感，用力按压时下肢还有酸麻感，每次按揉 3 ~ 5 分钟。

此穴位还可以用灸法：艾炷灸或温针灸 5 ~ 7 壮，艾条灸 10 ~ 20 分钟。

环跳穴	
【穴位位置】	环跳穴在股外侧部，侧卧屈股，当股骨大转子最凸点与骶骨裂孔的连线的外1/3与中1/3交点处。取侧卧屈股位，在股骨大转子最高点与骶骨裂孔的连线上，外1/3与中1/3的交点处取穴
【保健功效】	①运动系统疾病：坐骨神经痛、下肢麻痹、脑血管病后遗症、腰腿痛、髋关节及周围软组织疾病，脚气 ②其他：感冒、神经衰弱、风疹、湿疹
【注意事项】	①对本穴按摩时可以适当加力，以便使力道渗透，起到好的治疗效果 ②对本穴的施治时间为 3 ~ 5 分钟，每天 2 ~ 3 次

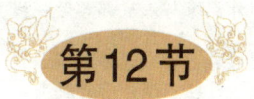

第12节

足厥阴肝经：调养情志的修身大脉

章门穴：疏肝健脾，理气散结

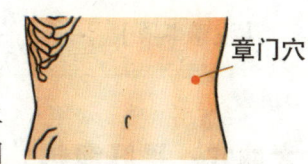

章门穴

章，通"障"，门是守护、出入的地方，刺激章门穴，就好像打开四围的屏障，所以称为章门。章门穴是肝经上的大穴，对治疗肝脏疾病有着特殊的功效。它最大的作用就是祛除黄疸，强化肝脏功能。黄疸病是一种常见的疾病，表现为目黄、脸黄、尿黄、身黄等现象。如果出现了此种病症，我们可以按揉章门穴来缓解病情。平时空闲的时候可以多刺激章门穴，不只是为了治疗疾病，还可以起到保护肝脏的作用。

此穴位还可以用灸法：艾炷灸 5 ~ 9 壮，艾条灸 10 ~ 20 分钟。

章门穴	
【穴位位置】	章门穴在侧腹部，在十一肋游离端的下方处。取法：仰卧位或侧卧位，在腋中线上，合腋屈肘时，在肘尖止处即是该穴
【保健功效】	①消化系统疾病：消化不良、腹痛腹胀、肠炎泄泻、肝炎黄疸、肝大、脾大、小儿疳积 ②其他疾病：高血压、胸胁痛、腹膜炎、烦热气短、胸闷肢倦、腰脊酸痛
【注意事项】	①手法宜轻柔，千万不可过度用力，对儿童尤应注意 ②每次施治的时间为 3 ~ 5 分钟，每日 2 ~ 3 次

大敦穴：回阳救逆，调经通淋

大敦穴，是肝经上的第一个穴位。大敦穴，性情敦厚，担负着调和周围穴位的重担。它也是肝经上的井穴，就是经气汇聚的地方。

当我们闷气、心情不畅的时候，用大拇指指腹揉按此穴位，有酸、胀、痛的感觉。每次左右揉按 3 ~ 5 分钟，先左后右。

此穴位还可以用灸法：艾炷灸 3 ~ 5 壮，艾条灸 5 ~ 10 分钟。

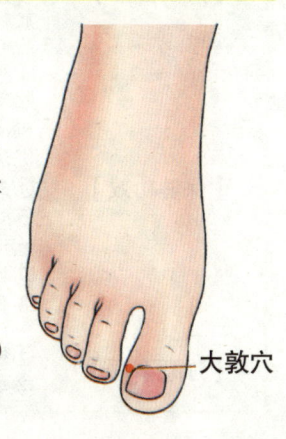

大敦穴

大敦穴	
【穴位位置】	大敦穴在足大趾末节外侧，距趾甲角0.1寸。取法：正坐伸足或仰卧，从踇趾趾甲外侧缘与基底部各做一线，于交点处取穴
【保健功效】	①生殖系统疾病：疝气、少腹痛、睾丸炎、阴茎痛、精索神经痛、功能性子宫出血、月经不调、子宫脱垂 ②神经系统疾病：脑血后遗症、癫痫嗜睡 ③消化系统疾病：胃脘痛、便秘 ④心血管疾病：心绞痛、冠心病 ⑤其他疾病：糖尿病
【注意事项】	①按摩时用力要适中，节奏要和谐 ②每日2～3次，每次施治时间3～5分钟即可

太冲穴：平肝泄热，疏肝养血

　　太冲是肝经上用得最多的一个穴位，可以说是个明星穴位。太，大的意思；冲，冲射之状。"太冲"的意思是指肝经的水湿风气在此穴位向上元行。太冲有很多的作用，可以调节情绪，降低血压。高血压，已成为现在人们最头疼的问题，高血压是肝的问题，是由于肝阳上亢而出现的血压增高。而太冲配合大墩穴就可以引血下行，阻止血压升高。太冲穴位于我们的脚部，所以以每次泡完脚后，顺势掐揉3～5分钟，效果非常的好。

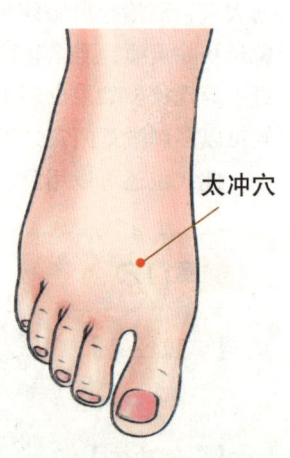

太冲穴

　　此穴位还可以用灸法：艾炷灸或温针灸3～5壮，艾条灸10～20分钟。

太冲穴	
【穴位位置】	太冲穴在足背侧，当第一跖骨间隙的后方凹陷处。取法：正坐垂足或仰卧位，于足背第一、二跖骨之间，跖骨底结合部前方凹陷处，当拇长伸肌腱外缘处取穴
【保健功效】	①神经系统疾病：高血压、头痛头晕、失眠多梦 ②泌尿生殖系统疾病：月经不调、功能性子宫出血、子宫收缩不全、遗尿、癃闭、淋病、阴缩、泌尿系统感染 ③消化系统疾病：腹痛腹胀、咳逆纳差、大便困难或溏泻 ④五官科疾病：目赤肿痛、咽插喉痹 ⑤心血管系统疾病：心绞痛、胸胁胀痛 ⑥外科疾病：疝气、乳痈、肠炎、颈淋巴结核 ⑦其他疾病：肝炎、血小板减少症、四肢关节疼痛、肋间神经痛、下肢痉挛、各种昏迷
【注意事项】	①按揉时，要力道沉稳，用力适度 ②每日2～3次，每次施治时间5分钟左右即可

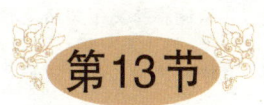

第13节

督脉：监督健康的升阳大脉

长强穴：解痉止痛，调畅通淋

长，是长大，旺盛的意思；强，就是强壮、充实。所以，长强穴的意思就是气血很强盛。长强穴对中气下陷证如脱肛、痔疮、便秘等有很好的治疗效果。

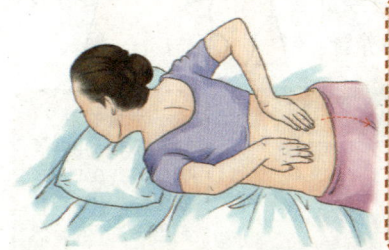

如果有此类病症发作，我们可以俯卧在床上，晚上睡前将双手搓热，然后趁热顺着腰椎尾往下搓，搓100下，让长强穴发热为好。我们经常刺激长强穴，就相当于将手上的力量都加诸长强穴上，助长强一臂之力

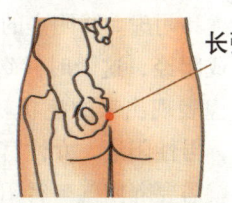

长强穴

痔疮便秘找长强

长强穴	
【穴位位置】	长强穴在尾骨端下，当尾骨端与肛门连线的中点处。取法：取跪伏或胸膝位，于尾骨尖与肛门连线之中点取穴
【保健功效】	痔疾、便血、泄泻、大小便难、阴部湿痒、尾骶骨疼痛、癫痫、癔症、腰神经痛
【注意事项】	①按揉时力度要轻柔缓和，以免伤到肾脏器官 ②此穴不能使用灸法 ③每日2～3次，每天施治时间3～5分钟即可

灵台穴：清热化湿，止咳定喘

灵台穴位于背部，紧靠着心俞和神道。灵台穴最大的作用就是修身养性，专治神志病。当我们忧郁，经常想哭，或者脾气很大，总想发火，或是没什么事情，却莫名其妙睡不着觉的时候，都不妨按摩下灵台穴。方法也很简单，我们买个按摩锤，没事儿的时候在督脉的灵台穴轻轻地敲打。只要坚持下去，心理和身体的"小尘埃"都会被我们敲走的。

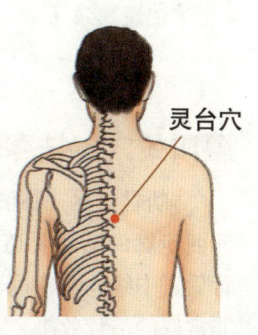

灵台穴

灵台穴	
【穴位位置】	灵台穴在背部，当后正中线上，第六胸椎棘突下凹陷中。取法：俯伏或俯卧，于后正中线，第六胸椎棘突下凹陷处取穴
【保健功效】	气喘、咳嗽、背痛、项强、疔疮、肺炎、支气管炎、蜂窝织炎、疟疾
【注意事项】	①按揉力度要适中，速度缓慢、均匀 ②每日2～3次，每天施治时间3～5分钟即可

命门穴：补肾壮阳，提升阳气

位于两肾之间的命门穴可以称得上是我们生命出入的地方。命门穴有一个很好的作用就是治疗肾阳虚。肾虚分为阳虚和阴虚。肾阴虚的男性会出现遗精，女性会月经量骤减或闭经，这个时候吃点六味地黄丸就可以滋阴养肾。肾阳虚表现出来的症状就是腰膝酸软、水肿，男性阳痿，女性宫寒不孕，这个时候就需要养阳气。肾阳虚者千万不可服用六味地黄丸类的补药。这个时候我们可以艾灸命门穴。如果觉得艾灸太费事，可以将双手搓热，用掌心去按摩命门穴，用手掌里的劳宫穴的温度来温暖命门穴，可添加命门之火，壮大火力。

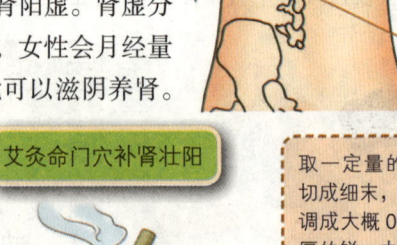

命门穴

艾灸命门穴补肾壮阳

取一定量的附子，切成细末，用黄酒调成大概0.4厘米厚的饼，中间用针刺出一些小孔，然后放在穴位上，用艾柱来灸3～5分钟，每个月一次就够了

命门穴	
【穴位位置】	命门穴在腰部，当后正中线上，第二腰椎棘突下凹陷中。取法：俯卧，于后正中线，第二腰椎棘突下凹陷中取穴
【保健功效】	虚损腰痛、遗尿、泄泻、遗精、阳痿、早泄、赤白带下、月经不调、胎屡坠、汗不出、寒热疟、小儿发痫、胃下垂、前列腺炎、肾功能低下
【注意事项】	①按揉时力度要轻柔缓和，以免伤到肾脏器官 ②每日2～3次，每天施治时间3～5分钟即可

腰阳关穴：祛寒除湿，舒筋活络

"劝君更尽一杯酒，西出阳关无故人。"阳关就是玉门关，是河西走廊的咽喉要道。腰阳关就是阳气通行的关隘，位于腰部，背后正中线，是专门治疗腰部疾病的穴位，尤其对坐骨神经痛有非常好的治疗效果。

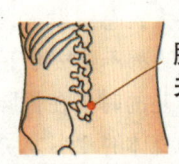

腰阳关穴

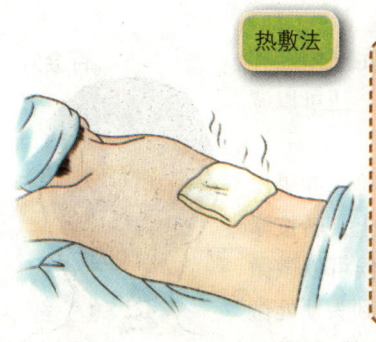

热敷法

出现腰部疼痛的时候，可以趴着，用热毛巾或者热水袋，在腰阳关的位置热敷，保持这部位的热度，每次热敷20分钟到半小时

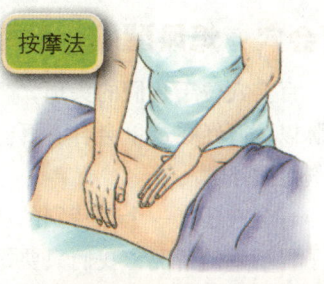

按摩法

按摩刺激腰阳关穴，每次按揉100次左右，就可以很好地改善疼痛的症状

腰阳关穴	
【穴位位置】	腰阳关穴在腰部，当后正中线上，第四腰椎棘突下凹陷中。取法：俯卧，于后正中线，第四腰椎棘突下凹陷中取穴，约与髂嵴相平
【保健功效】	腰骶疼痛、下肢萎痹、月经不调、赤白带下、遗精、阳痿、便血、腰骶神经痛、坐骨神经痛、类风湿病、小儿麻痹、盆腔炎
【注意事项】	①手法宜轻柔，千万不可过度用力，对儿童尤应注意 ②每次施治的时间为 3～5 分钟，每日 2～3 次

至阳穴：利胆退黄，宽胸利膈

　　至阳穴是后背上督脉阳气最盛的地方，所以这个穴位能治很多疾病。至阳穴不仅可以养肝护肝，还可以调养身心，缓解心慌、胸闷、心律不齐。如果感到心慌气短，把手弯到后背，用示指和中指合力按揉，力度可以加大一点，给至阳多加一点动力，心慌的问题不久就可以解决。至阳穴其实就是这样一个坚定我们信心和正气的穴位，当我们六神无主的时候，不妨坐下来按揉下至阳穴。

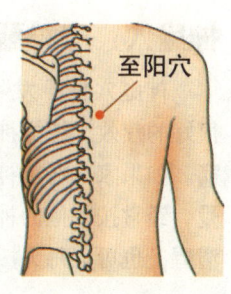

至阳穴

至阳穴	
【穴位位置】	至阳穴在背部，当后正中线上，第七胸椎棘突下凹陷中。取法：俯伏或俯卧，于后正中线，第七胸椎棘突下凹陷处取穴。约与肩胛骨下角相平
【保健功效】	胸胁胀痛、脊强、腰背疼痛、黄疸、胆囊炎、胆道蛔虫症、胃肠炎、肋间神经痛
【注意事项】	①按揉力度要适中，速度缓慢、均匀 ②每日 2～3 次，每天施治时间 3～5 分钟即可

百会穴：熄风醒脑，升阳固脱

百会穴位于我们的头顶，高高在上，人体的手足三阳经和督脉以及肝经在这里会合。百会可以调理脑部疾病，还可以调理气血循环。

百会穴还有一个很特别的作用，就是治疗胃下垂。如果出现了胃下垂的情况，我们只要每天用手指在百会穴上旋转按摩30～50下，就可以很好地提升胃气。在按摩的时候可以微微闭上眼睛，慢慢感觉，随着按摩的时间加长，会感到头顶处微微发胀。按摩结束之后，睁开眼睛，会感到眼睛明亮舒适许多。

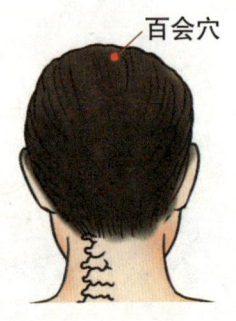

百会穴

百会穴	
【穴位位置】	百会穴在头部，当前发际正中直上5寸，或两耳尖连线的中点处。取法：正坐或俯伏，在后发际中点上7寸；或与两耳尖连线的交点处取穴
【保健功效】	①眩晕、健忘、头痛、头胀、脱肛、角弓反张、泄泻、阴挺、喘息 ②虚损、癫狂、痛症、癔症 ③高血压、神经性头痛、美尼尔综合征、老年性痴呆、内脏下垂、精神分裂症、脑供血不足、休克、中风后偏瘫或不语
【注意事项】	①对本穴按揉时可以适度用力，柔中带刚、沉稳深透 ②对本穴的按揉时间为2～3分钟，每日3～5次

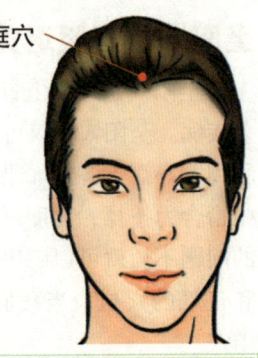

神庭穴

神庭穴：宁神醒脑，降逆平喘

神庭穴位于发际正中，对调理神智方面的疾病有很好的疗效。按揉神庭穴，可以减少痛风患者的肢体疼痛。如果家人在精神和情绪上不稳定，可以对其给予关爱，经常按摩他的神庭穴来调理。如果感觉自己头脑不清醒，也可以每天按摩此穴50～100下。

神庭穴	
【穴位位置】	神庭穴在头部，当前发际正中直上0.5寸。取法：正坐或仰靠，在头部中线入前发际0.5寸处取穴
【保健功效】	头晕目眩、鼻渊、鼻衄、流泪、目赤肿痛、目翳、雀目、吐舌、角弓反张、癫狂、痛症、惊悸、失眠、泪囊炎、结膜炎、鼻炎、神经官能症、记忆力减退、精神分裂症
【注意事项】	①对本穴按揉时可以适度用力，柔中带刚、沉稳深透 ②对本穴的按揉时间为2～3分钟，每日3～5次

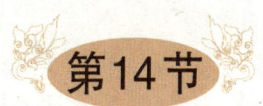

第14节

任脉：掌管生殖的妊养大脉

关元穴：培补元气，导赤通淋

关元穴也就是我们所说的丹田，是人体真气、元气生发的地方。关元穴可以提升肾气，助长人体内的阳气。对关元穴最好的刺激方法就是艾灸，如果艾灸不方便，还可以用按摩手法。在按摩的时候，一定要让手指温热了，不要用冷冰冰的手去刺激腹部的皮肤。尤其是女性，一定要注意腹部的保暖。但是，由于关元和子宫等靠得很近，未婚未育的女性不能乱灸关元穴，以防造成不孕。

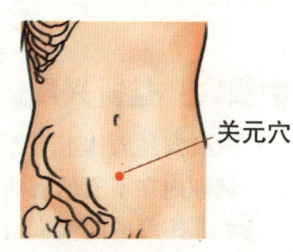

关元穴

关元穴	
【穴位位置】	关元穴在下腹部，前正中线上，当脐下3寸。取法：在脐下3寸，腹中线上，仰卧取穴
【保健功效】	①少腹疼痛、霍乱吐泻、疝气、遗精、阳痿、早泄 ②白浊、尿闭、尿频、黄白带下、痛经 ③中风脱症、虚痨冷惫、羸瘦无力、眩晕、下消 ④尿道炎、盆腔炎、肠炎、神经衰弱、小儿单纯性消化不良
【注意事项】	①按摩时力度要适中，不要太过用力，以免伤到子宫 ②本穴每天按摩2～3次，每次3分钟左右

气海穴：益气助阳，调经固经

气海穴，位于两肾之间，能保证肾有足够的动力与水相制衡，所以艾灸气海穴是一个很好的保健方法。气海穴的下腹部是女性的子宫，男性的精囊的藏身之处，都是极其重要的部位。中医认为"气

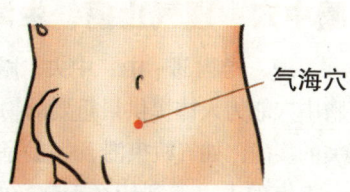

气海穴

海一穴全身暖"，就是强调这个穴位的保健养生作用。刺激气海穴的时候，要求我们要配合呼吸，排空二便，换上宽松的衣服。然后抵住气海，徐徐用力下压，同时深吸一口气，缓缓吐出，六秒钟后，再恢复自然呼吸。

气海穴

【穴位位置】	气海穴在下腹部，前正中线上，当脐中下1.5寸。取法：在脐下1.5寸，腹中线上，仰卧取穴
【保健功效】	①下腹疼痛、大便不通、泻痢不止、癃淋 ②遗尿、阳痿、遗精、滑精、闭经、崩漏、带下、阴挺、中风脱症、脘腹胀满 ③气喘、心下痛、脏器虚惫、真气不足、肌体羸瘦、四肢力弱、奔豚、疝气、失眠、肠炎
【注意事项】	①按摩时力度要适中，以免伤到子宫或者其他内脏器官 ②本穴每天按摩2～3次，每次3分钟左右

中极穴：益肾兴阳，通经止带

中极穴是人体上下左右的中心，轻易动不得。中极穴对于调理内在不通的疾病，如女性月经不畅、痛经等效果非常好。按摩的时候，用拇指顶在中极穴处，顺时针、逆时针各按摩50次。体寒的女性朋友，也可以将掌心搓热，用掌心上的劳宫穴来按揉温暖中极。

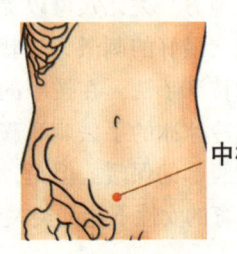

中极穴

中极穴

【穴位位置】	中极穴在下腹部，前正中线上，当脐下4寸。取法：在脐下4寸，腹中线上，仰卧取穴
【保健功效】	①癃闭、带下、阳痿、痛经、产后恶露不下、阴挺、疝气偏坠 ②积聚疼痛、冷气时上冲心；水肿、尸厥恍惚 ③肾炎、膀胱炎、产后子宫神经痛
【注意事项】	①按揉时力度要轻柔缓和，以免伤到肾脏器官 ②每日2～3次，每天施治时间3～5分钟即可 ③禁针，可灸

膻中穴：理气止痛，生津增液

膻，指胸部；中，中央。膻中穴位于两个乳头连线的中点。膻中穴能为人体提供最重要的物质，就是气。所以，但凡与气有关的疾病，如气机瘀滞，气虚等病症都可以找膻中穴来医治。

有的人，遇到什么不顺心的事儿，就气得捶胸顿足，雷霆大发，尤其是那些心脏有问题的人，肯定会难受至极，此时，我们就可以通过按揉膻中穴来缓解心情，提高心肌供血。

年老的人，血管都会有些堵塞，很难像年轻的时候那样顺

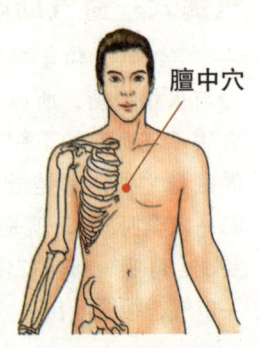

膻中穴

畅。所以，平时作为一种保健措施，经常按摩膻中穴也可以用来保健身体。

膻中穴	
【穴位位置】	膻中穴在胸部，前正中线上，平第四肋间，两乳头连线的中点。取法：在两乳头之间，胸骨中线上，平第四肋间隙，仰卧取穴
【保健功效】	胸闷塞、气短、咳喘、心胸痛、心悸、噎膈、咳唾脓血、产妇乳少、支气管哮喘、支气管炎、食管狭窄、肋间神经痛、心绞痛、乳腺炎
【注意事项】	①按揉时力度要轻柔缓和，尤其是老年人，力度一定要缓和，以患者能接受为宜 ②每次按揉2～3次，每次施治时间3～5分钟即可

天突穴：宣通肺气，消痰止咳

天突穴，位于胸腔最上面的喉头上，相当于肺与天气相通的通道。天突和呼吸密切相关，治疗肺部疾病当然离不开它。

天突穴

热敷法

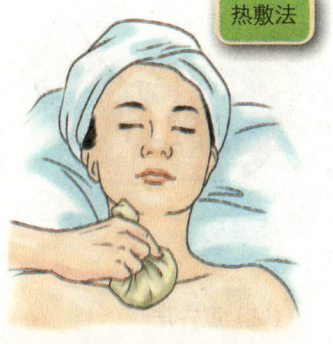

按摩法

天突穴最大的作用就是治疗哮喘。我们在按摩这个穴的时候，可以一边按摩，一边做吞咽的动作。津液可以补充人体的元气，我们一边吞咽一边按摩，既可以补肾，又消除了按摩天突时所出现的不适

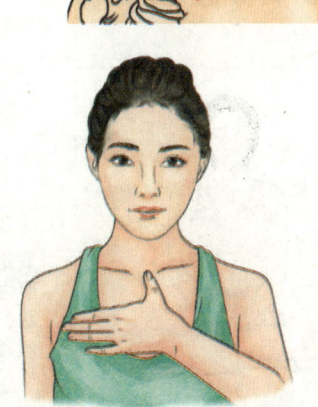

用一个小棉布袋，里面装满黄豆，然后将布袋缝紧，在微波炉里加热2分钟，趁热放在天突穴上，这是一种很简单的民间温灸方法。一边温热，一边滚动黄豆，同时也起到了按摩的作用

天突穴	
【穴位位置】	天突穴在颈部，当前正中线上，胸骨上窝中央。取法：在璇玑穴上1寸，胸骨上窝正中，正坐仰头取穴
【保健功效】	哮喘、咳嗽、暴暗、咽喉肿痛、瘿气、梅核气、咳唾脓血、心与背相控而痛、支气管哮喘、支气管炎、喉炎、扁桃体炎
【注意事项】	①按揉时力度要缓和、适中 ②每天施治时间3～5分钟即可，每日2～3次

会阴穴：人体任脉上的要穴

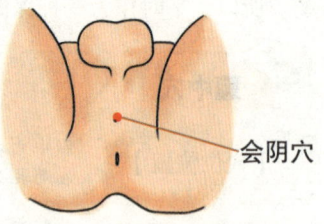

会阴穴是人体任脉上的要穴。它位于人体肛门和生殖器的中间凹陷处。

会阴，顾名思义就是阴经脉气交会之所。此穴与人体头顶的百会穴为一直线，是人体精气神的通道。百会为阳接天气，会阴为阴收地气，二者互相依存，相对相应，统摄着真气在任督二脉上的正常运行，维持体内阴阳气血的平衡。它是人体生命活动的要害部位，也是人体长寿的要穴。

经常按摩会阴穴，能疏通体内脉结，促进阴阳气的交接与循环，对调节生理和生殖功能有独特的作用，同时还可治疗痔疮、便血、便秘、妇科病、尿频等症。

会阴穴｜会阴穴

会阴穴保健方法

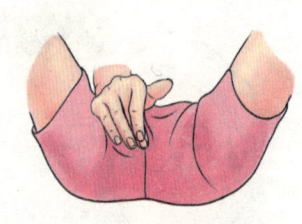

（1）点穴法

睡前半卧半坐，示指搭于中指背上，用中指指端点按会阴 108 下，以感觉酸痛为度

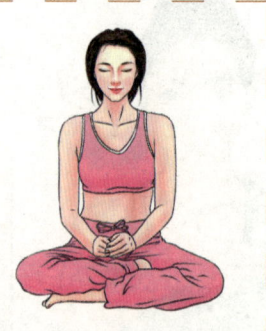

（2）意守法

姿势不限，全身放松，将意念集中于会阴穴，守住会阴约 15 分钟，久之，会阴处即有真气冲动之感，并感觉身体轻飘飘的，舒适无比

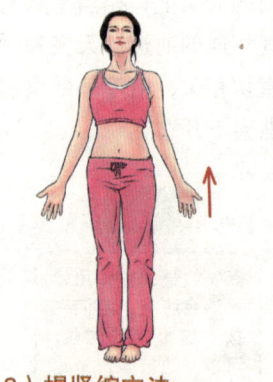

（3）提肾缩穴法

取站式，全身放松，吸气时小腹内收，肛门上提（如忍大便状），会阴随之上提内吸，呼气时腹部隆起，将会阴肛门放松，一呼一吸共做 36 次

会阴穴	
【穴位位置】	仰卧屈膝，在会阴部，男性于阴囊根部与肛门连线的中点。女性于大阴唇后联合与肛门连线的中点。取法：取截石位，于肛门与阴囊根部（女性为大阴唇后联合）连线的中点取穴
【保健功效】	阴痒、阴痛、阴部汗湿、阴门肿痛、小便难、大便秘结、闭经、溺水窒息、产后昏迷不醒、癫狂、阴道炎、睾丸炎、阴囊炎、疝气
【注意事项】	①按揉时力度要缓和、适中 ②每天施治时间 3～5 分钟即可，每日 2～3 次

第三章

经外奇穴

—— 游离于主流之外的人体大药

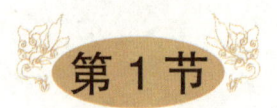

第1节

头部经外奇穴

当阳穴：疏风通络，清头明目

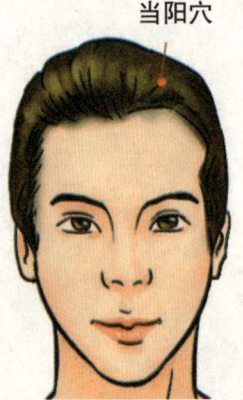

当阳穴

　　当阳穴在头部，属经外奇穴。人的头面部穴位比较丰富，但是都与头部大脑的功能相关，也就是说大脑是人体最重要的一个部分，如果没有让头脑获得足够的休息，长时间过度劳累，例如频繁的夜生活，过度的兴奋，持续的精神亢奋，都会造成对大脑的损伤，逐步导致头晕头疼、失眠健忘，甚至会出现癫痫等更加严重的疾病。其实当大脑出现过度疲劳而产生相应的不适，从中医的角度来说就是人体的阳气发生了混乱，全身的气机都失去了平衡，那通过头部的穴位来调整紊乱的气机，就是最直接有效的方法。

当阳穴	
【穴位位置】	当阳穴位于头部，两侧瞳孔直上的位置，前发际上1寸。取法：取穴时患者取下坐位或仰卧位，目视前方，头保持正中，在发际边缘取穴
【保健功效】	此穴可以疏风通络，清头明目，主治失眠、健忘、癫痫、眩晕等。对于偏、正头痛以及神经性头痛、目赤肿痛、鼻炎也有不错的治疗效果。即使没有出现这些症状，按压当阳穴也会有提神醒脑的作用
【注意事项】	①按揉时力度要缓和、适中 ②每天施治时间3～5分钟即可，每日2～3次

伴星穴：提神醒脑，清头明目

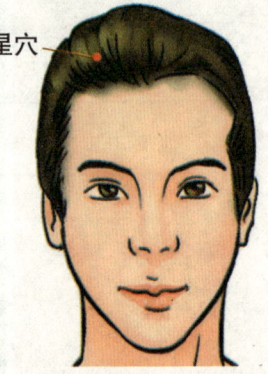

伴星穴

　　伴星穴也是经外奇穴，和当阳穴的位置很近，它们两个就好像是天上的月亮和太阳，各自有着自己的作用。它们虽然都能清头明目，但是又各有侧重。

　　有很多疾病都会被认为与遗传有关，例如癫痫，这类疾病都很难被治愈。还有一些疾病会与大脑的功能密切相关，例如顽固的偏头痛，就有可能是大脑神经系统出现的问题。

这些都是困扰很多人的顽疾，其实无论是与遗传有关，还是神经性的问题，都可以借助头部的穴位进行有效的调节。因为根据中医的辨证，这些都是身体的气血阴阳不平衡导致的，经络和穴位就是解决这些问题的最佳选择。伴星穴就可以通过对气血阴阳的调整，而改善癫痫、偏头痛的症状。

伴星穴	
【穴位位置】	伴星穴在头部，入前发际1寸，正中线旁开3寸处。取法：取穴时取下坐位或仰卧位，目视前方，头保持正中，在发际边缘取穴
【保健功效】	提神醒脑，清头明目，主治：偏头痛、癫痫、眩晕、鼻中息肉。对于神经性头痛、鼻炎也有不错的效果
【注意事项】	①按揉时力度要缓和、适中 ②每天施治时间3～5分钟即可，每日2～3次

目飞穴：提神醒脑，清头明目

目飞穴是经外奇穴，单从名字上看，似乎是治疗眼睛疾病的一个穴位，其实它不仅能治疗眼病，更重要的是它能帮助人们缓解鼻子的各种不适。

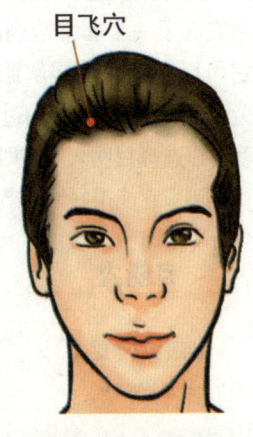
目飞穴

相信大家都经历过鼻子不舒服，伤风感冒引起的鼻塞、反复发作的鼻炎都让人十分痛苦。所以，鼻子也是应该时刻注意的地方，尤其那些患有鼻部疾病的人，更应该在日常生活中就进行调养。但是，鼻炎等疾病确实是非常难治的顽症，还有一些人反复流鼻血，即便没有伤到鼻子，也会莫名其妙地出血，这时候就要选用目飞穴。

在瞳孔直上的目飞穴是治疗鼻部疾病最重要的一个奇穴，经常按摩目飞穴可以有效地缓解鼻子的不适症状，改善呼吸的通畅程度，从而缓解鼻炎的痛苦，当然对于头疼，尤其是前额疼的症状也可以很好地减轻。这个穴位是治疗鼻部疾病的必选穴位，所以即使是自我的调养，找到目飞穴，用手轻轻地按压穴位处，就能感到呼吸顺畅，头清目明。

目飞穴	
【穴位位置】	目飞穴在头部，瞳孔直上入前发际0.2寸。取法：取穴时取下坐位或仰卧位，目视前方，头保持正中，在发际边缘取穴
【保健功效】	提神醒脑，清头明目，主治：鼻出血、额神经痛、心悸、急性鼻炎、泪腺炎。对于神经性头痛也有不错的效果
【注意事项】	①按揉时力度要缓和、适中 ②每天施治时间3～5分钟即可，每日2～3次

目明穴：护目保健，调节眼球

目明穴

现代人普遍用眼过度，先不说近视等情况高发的年轻化，就是日常长时间面对电视以及电脑，也造成了视力的下降，眼睛的劳损。尽管人们都比较注意保护视力，尤其是经常用眼过度的办公室一族，但是除了常规的眼保健操，却又不知道有哪些保护视力的好地方。

目明穴是头部的一个穴位，能够对双眼起很好的保护作用。其实有很多在眼周的穴位都是人们所熟知的，大家都一致认为这些是预防和治疗眼疾的重要穴位，殊不知就在发迹边缘的目明穴也是一个极其重要的穴位，所以古人在发现这个穴位的时候就给它起了一个非常恰当的名字。它可以深层次地缓解眼部的疲劳。如果要预防孩子的过早近视，

按摩目明穴护目保健

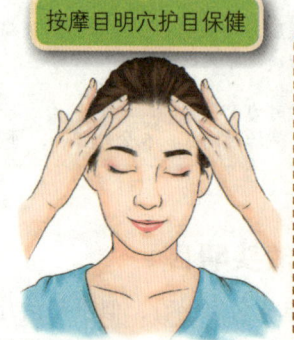

具体方法：端坐于椅子上，两脚分开与肩同宽，大腿与小腿呈90度角，躯干伸直，全身放松，下颌向内微收。全身放松，用两手中指接点目明穴108次，每天早晚各点按1次。按摩的时候不要用力太大，也不能用力太小，关键是要有渗透力，让这个力量能对穴位产生刺激，就可以了

就可以选择目明穴。在既出现眼花又出现头晕健忘等症状的情形之下，也可以选择目明穴进行施治，它能很好地调节视神经，防止因衰老等情况出现的视力下降。

目明穴	
【穴位位置】	目明穴在头面部，瞳孔直上，前发际边缘处。取法：取下坐位或仰卧位，目视前方，在发际边缘取穴
【保健功效】	①眼球充血、视力减退、泪腺炎等眼部疾病 ②头痛、眩晕、失眠、健忘、癫痫、精神病、脑血管病后遗症、大脑发育不全等
【注意事项】	①按揉时力度要缓和、适中 ②每天施治时间3～5分钟即可，每日2～3次

安眠穴：镇静安神，平肝潜阳

安眠穴是经外奇穴，从字面上看，大家很容易就知道了它的功用和主治。这个穴位有安神的作用，可以治疗失眠，它也因此而得名。

现代人在古人利用安眠穴治疗失眠的基础上，根据其作用，对其主治范围进行了扩展。安眠穴现在常用于治疗神经衰弱、癔症、精神病等。另外，也有人以此穴来治疗

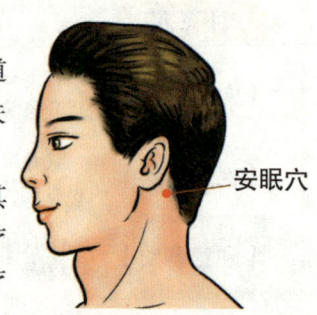

安眠穴

高血压、头痛、头晕、心悸、耳鸣、耳聋等相关疾病。

在利用安眠穴治疗疾病的时候，可以根据不同的疾病、不同的病因，配合不同的穴位，以增强疗效。比如说，配神门、三阴交主治失眠；配四神聪、风池、太阳主治头痛、眩晕等。

安眠穴	
【穴位位置】	此穴在颈部后方，翳风穴和风池穴连线的中点。取法：患者取侧卧位或坐位，翳风穴和风池穴连线的中点取穴
【保健功效】	此穴主治头痛、眩晕、失眠、癔症、心悸、高血压、耳聋、耳鸣等
【注意事项】	①按揉时力度要缓和、适中 ②每天施治时间 3 ~ 5 分钟即可，每日 2 ~ 3 次

四神聪穴：镇静安神，醒脑开窍

四神聪是一组穴位，共有四个。我们首先找到头顶的百会穴（百会在头顶正中线与两耳尖连线的交叉处），然后前、后、左、右各旁开 1 寸，那就是四神聪了。这个穴位对于治疗失眠有着很好的作用。

现代人饮食多肥甘厚味，而且应酬较多，往往刚结束了在饭桌上的推杯换盏，回家就倒头大睡。长此以往脾胃功能就会受损，"胃不和则卧不安"，所以也会影响睡眠质量。

此外，在中医理论中，内伤心脾、心肾不交、阴虚火旺、心气虚等因素，均可影响心神而引起失眠。中医推拿对各种因素引起的"不寐"进行调节改善，能达到治疗失眠的目的。

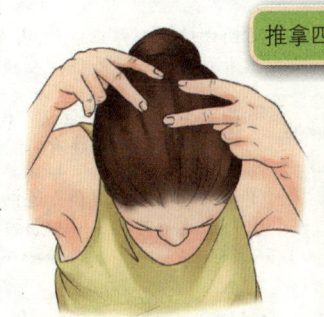

四神聪穴

推拿四神聪穴治疗失眠

按先上下，后左右的顺序，以双手中指同时按摩四神聪穴，各 100 次，能逐渐改善睡眠

四神聪穴	
【穴位位置】	四神聪穴在头顶部，百会前后左右各 1 寸处，共四个穴位。取法：取穴时患者取坐位或仰卧位，先取头部前后正中线与耳尖连线的中点（百会穴），在其前后左右各 1 寸处取穴
【保健功效】	此穴主治头痛、眩晕、失眠、健忘、癫痫、精神病、脑血管病后遗症、大脑发育不全等
【注意事项】	①按揉时力度要缓和、适中 ②每天施治时间 3 ~ 5 分钟即可，每日 2 ~ 3 次

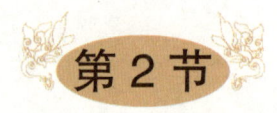

第2节
面部经外奇穴

首面穴：疏风通络，清头明目

首面穴

首面穴是经外奇穴，之所以得此名，是因为此穴正好在额部的正中。这个穴位主要可以治疗头面五官的一些疾病。

头痛是一种每个人都会碰到的情况，不同的人头痛的部位和症状都是不一样的。前额头痛特别让人感到难以忍受。这是因为前额是人体的阳气比较旺盛的地方，如果出现了头痛，就说明头部的阳气出现了逆乱，也会出现浑身燥热等症状。这时候选择前额正中的穴位——首面穴，就能将这种难忍的感觉减缓一些，同时配合头面部的其他穴位，就能有效地缓解头疼。

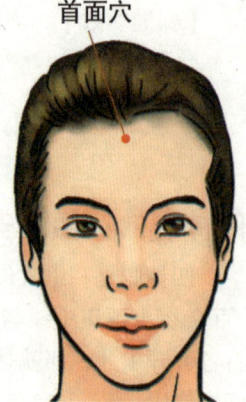

首面穴	
【穴位位置】	首面穴位于额部正中点，当眉至前发际正中连线上、中1/3交界处。取穴：患者取坐位或仰卧位，在额部正中取穴
【保健功效】	首面穴主要治疗头面五官疾病，如头痛、眩晕、失眠、眼病、牙痛等。对于一些顽固性头痛有明显效果
【注意事项】	①按揉时力度要缓和、适中 ②每天施治时间3～5分钟即可，每日2～3次

额中穴：清头明目，镇静安神

额中穴

在首面穴位的下方就是额中穴，这个穴位位于前正中线上，虽然与额中非常近，但是治疗的方向却有很大的区别。首面穴是治疗头疼的一个重要穴位，额中穴却功能广泛，不仅可以治疗头面部的疼痛，还可以治疗眩晕、呕吐，甚至还能治疗咽炎。

现代生活的快节奏高速度，使大多数人都会经常感到咽喉痒痛，慢慢地就出现了咽炎。患有咽炎后最麻烦的是，无论是急性咽炎还是慢性咽炎，都很难被彻底根治。尤其是慢性咽炎，反反复复发作，让人十分痛苦，找遍各种方法也难以收到满意的效果。

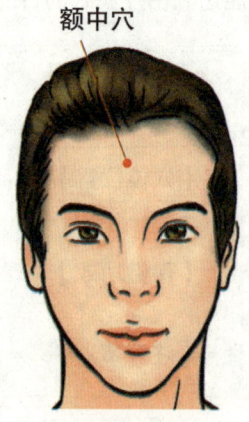

这时就有很多人选择通过针灸的方法来进行治疗，因为在治疗哮喘等呼吸系统疾病方面，中医针灸的特色确实是其他任何治疗方式都无法超越的。在治疗咽炎方面，额中就是一个非常重要的穴位。一般来说，选择额中穴来治疗咽炎，确实能收到明显的效果。从这个角度出发，临床上还有人选择用额中来治疗白喉等咽喉的疾病，也收到了不错的效果。

额中穴	
【穴位位置】	额中穴，在面部前正中线上，眉间直上1寸处，在印堂和神庭的中点。取穴：患者取坐位或仰卧位，在额中部眉间直上0.5寸处取穴
【保健功效】	额中穴主治：面额痛，烂眼弦，眩晕，呕吐等
【注意事项】	①按揉是力度要缓和，适中 ②每天施治时间3～5分钟即可，每日2～3次

天护穴：清利头目，醒神开窍

天护穴

很多人都知道头部有很多穴位和经络，但是又无法掌握这些穴位的用法，不是找不到穴位，就是不敢进行治疗。一般来讲，头部的穴位虽然非常丰富，并且作用广泛，但应用得却很少，即使是专业的人，也不是经常选用头部的穴位进行治疗。出现这种情况的原因就是头面部的神经血管太过丰富，以至于禁忌很多。而在头额的部位，却是很少有禁忌证的，所以对于普通人来讲也可以选择额头的穴位来进行疾病的防治，尤其是对一些严重的疾病，例如面瘫、中风后遗症等，都可以用额头的穴位进行平时的保健按摩。

天护穴在额中穴下，有清利头目，醒神开窍的作用，可以治疗前头痛、小儿惊痫、面瘫等头面五官疾病。

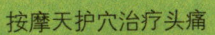
按摩天护穴治疗头痛

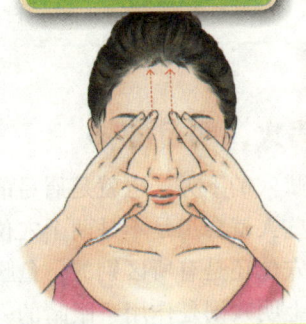

按摩的时候，可以从眉间开始，用手指指腹一直向上推，推到发际处，这样额部前正中线上的几个穴位就一次都按摩到了，这样效果更好

天护穴	
【穴位位置】	在面部，额部前正中线，眉间直上0.5寸。取穴：患者取坐位或仰卧位，在额中部眉间直上0.5寸处取穴
【保健功效】	天护穴主治：前头痛、小儿惊痫、面瘫等
【注意事项】	①按揉时力度要缓和、适中 ②每天施治时间3～5分钟即可，每日2～3次

鱼腰穴：镇惊安神，疏风通络

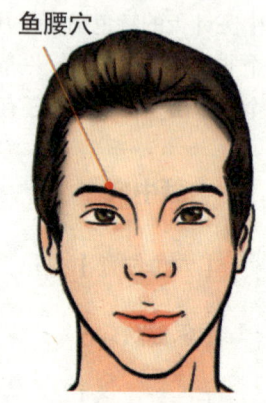

鱼腰穴

眼周的穴位有很多都是为大家所熟知的。可以说现代人对视力的保护是从小做起的，像眼周的睛明、四白等穴位都是早已经被写进眼保健操的，但是很多人都没有注意到，在眼保健操中有一个动作是轮刮眼眶，在这个动作中我们就按摩到了一个非常重要的穴位——鱼腰穴。

因为眼睛周围的神经和血管特别丰富，任何一个穴位都有着很多的作用功能。鱼腰穴就位于眼睛的正上方，对于眼睛视物的功能作用最强，这也就是做眼保健操会按摩到鱼腰穴的原因。知道这些也就是说当所有与眼睛有关系的疾病和不适出现的时候，都可以按摩一下鱼腰穴，比如说目赤肿痛、眼睑下垂、近视、急性结膜炎等，都是鱼腰的主治疾病。

同时，在中医的理论当中，鱼腰穴还有一些其他功能，例如风热感冒中的头痛，双目的眉棱骨疼，都可以通过鱼腰穴来治疗。

鱼腰穴	
【穴位位置】	鱼腰穴在额部，瞳孔直上，眉毛中。取穴：患者取坐位或仰卧位，在瞳孔直上，眉毛中取穴
【保健功效】	鱼腰穴有镇惊安神，疏风通络的作用，主要治疗目赤肿痛、眼睑下垂、近视、急性结膜炎等，还可治疗面神经麻痹、三叉神经痛等疾病
【注意事项】	①按揉时力度要缓和、适中 ②每天施治时间3～5分钟即可，每日2～3次

上明穴：清肝泻火，明目醒神

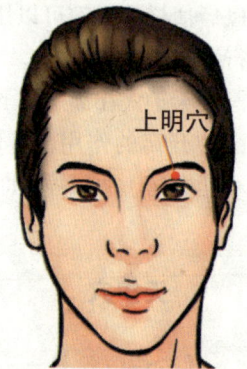

上明穴

上明穴就在鱼腰穴的下方，也就是眉弓的中点，两个穴位距离非常近，有些人就会想是不是两个穴位的功能也非常相似。其实这两个穴位还是有所区别的，鱼腰穴主要调节一些面部的神经，而上明穴则是作用于眼睛的一个穴位，专门治疗与眼睛相关的疾病，保持双目的清晰有神。

在平时用眼过度的时候，在眼周进行一下按压，是很好的保护视力、缓解疲劳的方法。做这种保健按摩的时候可以先从上明穴开始，这样就能先轻轻按压一下眼球，将疲劳的视神经调动起来，再进行按摩和刺激效果就会更好。由于上明穴对于眼睛的作用明显，在出现其他的一些眼疾的时候也可以增加对上明穴的按摩刺激，辅助眼睛的恢复。

虽然在眼周的穴位比较丰富，作用也比较广泛，但是像上明穴这种专治眼睛疾病的穴位并不多，所以如果记不清楚眼睛的穴位，那就只要记住上明穴就可以了。这样，无论治疗什么疾病都选择上明穴，然后沿着眼周进行整个眼部的按摩放松，就是一种很有效的按摩手段。

上明穴	
【穴位位置】	在额部，眉弓的中点，眼眶上缘下边。取穴时端坐，双目平视前方，瞳孔上方即为此穴
【保健功效】	上明穴对所有的眼睛疾病都可以治疗，对于用眼过度和视觉疲劳都可以明显缓解
【注意事项】	①选择针刺的时候要轻压眼球，缓慢直刺，不能提插 ②按摩要力度适中，不要用力过度

印堂穴：清头明目，通鼻开窍

　　印堂穴是人体经外奇穴，本穴有安神定惊、醒脑开窍、宁心益智、疏风止痛、通经活络之功。《达摩秘功》中将对此穴的刺激列为"回春法"之一，可见其重要地位。下面介绍几种简单的按摩方法。

印堂穴

按摩印堂穴调节神经

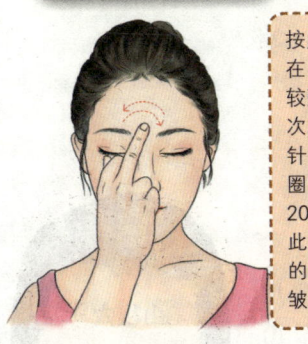

按摩时将中指放在印堂穴上，用较强的力点按10次。然后再顺时针揉动20～30圈，逆时针揉动20～30圈即可。此法有调节神经的作用，并能去皱美容

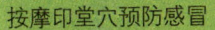
按摩印堂穴预防感冒

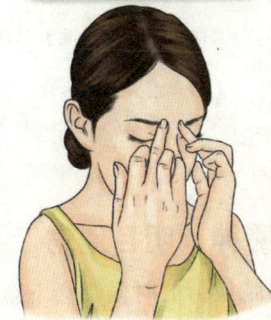

用两手中指，一左一右交替按摩印堂穴。通过按摩可增强鼻黏膜上皮细胞的增生能力，并能刺激嗅觉细胞，使嗅觉灵敏，还能预防感冒和呼吸道疾病

印堂穴	
【穴位位置】	印堂穴在前额部，当两眉头间连线与前正中线之交点处。取法：取仰靠或仰卧位取穴
【保健功效】	印堂穴主治头痛，头晕、鼻炎，目赤肿痛，三叉神经痛
【注意事项】	①力度要和缓、适中，不要大力度按压 ②每天施治时间3～5分钟即可，每日2～3次

太阳穴：醒神明目，行气通络

太阳穴是人体阳气最旺盛的地方，也是人们最熟悉的一个经外奇穴。太阳穴因为位置特殊，分布着深浅多个层次的神经，对于面部疾病的调节作用也是比较明显的。

反复出现偏头痛的人可能都会出现太阳穴位置的疼痛，所以直接刺激太阳穴，就可以减轻这个部位的疼痛，没有更加直接的方式了。而其他部位的头痛，太阳穴也可以直接治疗，这是因为经过太阳穴的神经和血管比头部其他位置的都要丰富，对于表层的疼痛当然也是太阳穴的作用最明显。

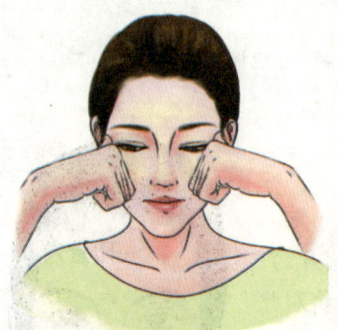

当大脑出现过度疲劳的时候，用手指按压太阳穴，持续几分钟就会感到十分轻松；当感冒出现头痛头晕的时候，用手轻轻地揉太阳穴，这种不适的情况也会减轻。这样的例子对于太阳穴来讲举不胜举，实际上太阳穴可以说是调节头部神经的开关，所以经常按摩按压太阳穴，能保持头脑的清醒，同时也对一些疾病能起到预防的作用

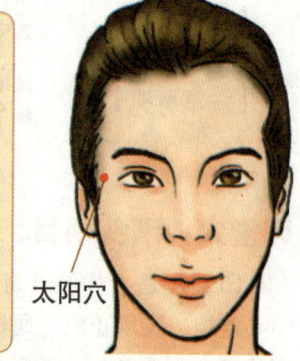

太阳穴

太阳穴	
【穴位位置】	在颞部，眉梢和外眼角之间，向后方大约一横指的凹陷中。大约在眉梢后1寸的位置。取穴：患者取坐位或仰卧位，在眉梢后1寸处取穴
【保健功效】	太阳穴对所有头痛和眼睛疾病都有很好的治疗效果
【注意事项】	①禁止用火灸的方法 ②按摩要力度适中，不要用力过度

山根穴：开窍醒神，明目通窍

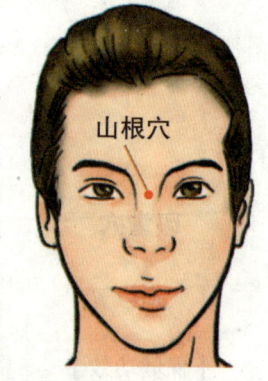

山根穴

大多数人在眼睛疲劳的时候都会下意识地闭上双眼，用手挤按鼻子平行眼睛的位置，其实这个地方就是山根穴。山根穴就在鼻子和眼睛平行的位置上，它有很多的功效，例如头脑长时间的疲劳，因为感冒、鼻炎等因素产生的头痛，都可以通过山根来调节，也正是因为下意识的这个动作，我们无形中就按压到了这个穴位。其实在平时生活中任何时间都可以对山根穴进行按压，既不费时间，也可以让头脑变得清醒，而对一些鼻部和眼部的疾病也有很好的帮助。如果想效果更加明显一些，就需要找准位置，向下按压，保持一定的力度，从解剖的位置看，山根穴下方是鼻软骨，所以对于鼻炎等顽固的鼻部疾病有不错的效果。

山根穴	
【穴位位置】	山根穴在面部，双眼内眦连线的中点，也就是平行于眼睛的水平线与鼻子的交点
【保健功效】	山根穴主治：小儿惊痫、感冒、头痛、鼻炎、结膜炎。位于两目内眦中间，按摩此穴 3～5 次，掐山根穴有开关窍、醒目定神的作用
【注意事项】	①按揉时力度要缓和、适中 ②每天施治时间 3～5 分钟即可，每日 2～3 次

健明穴：疏风清热，明目亮睛

从名字也能知道健明穴与睛明穴有很大的关系。这两个穴位位置上就离得非常近，在平时进行按摩保健的时候，完全可以将范围扩大，将眼周的穴位都按摩到，包括睛明和健明。健明穴是对视力非常有好处的一个穴位，无论是在闲暇的时间还是在忙碌的空隙，都可以用手指按摩一下健明穴，这样对治疗近视有很好的帮助。

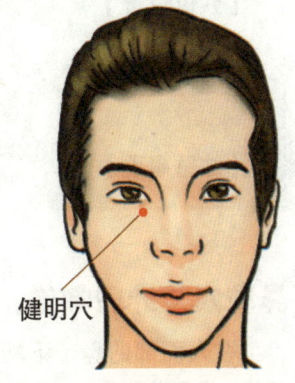

健明穴

健明穴	
【穴位位置】	健明穴位于面部，在目内眦角睛明穴下 0.4 寸处。取穴：患者取坐位或仰卧位，在睛明穴下 0.4 寸处取穴
【保健功效】	健明穴可治疗早期轻度白内障、视神经萎缩、视网膜炎、色素变性、夜盲症、泪囊炎、斜视等多种眼病
【注意事项】	①按揉时力度要缓和、适中 ②每天施治时间 3～5 分钟即可，每日 2～3 次

鼻交穴：醒神开窍，通调经络

早在唐代的《千金翼方》里就记载了鼻交穴。可以说，鼻交穴作为一个奇穴，很早就被认识到了其广泛的作用。之所以说鼻交穴的作用广泛，是因为头面部的疾病都可以通过鼻交穴来治疗，而且对于一些神经性的问题，按摩鼻交穴也有很不错的效果。而且，鼻交穴有一个很方便的好处，即自己就可以进行穴位刺激，收到治疗疾病的效果。这也与它的位置有很大的关系，每个人都可以准确找到鼻交穴，也可以很轻松地刺激这个穴位。所以说，每天都按摩鼻交穴，疾病

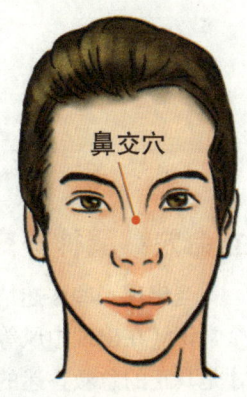

鼻交穴

自然就会远离人们。

对于一些患有中风、偏瘫或者癫痫等疾病的患者，家里人就可以选取头面部的穴位进行组合治疗。无论是哪种情况，都可以加上鼻交穴，鼻交穴的作用范围基本涵盖了所有的神经性疾病，很多中老年的常见疾病都可以选取鼻交等穴位进行防治，所以说鼻交穴是一个简单易用的奇穴。

鼻交穴	
【穴位位置】	鼻交穴在面部，鼻背部正中线，当鼻骨基底之上方鼻骨间缝中。取穴时正坐，在鼻部，找到鼻骨最高处，微上凹陷中取穴
【保健功效】	此穴主治脑溢血、脑震荡、癫痫、角弓反张、口噤、卒倒、中风昏睡、不省人事、昏厥、嗜睡、健忘、精神性疾病等
【注意事项】	①按揉时力度要缓和、适中 ②每天施治时间 3 ~ 5 分钟即可，每日 2 ~ 3 次

鼻准穴：升阳救逆，开窍泻热

在人面部的鼻子下端，分开两个鼻孔的位置叫作鼻中隔，就像一个隔断一样分开两侧的鼻孔，在鼻中隔的下端是鼻柱穴，而在鼻柱穴的上方，也就是接近鼻头的位置，就是鼻准穴。鼻准穴就是一个刺血放血的最佳穴位，直接用专门的三棱针等器具，刺破鼻准穴的皮肤，稍稍地挤放出少量的血液，就可以消除目赤肿痛等症状。这样也就免了去医院就诊的麻烦。

鼻准穴

鼻准穴	
【穴位位置】	在面部，当鼻尖的正中央。取穴：患者正坐或仰卧，于鼻尖处取穴
【保健功效】	鼻准穴对鼻窦炎、鼻炎、鼻出血、喘息、昏迷、惊厥、新生儿窒息有很好的治疗作用
【注意事项】	①按揉时力度要缓和、适中 ②每天施治时间 3 ~ 5 分钟即可，每日 2 ~ 3 次 ③在进行刺血治疗前，一定要严格消毒器具 ④对于有出血倾向者或血液病患者禁用刺血疗法

立命穴：醒神开窍，健脑安神

当出现一些昏迷情况的时候，一般人们都会选择人中穴进行急救，这已经成为一个常识。在出现中风等疾病的时候也会选择人中穴。但是经过研究，在人中穴的附近才是真正的急救昏迷的要穴，在进行急救的时候，人中穴仅仅是配合的用穴。也就是

说人中旁边实际上存在着一个穴位，那就是立命穴。立命
穴在距离人中穴 1 寸的位置，左右两侧各有一个穴位。如
果出现了昏迷的情况，直接对立命穴进行刺激，要比刺激
人中穴的效果更好。

现代医学也对人的鼻唇之间进行了研究，认为这个地
方是非常敏感的区域，出现一些改变的时候不应当随意地
刺激。当然，对于昏迷等情况，可以结合这个区域进行紧
急的治疗。实际上，在这个区域，最重要的就是立命穴，

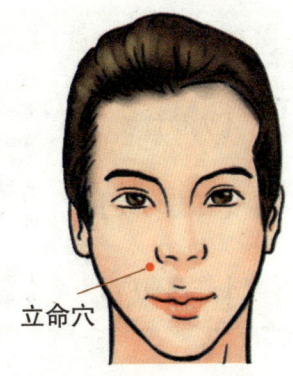

立命穴

正是因为立命穴的强烈作用，人的面部鼻唇之间才成为了
一个敏感的地方。掌握立命穴的位置，每次进行治疗的时候，双侧同时进行按压即可。

立命穴	
【穴位位置】	立命穴就在人中穴旁开 1 寸的地方取穴。取穴时采取仰卧位，找到人中后就可以定位立命穴
【保健功效】	立命穴对脑溢血、脑震荡、癫痫、角弓反张、口噤、卒倒、中风昏睡、不省人事、昏厥、嗜睡、精神亢奋、健忘有很好的治疗作用
【注意事项】	①按揉时力度要缓和、适中 ②每天施治时间 3 ~ 5 分钟即可，每日 2 ~ 3 次

夹承浆穴：清热疏风，醒脑提神

夹承浆穴，别名颊髎，位于承浆穴旁开 1 寸处，左
右各一，属于经外奇穴。一般人们认为此穴有疏风清热
的作用，可以治疗面神经麻痹、三叉神经痛、面肌痉
挛，以及急性牙髓炎、牙龈炎、根尖周炎等口腔疾患，
但是其主治作用远不止这些，这和它的特殊位置有很大的
关系。

夹承浆虽为经外穴，但位置恰好在足阳明胃经及任

夹承浆穴

脉之经脉线上。足阳明胃经循行于上齿龈，再回出环绕口唇；任脉起于小腹内，下出
会阴部，向前上行于阴毛部，过关元，上行环绕口唇，与足阳明胃经交会于承浆穴。
针刺时，取一侧夹承浆（过承浆）向另一侧横向透刺，可达到过二经透三穴之目的，
治疗胃经所主之本腑病症，如消化不良、小儿流涎、急性胃痉挛、呃逆等，起到意想
不到的治疗效果。夹承浆穴有解痉镇痛、降气止逆、健脾和胃的作用，对于胃溃疡、
十二指肠溃疡、胆囊炎等也有明显止痛及治疗作用。

经脉所过，主治所及，过任脉横刺诸穴，可调整肾之开合功能及膀胱气化功能，
故可治疗尿失禁症。

夹承浆穴	
【穴位位置】	夹承浆穴在下颌部，当颏唇沟中点两旁开1寸处。取穴：患者取正坐仰靠或仰卧位，在下颌部颏唇沟两旁约1寸凹陷处取穴
【保健功效】	夹承浆穴对面神经麻痹、三叉神经痛、面肌痉挛、急性牙髓炎、牙龈炎、根尖周炎有很好的治疗效果
【注意事项】	①按揉时力度要缓和、适中 ②每天施治时间3～5分钟即可，每日2～3次

金津穴、玉液穴：清泻热邪，生津止渴

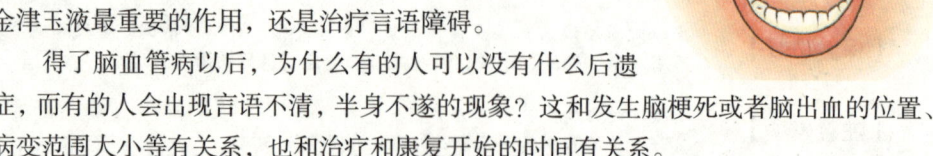

玉液穴
金津穴

金津玉液这两个穴位有利舌洪音，清泻热邪，生津止渴的作用，可以治疗舌肿、舌强、舌炎、失音、聋哑、喉炎、咽炎、热病、呕吐、口疮、口腔溃疡、乳蛾、疮疡、绞肠痧、腹泻、漏经、急性扁桃体炎、消渴等疾病，但是金津玉液最重要的作用，还是治疗言语障碍。

得了脑血管病以后，为什么有的人可以没有什么后遗症，而有的人会出现言语不清，半身不遂的现象？这和发生脑梗死或者脑出血的位置、病变范围大小等有关系，也和治疗和康复开始的时间有关系。

对于脑血管病患者，得病以后除了要规范治疗之外，还有很重要的一点就是及时进行康复锻炼。进行康复锻炼的时候，除了患者自己要坚持锻炼以外，还可以辅助针灸治疗，以增强效果，加快恢复。对于有语言障碍的患者，就可以在金津、玉液这两个穴位处点刺放血，来达到治疗的目的。

现代医学的糖尿病属于中医消渴病的范畴。消渴可以根据病变特点的不同分为上消、中消和下消。金津、玉液这两个穴位对于以口渴为主的上消的患者，疗效较好。现代研究还发现，点刺金津、玉液可以治疗舌炎、口角炎、口腔炎，有消炎止痛的作用。

金津穴	
【穴位位置】	在口腔内，当舌下系带两侧的静脉上。其中左侧的叫作金津穴，右侧的叫作玉液穴。取穴时患者仰靠坐位，张口，舌尖向上反卷，上门齿夹住舌头，暴露舌下静脉，约当静脉中点处取穴
【保健功效】	金津穴、玉液穴对急性扁桃体炎、口腔溃疡、舌炎、咽炎、语言障碍、呕吐、消渴有很好的治疗效果
【注意事项】	①本穴禁用火灸 ②每天施治时间3～5分钟即可，每日2～3次 ③点刺放血时前，一定要严格消毒器具 ④对于有出血倾向者或血液病患者禁用点刺放血

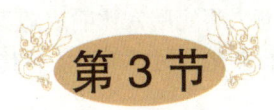

第3节
颈项部经外奇穴

落枕穴：柔筋缓急，舒筋活血

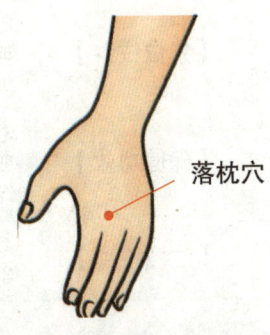

落枕穴

偶尔出现的落枕情况，每个人都遇见过，大多数的情况下，人们都是在忍耐，等待着落枕的疼痛自己消失。很多老年人会听到专业的医师说，出现落枕后不能过分地晃动脖子，也不要在没有专业指导的情况下做自我的按摩。因为颈部有非常重要的神经和血管通过，在出现落枕的时候，自我的一些不正确的调整，往往会加重落枕的疼痛，甚至还会引起其他严重的疾病。所以，对于落枕，很多人会束手无策。这时候，我们就可以试试落枕穴，因为穴位是在双手上，并没有什么使用禁忌。在出现落枕的时候进行按摩刺激，用很简单的方法，就摆脱了落枕的大麻烦。

落枕穴	
【穴位位置】	落枕穴在手背侧，当第二、第三掌骨之间，掌指关节后约0.5寸处。先在手背上找到示指和中指的骨之间，用手指朝手腕方向触摸，从骨和骨变狭的手指尽头之处起，大约一指宽的距离上，一压，有强烈压痛之处，就是落枕穴
【保健功效】	此穴对落枕、手臂痛、胃痛有治疗效果
【注意事项】	①按揉时力度要缓和、适中 ②每天施治时间3～5分钟即可，每日2～3次

定喘穴：止咳平喘，通宣理肺

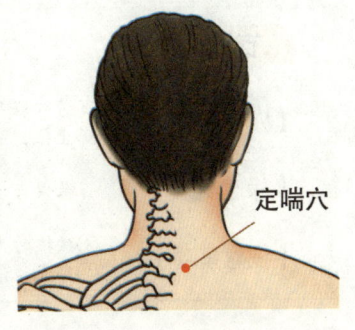

定喘穴

定喘穴属经外奇穴，1954年于《北京中医》上首次被提到，主治哮喘，咳嗽。

哮喘是一个很缠人的顽症，反复发作，而且会越来越重，发作的时候经常让人有种痛不欲生的感觉。有很多哮喘的患者都会随身带着止喘的药物或者喷剂，虽然他们也清楚这些东西含有激素等物质，能够暂时止住发作的症状，从长远的角度来看并没有很好的作用，但是没有人能忍受哮喘发作时那种无法呼吸的痛苦，所以服用这类临时的止喘药物类似饮鸩止渴。其实，掌握定喘穴，在自我感觉哮喘即将发作的时候进行按摩刺激，同样可以抑制哮喘的发作，减轻症状，帮助呼吸恢复通畅。有人将定喘穴比喻成随身携带的哮喘特效药并不夸张，但是定喘穴的穴位在背部，进行刺激的时候最好能有其他东西进行辅助，这样找准穴位，可以做到事半功倍。

定喘穴	
【穴位位置】	定喘穴在背部，第七颈椎棘突下，旁开0.5寸。取穴：患者取俯卧位或正坐低头，穴位于后正中线上，第七颈椎棘突下定大椎穴，旁开0.5寸处
【保健功效】	定喘穴可治疗哮喘、支气管炎、支气管哮喘、百日咳、落枕、肩背痛。现代常用于治疗支气管以及支气管疾病、肺结核、百日咳、颈项部扭挫伤等
【注意事项】	①本穴禁用火灸 ②每天施治时间3～5分钟即可，每日2～3次

百劳穴：滋补肺阴，舒筋活络

百劳穴，也叫作颈百劳。劳，在这里是劳伤、痨瘵之意。这个穴位能治疗痨瘵，也就是现在所说的肺结核，以及劳损、劳伤，因为穴位在颈部，故名颈百劳。

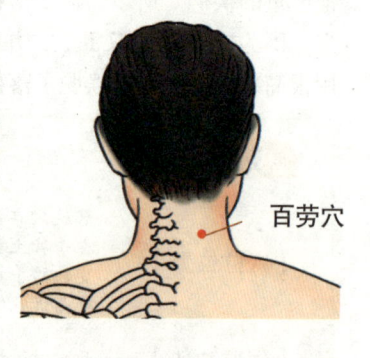

百劳穴

百劳穴可滋补肺阴，舒筋通络，活血止痛，主治诸虚百损、颈项强痛、瘰疬、落枕、咳嗽、气喘、百日咳、项背风湿疼痛、骨蒸潮热、盗汗自汗、失眠、鼻衄、过敏性鼻炎等。在治疗时，根据不同的病症，可以配合不同的穴位，以增强疗效。如：失眠的话，用百劳配神门、三阴交；鼻衄的患者，可以用百劳配孔最；要是有颈椎病、颈项强痛，可以用百劳配天柱、大杼、悬钟等；对于过敏性鼻炎者，则用百劳配肺俞、飞扬。

百劳穴	
【穴位位置】	百劳穴在项部，当大椎穴直上2寸，后正中线旁开1寸。取穴：患者取正坐位，头稍前倾或取俯卧位，在大椎穴直上2寸，旁开1寸处取穴
【保健功效】	百劳穴可治疗咳嗽、哮喘、肺结核、颈项强痛、角弓反张
【注意事项】	①按揉时力度要缓和、适中 ②每天施治时间3～5分钟即可，每日2～3次

哑穴：清凉祛火，缓解疼痛

频繁的夜生活，过度兴奋的娱乐，已经成为现代人习以为常的事情，但是这些往往会引起一个看似不相关的问题——患上咽炎、喉炎，或者是扁桃体炎。从中医学的角度来看，咽喉是人体的一个门户，外界有害的邪气，很容易从咽喉部侵犯，频繁的夜生活会引起人的抵抗力下降，当然会出现咽喉的红肿疼痛，声音嘶哑，严重的可能都说不出话来。这时就可以用哑穴这个经外奇穴来治疗。

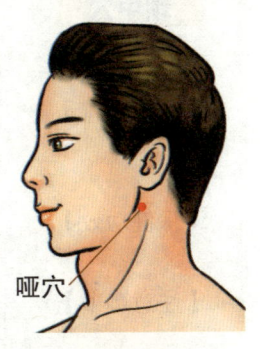

哑穴

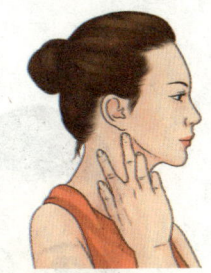

有慢性咽炎，或者平时爱上火嗓子疼的人，可以经常按摩哑穴。按摩的时候首先要找到胸锁乳突肌，这个肌肉是连接在胸锁关节和乳突之间的，当转头的时候，这个肌肉很明显地突出来，这样就很好找。按摩的时候要用力和缓，速度也不要太快，而且很重要的一点是要坚持，尤其是慢性咽炎的患者，更要坚持每天早晚按摩

哑穴	
【穴位位置】	哑穴在项外侧部，下颌角下方，胸锁乳突肌前缘的凹陷中。取穴：患者端坐，在胸锁乳突肌前缘的凹陷处取穴
【保健功效】	哑穴可治疗聋哑、扁桃体炎，喉炎等咽喉部疾患
【注意事项】	①按揉时力度要缓和、适中 ②每天施治时间3～5分钟即可，每日2～3次

颈中穴：滋阴潜阳，舒筋止痛

现代不管是因为工作原因还是其他原因，很多人都会多多少少地患有颈椎的疾病。起初的时候可能只会感到肩背酸痛，也就没有过于注意，但是这种不适的症状不会慢慢消失，反而会越来越明显，越来越难忍。这些都与颈部的过分劳累，长时间的血液不通有关系。注意平时的按摩保健，就能使血液运行通畅，局部的酸痛也会明显减轻。

颈背部的穴位是调节肩颈酸痛的最佳穴位，也是预防颈椎病、肩部疾病最有效的穴位。掌握这些穴位能够帮助减轻因为长时间劳累出现的各种肩背部不适，每天自己用手去按压刺激一些穴位，就能改善颈肩的气血运行，不会让颈椎病出现在自己的身上。

颈中穴

颈中穴	
【穴位位置】	风池与翳明连线中点下2寸，胸锁乳突肌后缘处。风池穴位于项部，在枕骨之下，与风府穴相平，胸锁乳突肌与斜方肌上端之间的凹陷处。而翳明穴在翳风穴后1寸处。颈中穴在翳风与风池连线的中点。取穴：患者正坐，在颈部取穴
【保健功效】	颈中穴主治头痛、眩晕、目疾、耳鸣、失眠。与颈椎相关的不适症状都可以选择颈中穴进行治疗
【注意事项】	①按揉时力度要缓和、适中 ②每天施治时间3～5分钟即可，每日2～3次

止呕穴：理气通络，和胃止呕

恶心呕吐是比较常见的一个情况，也不能算是一种疾病，但是也不能随随便便忽视。呕吐往往是突然出现的，但是可能也会停止。出现这样的情况就让人非常犹豫到底去不去医院进行诊治。对于呕吐这种很难找出快速有效的药物的疾病，很多人会产生一种疑问：难道就没有一种行之有效的方式来减轻或者消除呕吐的症状吗？答案就在神奇的止呕穴上。

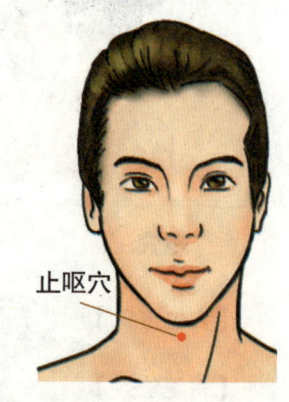

止呕穴

其实在很早的时候人们就开始寻找能够专门治疗呕吐的穴位了，由于呕吐的发生无论是哪种因素引起的都不能绕开与胃的关系，人们在寻找穴位的时候也是根据这样的方向，经过反复的临床检验，最后在廉泉穴和天突穴之间确定了最有效的止呕穴位。无论是哪种因素引起的呕吐，不管是疾病还是正常妊娠反应，止呕穴都能治疗。

一些癌症的患者，在接受正常放疗和化疗的时候，往往会出现恶心呕吐等症状。对于这样的情况，他们只能痛苦地忍受。其实只要了解到止呕穴，不必担心是哪种因素导致的呕吐，每天进行一定的自我按摩，就能缓解痛苦难忍的恶心，对于这类药物或者其他因素导致的副作用，效果更加的明显。

止呕穴	
【穴位位置】	止呕穴位于廉泉穴和天突穴连线的中点位置。廉泉穴位于人体的颈部，当前正中线上，结喉上方，舌骨上缘凹陷处。天突穴位于颈部，当前正中线上，两锁骨中间，胸骨上窝中。取穴时嘱患者仰头，在颈部取穴
【保健功效】	止呕穴可治疗各种因素引起的呕吐
【注意事项】	①本穴禁用火灸 ②每天施治时间3～5分钟即可，每日2～3次

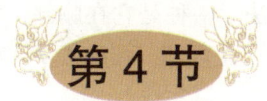

第4节

胸胁腹部经外奇穴

长谷穴：消食导滞，调理肠胃

长谷穴在腹部，和肚脐处于同一水平线上，属经外奇穴。它还有别名，如循际穴、长平穴、循元穴、循脊穴都是指这个穴位。

长谷这个穴位最重要的作用就是消食导滞，调理肠胃。也就是说，可以用长谷穴来治疗多种肠胃疾病，比如说消化不良、胃疼、腹泻等，以及由此引起的消瘦、乏力、倦怠、水肿等一系列问题。

中医学告诉我们，人体的脾胃互为表里，为消化系统的主要脏器。中医一直很重视脾胃的作用，称其为"后天之本"。其生理功能之一是运化水谷，即消化食物并吸收其所含的精华部分供身体利用。脾胃功能越健旺，水谷精微物质的吸收便越充分，人体的气血就越旺盛，身体也越健康；脾胃功能减退，吸收不充分，难免面黄肌瘦、体倦神萎，食少多病。如果由于各种原因，脾胃的功能变差了，其结果就是整个人的各方面的功能都受到影响。假如这个事情发生在宝宝身上，那就更让人心焦了，因为这不但影响孩子现在的状况，而且很可能会对孩子将来的生长发育造成影响。

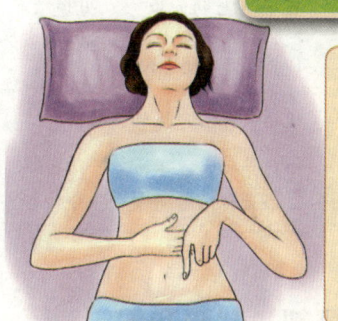

推拿长谷穴，调节脾胃功能

长谷穴在脐旁2.5寸处，具有消食导滞，调理肠胃的作用。按摩可采用揉、推、摩、旋摩等手法，力度适中，每天早晚各一次。对宝宝来说，如果再配合捏脊法，效果会更好

长谷穴	
【穴位位置】	长谷穴位于腹部，脐中旁开2.5寸处。取穴：取仰卧位，于脐中旁开2.5寸处取穴
【保健功效】	长谷穴可治疗消化不良、食欲缺乏、下痢、泄泻、慢性肠胃病、小儿羸瘦食不化、四肢倦怠乏力、水肿
【注意事项】	①按揉时力度要缓和、适中 ②每天施治时间3～5分钟即可，每日2～3次

呃逆穴：降气和胃，利膈止呃

呃逆穴，属经外奇穴，有降气利膈止呃的作用。关于呃逆穴的位置有两种不同的说法：一种是它在胸部，乳头直下第七肋间；另一种说法是它在背部，在胸椎 7 ~ 8 棘突间旁开 1 寸之压痛点。

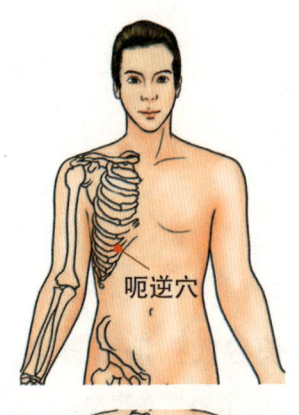

呃逆穴

呃逆，也就是膈肌痉挛，是膈肌不自主的间歇性收缩运动所导致的一种症状。正常人有时也会发生呃逆，属于生理性的，是由于某种原因引起横膈痉挛，同时由于喉内的声门没有充分打开而发生杂音，常常发生在吃饭过快、食物过热时。一般情况下，几分钟即可自行平息。但如果呃逆为持续性，并与进食无关，则常为病理性。

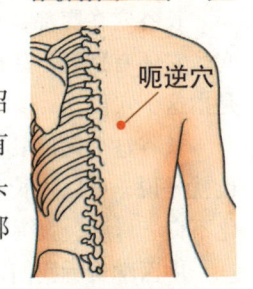

呃逆穴

中医认为，呃逆是由于胃气上逆所引起的。现在给大家介绍另外一个治疗呃逆的好方法，就是按揉呃逆穴。呃逆穴的位置有胸部和背部两种不同说法，自行按摩的话，只能按揉到胸部乳头直下第七肋间的呃逆穴位置；如果有人帮忙的话，也可以前后都按摩。这两个穴位都和膈肌的位置相近，治疗起来都有作用。

呃逆穴	
【穴位位置】	呃逆穴位于胸部，在乳头直下第七肋间。取穴：患者取仰卧位，于乳头直下第七肋间取穴。呃逆穴位于背部，在胸椎第七、第八棘突间旁开 1 寸之压痛点上。取穴：患者取俯卧位，在胸椎第七、第八棘突间旁开 1 寸之压痛处取穴
【保健功效】	呃逆穴可治疗膈肌痉挛
【注意事项】	①按揉时力度要缓和、适中 ②每天施治时间 3 ~ 5 分钟即可，每日 2 ~ 3 次

肝神穴：疏肝解郁，利胆和胃

肝神穴并不是一个穴位，而是一组穴位。从剑突右侧紧靠肋缘下约 3 ~ 4 分取第 1 穴。每间隔 1 寸，分别取第 2 穴，第 3 穴，顺序定名为"安神""疏肝""解郁"。从第 2 穴起往下稍向腹中线斜 1.5 寸处（与前 3 穴连线成 45° ~ 60° 角，主要根据人体的胖瘦而定）定名为"胆降"穴，为第 4 穴。这四个穴总称为"肝神"穴。

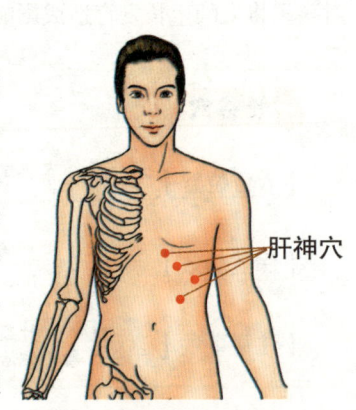

肝神穴

肝神穴有疏肝解郁，条达气机，安神镇静，调理胃肠的作用。肝神穴主要适用于因肝失疏泄而出现的各种病症。由肝失疏泄引起的疾病有很多，包括胃疼、腹泻、胁痛、胸闷等。这是由于肝的疏泄作用，对全身气机有着重要的调节作用。如果肝失疏泄，就会出现气机运行不畅，进一步又会引起血液的运行不畅。全身各处，不论是什么地方的气血不通畅了，都会出现相应部位的问题。因此，肝失疏泄会导致全身各个部分的疾病发生。

通过肝神穴可以治疗很多疾病，但是，不是说一按摩或者一扎针，很快就会好，因为这需要一定的时间来调节全身的气血。所以，在治疗的时候不可急于求成，贵在坚持。

肝神穴	
【穴位位置】	从剑突右侧紧靠肋缘下 3 ～ 4 分取第 1 穴。每间隔 1 寸，分别取第 2 穴，第 3 穴，顺序定名为"安神""疏肝""解郁"。从第 2 穴起往下稍向腹中线斜 1.5 寸处（与前 3 穴连线成 45 ～ 60° 角，主要根据人体的胖瘦而定）定名为"胆降"穴，为第 4 穴。这四个穴总称为"肝神"穴。取穴：患者取仰卧位，于上腹部肋缘下取穴
【保健功效】	①神经官能症，如神经衰弱、胃肠神经官能症、心脏神经官能症（心动过速等）等 ②慢性肝炎（包括早期肝硬化），肝炎后综合征 ③高血压（原发性）、脑动脉硬化、冠心病等 ④慢性腹泻（神经性） ⑤内分泌失调，如肥胖病、阿狄森氏病、月经不调等
【注意事项】	①按揉时力度要缓和、适中 ②每天施治时间 3 ～ 5 分钟即可，每日 2 ～ 3 次 ③如果要用针刺肝神穴，要在空腹时施针；针刺后 1 小时内禁止饮水和一切饮食，针刺完毕后病人需休息 5 ～ 10 分钟方可走动，以免发生疼痛

截疟穴：截疟杀虫，理气止痛

截疟穴位于胸部，从左右乳直下四寸处，左右计两个穴。截疟其实是治疗疟疾的方法之一。在疟疾发作前的适当时间，使用内服药或针刺等方法，制止疟疾的发作。

疟疾是一种传染病，由蚊虫传播，在古代是我国人民健康的一大杀手。典型的疟疾多呈周期性发作，表现为间歇性寒热发作，一般在发作时患者先有明显的寒战，全身发抖，面色苍白，口唇发绀；寒战持续 10 分钟至 2 小时，接着体温迅速上升，常达 40℃或更高，面色潮红，皮肤干热，烦躁不安；高热持续 2 ～ 6 小时后，全身大汗淋漓，大汗后体温降至正常或正常以下。经过一段间歇期后，再次重复上述间歇性定时寒战、高热发作。由于当时还没有认识到疟疾发生的原因，人们只能通过截疟的方法来制止疟疾的发作。通过对发热规律的研究，在疟疾发作前的适当时间，服用内服药或针刺，可以制止疟疾发作。截疟穴就是有这样作用的一个穴位。

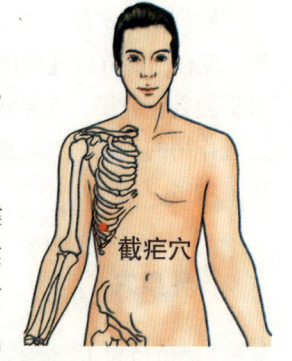

截疟穴

截疟穴还可以治疗胸胁疼痛，这是由它的位置所决定的。有的人平时爱生气，这样的人总会觉得两胁疼痛，检查也没有什么问题，这时就可以用截疟穴，同时配合一些有疏肝作用的穴位一起来治疗，比如说肝俞、期门等穴位都可以选择。

截疟穴	
【穴位位置】	截疟穴位于胸部，从左右乳头直下 4 寸处，左右计两个穴。取穴：患者取仰卧位，在乳头直下 4 寸处取穴
【保健功效】	截疟穴可治疗疟疾、胸胁疼痛等
【注意事项】	①按揉时力度要缓和、适中 ②每天施治时间 3 ~ 5 分钟即可，每日 2 ~ 3 次

乳泉穴：通乳增乳，调经养血

乳泉，意思是说乳汁如同泉水一样，大家很容易就能想到它的作用，那就是通乳。的确是这样，乳泉穴是经外奇穴之一，主要用来治疗产后乳汁不下，或者是乳汁量少等问题。

一般来说，乳汁的分泌受多方面因素的影响，比如说精神、情绪、营养状况等，都会对乳汁量的多少产生影响。任何精神上的刺激和（或）较大的情绪波动，如焦虑、惊恐、烦恼、悲伤等都会减少乳汁分泌。

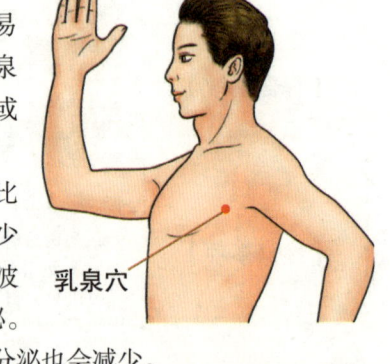

乳泉穴

此外，营养不良、休息不足、疲劳、劳累时乳汁的分泌也会减少。

哺乳妇女产前、产后都不要过于操劳，饮食要注意营养，不要吃刺激性太强的食物，配合一些有通乳作用的食疗方，如猪蹄汤、鲫鱼汤等。还可以通过对穴位的按摩，来促使乳汁分泌，乳泉穴就是很好的选择。除了按摩乳泉穴以外，还可以配合其他有通乳作用的穴位，如乳根、膻中、少泽、足三里等，这样坚持每天按摩，乳汁一定会明显增多。

乳泉穴	
【穴位位置】	乳泉穴位于腋下，在极泉穴前 0.5 寸。取穴：患者取坐位，在腋窝顶点的前方 0.5 寸处取穴
【保健功效】	乳泉穴可治疗产后乳汁不下，乳汁量少；乳腺增生、乳房胀痛、乳痛等各种乳房疾患
【注意事项】	①按揉时力度要缓和、适中 ②每天施治时间 3 ~ 5 分钟即可，每日 2 ~ 3 次

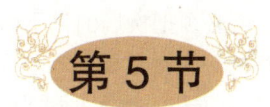

第5节
背腰部经外奇穴

巨阙俞穴：宁心安神定志，理气止咳平喘

　　巨阙俞是经外奇穴之一，位于背部，第四胸椎棘突下。巨阙俞虽然处于后正中线上，处于督脉之上，但不是督脉的穴位。

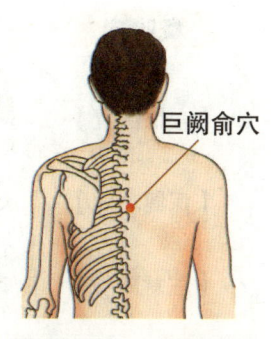

巨阙俞穴

　　巨阙俞有宁心安神定志，理气止咳平喘的作用，它的主治疾病主要可以分为以下三类：呼吸系统疾病、心脏疾病、胁肋部疾病。巨阙俞还有个别称，叫作"心舒穴"，这充分说明了这个穴位在治疗心脏疾病方面的重要性。

　　巨阙俞的治疗作用还体现在呼吸系统疾病上。对于各种呼吸道疾病，它都能起到一定的治疗作用。更为神奇的是，如果您觉得在巨阙俞这个穴位位置上有寒气，或者其他不适，那就说明你可能要感冒了。这时如果及时采取措施，就可以截断疾病的传变，不至于引起更大的问题。

巨阙俞穴	
【穴位位置】	巨阙俞位于背上部，位于第四、五胸椎棘突之间凹陷中。取穴：患者低头或俯卧，在背部正中线第四、五胸椎棘突间凹陷中取穴
【保健功效】	巨阙俞可治疗支气管炎、支气管哮喘、肺炎，心脏疾患，如心悸、心绞痛，肋间神经痛、神经衰弱等
【注意事项】	①按揉时力度要缓和、适中 ②每天施治时间 3 ~ 5 分钟即可，每日 2 ~ 3 次

灸哮穴：止咳平喘，化痰理气

　　灸哮穴主要用来治疗呼吸系统疾病，比如气管炎、支气管炎、哮喘等，都可以用这个穴位来治疗。

　　气管发炎就叫气管炎，是中老年人比较常见的问题。导致气管炎的主要因素有：吸烟、受凉、伤风、吸入粉尘、气候变化、大气污染等。气管炎的症状以咳嗽为主，开始为干咳，之

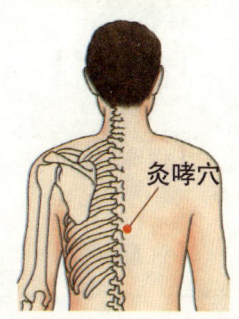

灸哮穴

后痰逐渐多，轻的仅早晚有刺激性咳嗽，重者咳嗽吐痰明显，呼吸可带哮鸣声。如果炎症进一步发展，还可能会出现支气管炎、肺炎。如果反复发作，则可能形成慢性支气管炎，或者慢性喘息性支气管炎。由此可以看出，呼吸系统的疾病都是一环扣一环的，如果想要截断疾病的传变，就必须把疾病消灭于萌芽状态。

灸哮穴是治疗呼吸系统疾病的一个很重要的穴位，它不但能用于治疗，还能用于预防。采用灸此穴的方法，对于预防和治疗多种呼吸系统疾病，都有很重要的意义。如果患者已经患上了慢喘支，可以采用"冬病夏治"的方法。在夏天灸哮穴，可以增强体质，到冬天发生慢喘支的概率就会下降，这就是起到了很好的预防作用。

灸哮穴	
【穴位位置】	灸哮穴位于背部，后正中线上，以绳环颈下垂至胸骨剑突尖，环转向背，绳之中点平喉结，绳端至背上之处（大约位于第八胸椎棘突之高点处）。取穴：患者取坐位或卧位，在第八胸椎棘突之高点处取穴
【保健功效】	灸哮穴对咳嗽、支气管哮喘、支气管炎、肺炎有很好的治疗效果
【注意事项】	①按揉时力度要缓和、适中 ②每天施治时间 3 ~ 5 分钟即可，每日 2 ~ 3 次 ③这个穴位一般不采用针刺的方法刺激

十七椎穴：通络止痛，理气调经

人体的腰部对人来说有着很重要的作用，中医讲"腰为肾之府"，意思是说肾"居住"在腰部。如果肾脏变得虚损了，那么腰也会跟着出问题，表现出腰酸腿软乏力等许多问题。当然，也不是所有的腰疼都是由肾虚引起的，寒邪、湿邪、瘀血等病邪同样可以引起腰疼。但是不论是何种因素导致的腰疼，都可以用十七椎来治疗。

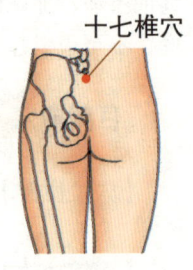
十七椎穴

十七椎的另外一个很重要的作用就是治疗妇科疾病，比如说月经失调、痛经、崩漏等，都是它的主治疾病。

十七椎穴	
【穴位位置】	十七椎在腰部，当后正中线上，第五腰椎棘突下。取穴：患者取俯卧位，在第五腰椎棘突下取穴
【保健功效】	①十七椎对各种因素引起的腰疼，如腰椎间盘突出、腰椎间盘膨出、腰肌劳损、腰扭伤下肢疼痛、活动不利等引起的腰疼有很好的治疗作用 ②还可以调理月经、痛经、崩漏等妇科疾病
【注意事项】	①按揉时力度要缓和、适中 ②每天施治时间 3 ~ 5 分钟即可，每日 2 ~ 3 次

督脊穴：醒神开窍，通调督脉

督脊穴，从字面上的意思来理解，就是监督脊柱。的确是这样，督脊穴这个经外奇穴的功能和脊柱有着很大的关系。督脊穴可以用来治疗脊髓的疾患。

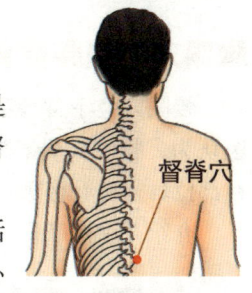

督脊穴

人体的中枢神经系统是人体神经系统的最主体部分，包括脑和脊髓，其主要功能是传递、储存和加工信息，产生各种心理活动，支配与控制人的全部行为。一旦出现了脊髓疾患，为了避免发生神经元死亡，就应当及时采取措施，按摩督脊穴就是其中之一。

督脊穴	
【穴位位置】	督脊穴在背部，第七颈椎棘突与尾骨端连线的中点，约相当于第十一胸椎棘突下方凹陷处。取穴：患者取坐位或卧位，在背部第十一胸椎棘突下取穴
【保健功效】	督脊穴对癫痫、脊髓疾患有很好的治疗效果
【注意事项】	①按揉时力度要缓和、适中 ②每天施治时间3～5分钟即可，每日2～3次

腰奇穴：通络止痛，强腰补肾

腰奇穴可以说是腰部非常特殊的一个穴位，它的位置有些偏离腰部，但是又能够很好地作用于腰部，治疗一些腰部的疾病。最奇特的是腰奇穴还能够纠正一些神经性的问题，例如顽固性便秘、失眠等。这些顽症经常发展到任何药物也没有作用的地步，让患有这类疾病的人感到痛不欲生，不停地忍受着无法解除的痛苦。而去医院治疗，也会面临大夫束手无策的情况。这个时候腰奇穴却会起到意想不到的效果。

腰奇穴

腰奇穴的位置是属于人体尾骶神经的部位。虽然人的尾骨早已经退化，但是神经系统却没有丧失功能，不断地刺激还能起到深层次的调节作用，也就能使一些顽固性的问题有所改善。虽然这种现象有时候缺乏一些理论依据，这也是人们惊叹的腰奇穴的神奇作用。如果遇见了一些无法治疗的疾病，不妨选择腰奇穴来试一试。

腰奇穴	
【穴位位置】	腰奇穴在骶部，当尾骨端直上2寸，骶角之间凹陷中。取穴：患者取俯卧位，在尾骨端直上2寸处取穴
【保健功效】	腰奇穴对腰部疾病、癫痫、头痛、失眠、便秘有很好的治疗效果
【注意事项】	①按揉时力度要缓和、适中 ②每天施治时间3～5分钟即可，每日2～3次

腰眼穴：强腰健肾，增强活力

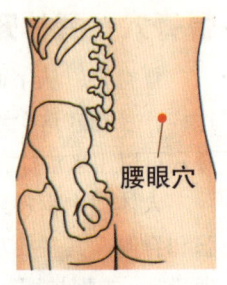

腰眼穴

腰眼穴位于背部第三椎棘突左右各开 3 ~ 4 寸的凹陷处。中医认为，腰眼穴居"带脉"（环绕腰部的经脉）之中，为肾脏所在部位。肾喜温恶寒，常按摩腰眼处，能温煦肾阳、畅达气血。

介绍几种按摩腰眼的方法：

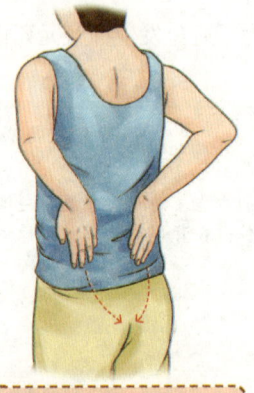

1. 两手对搓发热后，紧按腰眼处，稍停片刻，然后用力向下搓到尾闾部位（长强穴）。每次做 50 ~ 100 遍，每天早晚各做一次

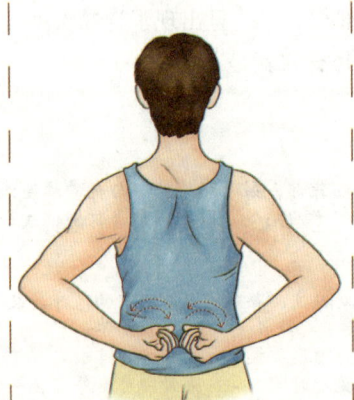

2. 两手轻握拳，用拳眼或拳背旋转按摩腰眼处，每次 5 分钟左右

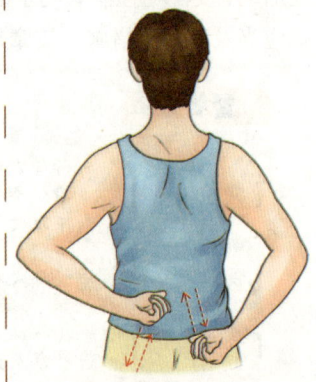

3. 两手握拳，轻叩腰眼处，或用手捏抓腰部，每次做 3 ~ 5 分钟

中医认为，用掌搓腰眼和尾闾，不仅可疏通带脉和强壮腰脊，而且能起到聪耳明目、固精益肾和延年益寿的作用。在年轻的时候经常搓腰眼，到了老年仍可以腰背挺直，而且能防治风寒引起的腰痛症。现代医学研究证明，按摩腰部既可扩张局部皮肤里丰富的毛细血管网，促进血液循环，加速代谢产物的排出，又可刺激神经末梢，对神经系统的温和刺激，有利于病损组织的修复，以及提高腰肌的耐受力。所以，按摩腰部对慢性腰肌劳损、急性腰扭伤可起到较好的防治作用，对于椎间盘突出症、坐骨神经痛等病也有一定的疗效。

腰眼穴	
【穴位位置】	腰眼穴在腰部，位于第四腰椎棘突下，旁开约 3.5 寸凹陷中。取穴：患者俯卧位，先取与髂嵴相平的腰阳关穴，在与腰阳关穴相平左右各旁开 3.5 寸处取穴
【保健功效】	腰眼穴对腰痛、腹痛、尿频、遗尿、消渴有很好的治疗作用
【注意事项】	①按揉时力度要缓和、适中 ②每天施治时间 3 ~ 5 分钟即可，每日 2 ~ 3 次

四花穴：补益虚损，滋阴除烦

四花穴其实就是"胆俞"和"膈俞"。胆俞在第十胸椎棘突下两旁各 1.5 寸，膈俞就在第七胸椎旁开 1.5 寸，一共四个穴。

四花穴有什么作用呢？它可以治疗"五劳七伤、气虚血弱、骨蒸潮热、咳嗽痰喘、尪羸痼疾。"

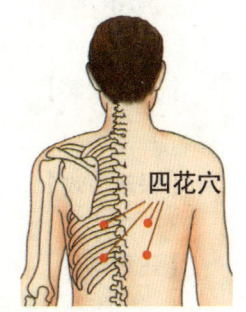

四花穴

五脏中的任何一脏生病，拖久了，就成了难治的慢性病，称为"劳"。五脏都可能得劳病，就是"五劳"。人的情绪也可以导致疾病发生，当情绪太过度时，就能致"虚损"；虚损会伤到"精、神、魂、魄、智、意、志"等，叫作"七伤"。四花穴就可以被用来治疗"五劳七伤"。

四花穴还可以治气虚血弱、骨蒸潮热、咳嗽痰喘。得了慢性的劳病，就会气虚。尤其是阴虚的病人，常会有下午发热的现象，叫作"潮热"，用温度计量出来的温度并不很高，可病人自己却会觉得非常热，好像从骨头里散出来似的，所以叫"骨蒸"。四花穴也可以治"尪羸痼疾"，尪羸，就是人病了，很瘦、很弱，多半和他的慢性的、久而不愈的病有关。

四花穴	
【穴位位置】	此穴位于背部，在第七、第十胸椎棘突下旁开 15 寸。取穴：患者取坐位或侧卧位或俯卧位，在膈俞和胆俞穴处取穴
【保健功效】	此穴可治疗咳嗽、哮喘、咯血、虚弱羸瘦、骨蒸潮热等
【注意事项】	①按揉时力度要缓和、适中 ②每天施治时间 3～5 分钟即可，每日 2～3 次

痞根穴：健脾和胃，理气止痛

痞根穴出自《医学入门》这本书。痞，就是指痞块，也就是说腹内肿大的器官或者其他的异常包块，如肝大、脾大，泛称痞块。此穴有治疗肝脾等肿大的器官或组织的作用，有如截断痞块根部，因此叫作痞根。

痞根穴在人体的腰部，在第一腰椎棘突下旁开 3.5 寸处。痞根穴的主治病症包块各种痞块，肝大、脾大，疝痛，腰痛，肠炎，咳逆等。在治疗痞块的时候，可以配合脾俞穴，血海穴一起使用，这样效果会更好。

因为这个穴位正好在背部，所以自己按摩有点困难，可以请家人帮忙。家里如果有艾条的话，也可以用灸法来治疗。

痞根穴

痞根穴	
【穴位位置】	痞根穴位于腰部，第一腰椎棘突下，左右旁开 3.5 寸处，左右各一，共有两穴。取穴：患者取俯卧或侧卧位，在第一腰椎棘突下旁开 3.5 寸处取穴
【保健功效】	痞根穴对胃痉挛、胃炎、胃扩张、肝炎、肝大、脾大、腰肌劳损、肾下垂有很好的治疗作用
【注意事项】	①按揉时力度要缓和、适中 ②每天施治时间 3～5 分钟即可，每日 2～3 次

肠风穴：祛风止血，补益肾精

肠风穴

在中医里，有"肠风下血"这样一个词。其实肠风是中医的一个名词，是以便血为主证的疾病，包括痔疮、肛瘘等多种因素引起的便血，其病因或为风，或为冷，或为湿热。虽然病因不尽相同，但因为有着共同的表现，它们都叫作肠风。

痔疮为临床常见病、多发病，多为局部气血不畅，血液回流受阻，邪热与瘀血互结，日久不断郁结而成。刺络拔罐是一种治疗痔疮的常见方法，效果还不错。需要提醒大家注意的是，痔疮的发生不是一天两天的事，因此，治疗的时候，也不是一次两次就能治好的。在平时，痔疮患者还要注意，不要吃那些辛辣刺激性的食物，多吃蔬菜水果，或是其他纤维素含量较高的食物，保持大便通畅。保持一个良好的饮食和排便习惯，对于痔疮的预防和治疗，都有着很重要的意义。

便血是肠风这个穴位的主要治疗疾病之一，此外，肠风穴还可以治疗腰痛，以及遗尿、遗精等其他疾病。

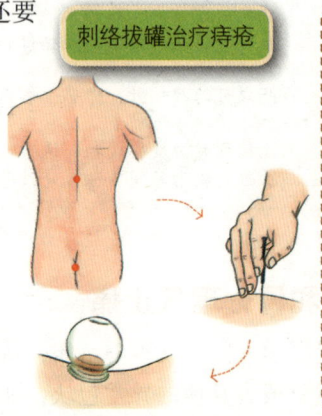

刺络拔罐治疗痔疮

取督脉上的长强和脊中这两个穴位，用梅花针在这两个穴区叩击，直径约 3 厘米大小就可以了，再拔罐 10 分钟。取经外奇穴肠风穴，艾条灸之，每次灸 5 壮。治疗时 7 天 1 次，3 次为 1 疗程。治疗痔疮的其他方法在这里就不再介绍了

肠风穴	
【穴位位置】	肠风穴在腰部，当第二腰椎棘突下，后正中线旁开 1 寸处。取穴：患者取俯卧或侧卧位，在第二腰椎棘突下旁开 1 寸处取穴
【保健功效】	肠风穴对小儿饮水不歇、黄疸、肠风下血、痔疮、腰痛、遗尿、遗精等有治疗效果
【注意事项】	①按揉时力度要缓和、适中 ②每天施治时间 3～5 分钟即可，每日 2～3 次

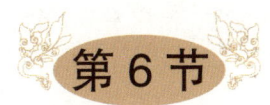

第 6 节
上肢部经外奇穴

十宣穴：清热开窍，祛火散瘀

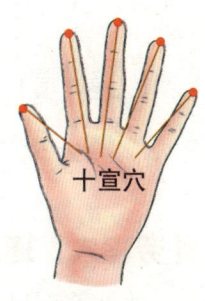

急救的常用穴位十宣穴，在手的末端，左右两只手一共有十个穴位，因此称为"十宣穴"。

十宣穴可以清热开窍，用于急救，以及急性热病。所以大家一定要记好它们的位置，在十个手指的尖端，距离指甲游离缘 0.1 寸的地方。如果您碰到有人突然晕倒，可以先掐水沟穴（人中），然后掐十宣穴。如果有条件，也可以在十宣穴点刺放血。在掐这些穴位的同时，可以拨打 120 急救电话。

十宣穴	
【穴位位置】	十宣穴在手十指尖端，距指甲游离缘 0.1 寸，左右两手共十个穴位。取穴：手心向上，十指微屈微取穴
【保健功效】	①十宣穴用于急救：如昏迷、休克、中暑、癫症、惊厥等 ②用于各种热证：如急性咽喉炎、急性胃肠炎、高血压、手指麻木等
【注意事项】	①按揉时力度要缓和、适中 ②每天施治时间 3～5 分钟即可，每日 2～3 次 ③针刺放血的时候，注意消毒，避免感染

四缝穴：消食导滞，祛痰化积

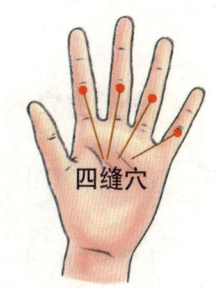

四缝穴是经外奇穴，位于第 2 至第 5 指掌面，第 1、2 节横纹的中央。每个手上有四个穴，而且正好是在横纹上，就好像是在缝隙上，因此，它们被称为四缝穴，不过也有人把它称作四横纹穴。四缝穴有健脾行气消食、活血消瘀止痛、调节阴阳平衡、增强免疫力、促进生长发育等功效。对于治疗胃脘痛、腹痛、腹胀、咽痛、恶心呕吐、消化不良、呃逆、中暑、发热、感冒哮喘、小儿惊风等症均有奇效。还有人发现四缝穴也可治疗失眠、神经衰弱、痈疮疖肿、痛风、月经不调等疾病。

用针点刺皮肤，肯定是会引起疼痛的，为缓解疼痛，在穴位上下用绳捆紧，用安尔碘消毒后，一手扶住手指，另一手快速点刺。点刺深浅根据年龄、体质决定，刺后用双手挤出少许血液或淋巴液即可。如遇高热，可多挤出些血液，至血液变红为止。一般1周2次，重者可每日1～2次，治疗5～7次为一疗程。

四缝穴	
【穴位位置】	四缝穴在手第2～5指掌侧，近端指间关节的中央，一侧四穴，左右手共八穴。取穴：仰掌伸指，当手第二至第五指近端指间关节处取穴
【保健功效】	四缝穴对小儿疳积、腹泻、百日咳、气喘、咳嗽等呼吸系统疾病，以及蛔虫病有很好的治疗效果
【注意事项】	①按揉时力度要缓和、适中 ②每天施治时间3～5分钟即可，每日2～3次 ③点刺治疗疾病的时候，注意消毒，避免感染 ④如有出血倾向或病人是血液病患者，则应禁刺

外劳宫穴：通经活络，祛风止痛

外劳宫穴是和平时常说的劳宫穴相对的，劳宫穴在手心，外劳宫穴在手背上。

外劳宫穴和内劳宫穴一起，可以治疗头痛、腹痛、腹泻、潮热等疾病。外劳宫穴还可以治疗颈部的各种不适，比如颈椎病、落枕等。

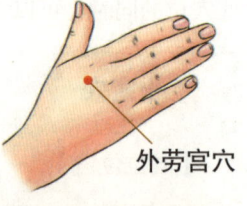

外劳宫穴

> 按摩的时候，注意用力要适当，一定不要用力过大，老年人很可能出现骨折。按摩的力度也不能过小，否则不能对身体形成一定的刺激，按摩也就无法起到相应的作用了

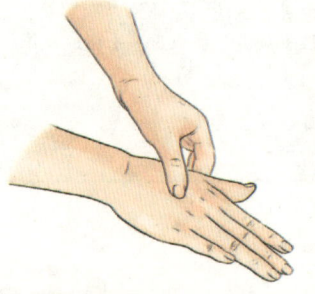

> 在按摩的时候，每个穴位的按摩时间不必过长，3～5分钟就足够了。每天根据自身情况，按摩1次、2次、3次均可。但没有必要一天到晚总是按摩穴位，这样会使身体产生适应性，这种持续的刺激就不能使身体内部产生相应的变化，也就失去了按摩的作用

外劳宫穴	
【穴位位置】	外劳宫穴在手背侧，第二、三掌骨之间，掌指关节后0.5寸。取穴：患者伏掌取穴
【保健功效】	外劳宫穴对颈椎病、落枕、偏头痛、腹痛、腹泻、消化不良有很好的治疗效果
【注意事项】	①按揉时力度要缓和、适中 ②每天施治时间3～5分钟即可，每日2～3次

二白穴：调和气血，提肛消痔

得了痔疮，很多人认为"十人九痔，无须去治"，其实这是不对的。痔疮以出血和便秘为主要症状，可能会引起贫血，诱发感染，较严重者会导致或诱发心脑血管疾病，尤其是老年患者，如患痔疮会产生心理压力，不敢上厕所，长此下去会加重便秘，当排便发生困难时，患者用力屏气，可使心跳加快，造成脑血管破裂，引起脑出血或脑栓塞；如果出现内痔嵌顿，疼痛还可诱发心绞痛发作；如有血栓形成，可引发肺栓塞。因此，得了痔疮也应该采取相应的治疗措施。

二白穴

以中医理论为基础，通过对穴位的自我按摩，就可以轻松进行自我治疗，解决这难言之隐。按摩次髎、长强、会阳、承山、二白这几个穴位，能疏导经气而消瘀滞，其中二白为治疗痔疮的一个很有效的穴位，在按摩时一定要重点按摩。

二白穴	
【穴位位置】	二白穴在前臂掌侧，腕横纹上 4 寸，桡侧腕屈肌腱的两侧，一侧一穴，一臂二穴。取穴：患者伸臂仰掌，于曲泽与大陵穴连线中 1/3 与下 1/3 交界处，桡侧腕屈肌腱左右两侧各 1 穴
【保健功效】	二白穴可治疗脱肛、痔疮等疾患
【注意事项】	①按揉时力度要缓和、适中 ②每天施治时间 3 ~ 5 分钟即可，每日 2 ~ 3 次

端正穴：镇静降逆，补气升阳

端正穴这个穴位也是一个经外奇穴，在手背上，中指指甲根两侧。端正这个穴位的功用有很多，比如说可以镇静降逆，也能提升阳气，可以说攻补兼备。端正穴就好像是一名能文能武的大将，在医生的指挥下，发挥它的作用。

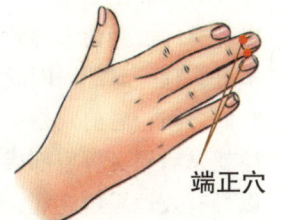

端正穴

端正穴	
【穴位位置】	中指甲根两侧赤白肉际处，桡侧称左端正，尺侧称为右端正。取穴：患者手背向上，在手中指指甲根两侧赤白肉际处取穴
【保健功效】	端正穴可治疗目斜视、吐、泄泻、消化不良等消化系统疾病
【注意事项】	①按揉时力度要缓和、适中 ②每天施治时间 3 ~ 5 分钟即可，每日 2 ~ 3 次 ③在用指甲按压的时候，注意力度，对小孩不要用力过猛

八关穴：祛风通络，清热解毒

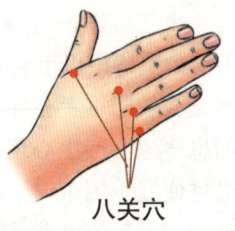

八关穴

八关穴是手上的经外奇穴，这个名字也许有的人不是很熟悉，但是如果说八邪穴，相信很多人就会听说过了。

八关穴主要用来治疗手指、手关节肿胀、疼痛、麻木、屈伸不利等手部的疾患。比如说脑梗死或者脑出血，很容易出现偏瘫的现象，如果恢复不好，可能对日后的生活有很大影响，严重的甚至生活不能自理，对自己和家人来说，都有很多不便；八关这个穴位，对中风后手足拘挛有特效。因此，得了脑血管病以后，一定要坚持按摩八关穴，或者配合针灸，促进康复。

八关穴	
【穴位位置】	八关穴位于手背，相邻两指之指蹼缘。左右手各四穴，双手共八穴。取穴：患者微握拳，在手指背侧，第一至第五指间，指蹼缘后方赤白肉际处取穴
【保健功效】	八关穴可治疗指关节疾病，手指麻木、头痛、咽痛、眼睛疼痛、疟疾，发热性疾病
【注意事项】	①按揉时力度要缓和、适中 ②每天施治时间3～5分钟即可，每日2～3次 ③点刺治疗疾病的时候，注意消毒，避免感染 ④如有出血倾向或血液病，则应禁刺

肩前穴：舒筋通络，活血止痛

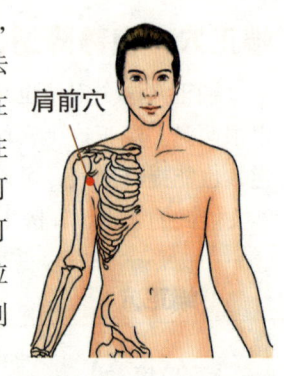

肩前穴

肩周炎是中老年人比较常见的一种疾病，多发于男性，出现肩周炎会让人感到活动十分不便，严重的甚至双臂无法举过头顶。肩部周围的穴位都是针对肩周炎的有效穴位，在它们之间，肩前穴是一个非常突出的穴位。肩前穴的位置往往就是肩周炎等肩部疾病容易疼痛的地方，刺激这个穴位可以最有效地缓解疼痛，而其他一些肩部的疼痛，肩前穴也可以很好地发挥作用。曾经有一些人按照经络的阿是穴来定位肩前穴，但是发现这个穴位确实能对肩部的所有疼痛都起到作用。所以最终还是将肩前穴定义为经外的奇穴。

有一些老年人由于年纪比较大，全身的骨骼发生了一定的退化，导致手臂和双腿活动出现微微的障碍，在这种情况下，选择肩前穴也可以帮助恢复运动的功能。现代研究发现，肩前穴的作用并不是仅仅局限在肩部，而是对四肢都有不错的作用。在生活中，自己找到肩前穴，每天进行按压，让穴位得到一定的刺激，就可以达到无病强身的效果。

肩前穴	
【穴位位置】	肩前穴在肩部，在腋前的褶皱顶端，与肩髃穴连线的中点上就是肩前穴。取穴时采取正坐的姿势，自然下垂双臂，在腋前的褶皱顶端取穴
【保健功效】	肩前穴可缓解肩臂疼痛、手臂不能上举的病症
【注意事项】	①按揉时力度要缓和、适中 ②每天施治时间3～5分钟即可，每日2～3次

板门穴：健脾和胃，消食化滞

板门穴是小儿推拿中常用的穴位。揉板门能健脾和胃、消食化滞、运达上下之气，常用于小儿乳食停滞、食欲不振、腹泻、呕吐等症，而且一般多与推脾经、运八卦等治疗手法相结合。有些医家认为此穴为脾胃之门，调理脾胃之门使脾胃纳运配合、升降相因、燥湿相济，使清阳得升，浊阴得降，所以按揉板门穴可以使恶心、呕吐、腹泻等症状得以改善或消除。

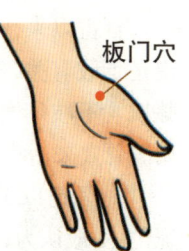

板门穴

板门穴可以治疗恶心呕吐等症状，因此有人进行研究，发现板门穴还可以用来治疗晕动症。

晕动病是临床常见的一种在特殊情况下，如乘车、乘船、乘机时突然出现以眩晕、恶心、呕吐、四肢无力等为主要症状的综合征。很多人一旦乘车，必然晕车，使用西药茶苯海明、甲氧氯普胺、东莨菪碱等，或用人们常说的内关、合谷等穴位掐揉，有的时候并不能取得很好的效果，这使得他们对于乘坐车船心怀恐惧。在这里向患有晕动症的朋友推荐按揉板门穴的方法。

晕车晕船按揉板门穴

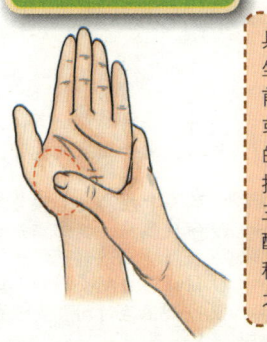

具体操作方法：在乘坐车、船等交通工具前半小时按揉板门穴，或在乘坐之时用两手的拇指指腹，交替按揉板门穴半小时，揉三按一，揉按之处有酸胀感为度。运用此种方法，可帮助晕车之人减轻旅途的痛苦

板门穴	
【穴位位置】	板门穴位于手掌部，第一掌骨基底桡侧缘内1寸处。左右手各一穴。取穴：在手掌侧大鱼际平面中央取穴
【保健功效】	①乳食停积、食欲不振、腹泻、呕吐等 ②牙痛、咽痛、扁桃体炎等 ③气短、气促等
【注意事项】	①按揉时力度要缓和、适中 ②每天施治时间3～5分钟即可，每日2～3次

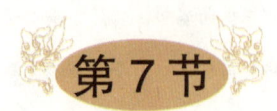

第 7 节

腿部经外奇穴

髋骨穴：祛风除湿，舒筋活络

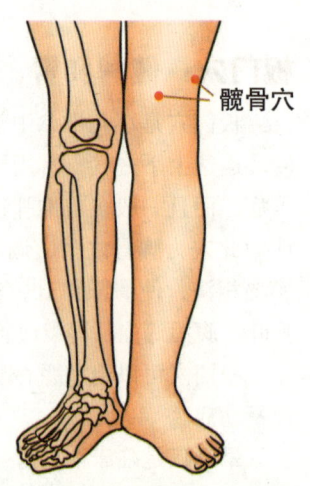

髋骨穴

自古以来，髋骨穴主治的疾病，主要与膝关节或者说是下肢有关，比如说膝关节红肿疼痛、历节风痛、鹤膝风、下肢痿弱无力、瘫痪、脚气等下肢疾患，都可以用髋骨穴来治疗。

中医把以关节肌肉疼痛为特征的疾病，称为"痹证"。一般认为，痹证的发生与身体肝肾不足，并且感受风寒湿热等邪气有关。痹证总的来讲是虚实错杂的疾病，如果想彻底治愈，必须进行正规治疗，坚持按医嘱服药，不可自行停药、减药，以免发生意外。

髋骨穴	
【穴位位置】	髋骨穴在大腿前面下部，当足阳明胃经梁丘穴两旁各1.5寸处，一侧两穴。取穴：患者正坐或仰卧，在大腿前面，梁丘穴旁1.5寸处取穴
【保健功效】	①膝关节疾患，如膝关节疼痛、膝部红肿等 ②中风偏瘫、腿疼痛无力等
【注意事项】	①按揉时力度要缓和、适中 ②每天施治时间 3 ~ 5 分钟即可，每日 2 ~ 3 次

陵后穴：舒筋通络，理气止痛

陵后穴是下肢的一个经外奇穴，位于小腿外侧，在阳陵泉穴后方，也就是腓骨小头后缘下方凹陷处。

陵后穴正好位于膝关节附近，因此，它的治疗范围主要是和下肢有关的一些疾病。比如说，膝胫酸痛、坐骨神经痛、下肢麻痹、足下重、足内翻等，都在它的主治范围之内。

足内翻多出现于中风急性期后，是中风偏瘫患者在恢复期及后

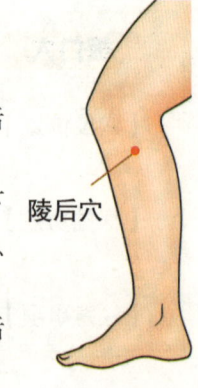

陵后穴

遗症期常见的临床表现之一，也是致残的主要原因，对患者的运动功能及日常生活有着很大的影响。现代医学认为中风后足内翻，多由肌肉牵张反射的控制紊乱所致，患侧下肢内侧肌肉发生痉挛，张力增高，而患肢外侧肌张力降低，发生迟缓，造成患肢内外两侧肌肉的肌张力不对称，因此出现脚不能平放而内翻的现象。

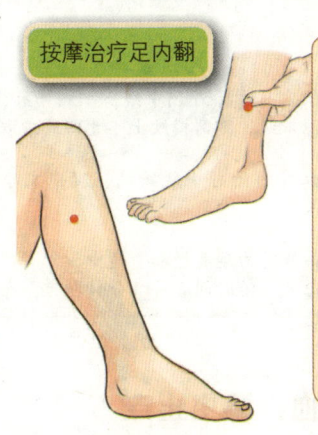

按摩治疗足内翻

中医学认为，足内翻多是由于气血运行不畅，经络阻滞，筋脉失养，以致肢体内侧拘急而外侧弛缓而发生的。在治疗足内翻的时候，可以选用陵后穴与悬钟穴一起来治疗。通过这两个穴位，可以刺激相应的肌肉，使足外翻，从而纠正足内翻。一般来说，病程越短，足内翻纠正疗效越好；病程越长，足内翻纠正的疗效越差

陵后穴	
【穴位位置】	陵后穴位于小腿外侧，在阳陵泉穴后方，当腓骨小头后缘下方凹陷处。取穴：患者侧卧或正坐垂足取穴
【保健功效】	陵后穴对治疗各种下肢疾患，如膝胫酸痛、坐骨神经痛、下肢麻痹、足下重、足内翻、胸胁痛有很好的疗效
【注意事项】	①按揉时力度要缓和、适中 ②每天施治时间3～5分钟即可，每日2～3次

关仪穴：温里散寒，理气止痛

关仪穴虽然也在膝关节附近，但是它的主治功用却不是治疗下肢疾患，也不是治疗膝关节的各种疾病，而是治疗肚子疼。不论男女老幼，如果有肚子疼的毛病，可以用关仪穴来治疗。不过，需要提醒大家的是，这个穴位治疗的肚子疼，主要以受凉引起的为主。对于由火热引起的肚子疼，效果可能就没有那么好了。

关仪穴有温里散寒、理气止痛的作用，对于小腹绞痛，女性痛经、盆腔炎等疾病都有很好的疗效。为了增强关仪穴温里的作用，除了做按摩以外，还可以配合艾灸的方法。

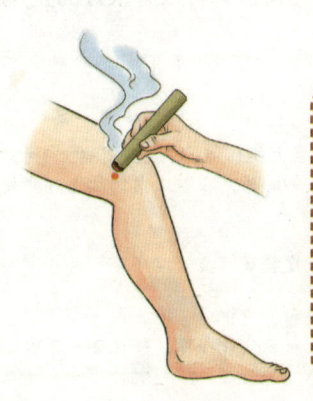

艾灸关仪止腹痛

操作方法：可以将艾卷点燃，然后在穴位局部进行回旋灸或者雀啄灸等施灸手法，每次灸10分钟左右即可。同时，对于腹痛的患者，除了选用关仪穴之外，还可以配合足三里等其他相关穴位，这样效果更好

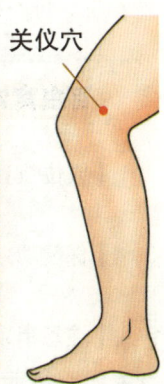

关仪穴

关仪穴	
【穴位位置】	关仪穴位于膝外侧中线，平腘横纹上1寸处。取穴：正坐或直立，于膝外侧中线，腘窝横纹上1寸凹陷中取穴
【保健功效】	关仪穴对治疗小腹绞痛、腹中寒冷、腹泻、痛经、盆腔炎等有很好的效果
【注意事项】	①按揉时力度要缓和、适中 ②每天施治时间3～5分钟即可，每日2～3次

百虫窝穴：祛风活血，驱虫止痒

百虫窝穴属经外奇穴，出自明代的《针灸大全》。本穴治疗各种因虫邪侵袭之病，有如直捣百虫之窝穴，因而得名。它还有两个别名，即血郄，或者百虫窠。

很多人都有皮肤瘙痒的苦恼，老年人有这个问题的更多，尤其是到了冬季，寒冷干燥的天气往往会让人更加痛苦，因为瘙痒，不断用手去抓，有的甚至会抓破皮肤。其实，中医就有一个简单的方法对防止皮肤瘙痒很有益处——点"百虫窝"。

百虫窝穴

我们经常形容痒的感觉像小虫子在身上爬一样，这里是"一百条虫子的窝"，用力点按可以止痒。百虫窝穴，在足太阴脾经的循行线上，临近血海穴。痒属风症，位置不定，反复发作，按此穴可以活血止痒，这就是中医所讲的"血行则风自灭"。

百虫窝这个穴位主治的病症有很多，中医认为凡是和风、虫等有关的疾病，如皮肤瘙痒症、荨麻疹、风湿痒疹、阴囊湿疹、下部生疮、蛔虫病、膝关节病、肾脏风疮、产后风等，都可以用它来治疗。百虫窝这个穴位就在膝关节附近，按摩起来也比较方便，可以每天按摩，尤其是在冬季，坚持按摩可以有很好的止痒效果。

百虫窝穴	
【穴位位置】	百虫窝穴在屈膝，在大腿内侧，髌底内侧端上3寸（血海穴上1寸）。取穴：患者取正坐屈膝或仰卧位，在髌底内侧端上3寸处取穴
【保健功效】	①蛔虫病 ②荨麻疹、风疹、皮肤瘙痒症、湿疹等
【注意事项】	①按揉时力度要缓和、适中。 ②每天施治时间3～5分钟即可，每日2～3次

膝眼穴：活血通络，疏利关节

很多人随着年龄的增长，会逐渐出现腰腿疼的毛病，有的老年人甚至会因为疼得太厉害，无法正常活动。遇到这样的情况不用着急，如果出现了腿疼，尤其是膝关节的疼痛，不能屈伸，都可以通过按摩膝眼穴来治疗。

其实，不仅仅是老年人的膝关节疼痛可以用膝眼穴来治疗，其他因素引起的膝关节疼痛，膝眼穴一样可以治疗。常见的膝关节疼痛的原因还有膝关节的外伤、风湿性关节炎、类风湿性关节炎、强直性脊柱炎、反应性关节炎、更年期关节炎等。

需要提醒大家的是，如果关节疼痛是外伤引起的，一定要及时去医院就诊，排除骨折的可能，切不可自行按摩，否则可能不但没有好的效果，反而会使病情加重，或者耽误治疗的时机。

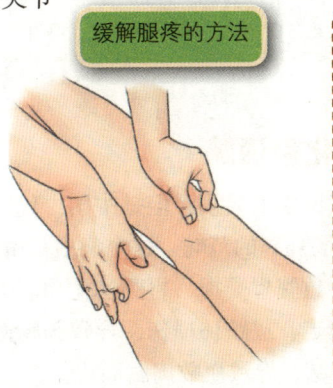

缓解腿疼的方法

按摩方法：可以同时用手的拇指和示指，放在内膝眼和外膝眼的位置，两指相对用力，按揉内外膝眼穴。除了按摩膝眼穴以外，还可以配合膝关节周围的其他穴位，如血海、梁丘、足三里、阴陵泉、阳陵泉等穴位。按摩时，每个穴位揉100次左右。如果疼痛比较严重，可以早晚各按摩一次。也可以根据个人时间，灵活安排，但不必次数过多，时间过长

膝眼穴	
【穴位位置】	膝眼穴位于屈膝时髌韧带两侧凹陷处，在内侧的称内膝眼，在外侧的称外膝眼。取穴：患者屈膝取穴
【保健功效】	膝眼穴可以治疗各种原因引起的膝关节病、髌骨软化症。老年人经常按摩此穴，可以起到预防保健的作用
【注意事项】	①按揉时力度要缓和、适中 ②每天施治时间 3 ～ 5 分钟即可，每日 2 ～ 3 次

胆囊穴：利胆通腑，理气通络

胆囊穴在小腿上，顾名思义，它可以用来治疗和胆囊有关的一些疾病，比如说胆囊炎、胆石症、胆道蛔虫症、胆绞痛等胆道疾病。另外，胆囊穴因为在小腿上，所以可以治疗腰腿痛、下肢疼痛、活动不利、酸软无力等。除此之外，它还可以治疗胸胁疼痛、慢性胃炎、口眼歪斜、耳聋等疾病。

在应用胆囊穴治疗急性胆囊炎的时候，可以独取胆囊穴。但是，在治疗其他胆囊疾病的时候，也可以配合其他穴位一起来用，这样可

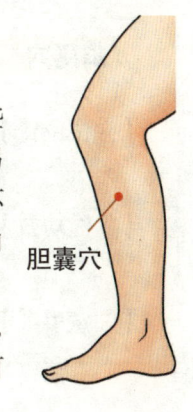

胆囊穴

以增强疗效。比如说，治疗胆石症、胆绞痛，除选用胆囊穴外，还可以配合内庭、公孙、三阴交等穴位；要治疗胆道蛔虫症的话，可以用胆囊穴透阳陵泉，迎香穴透四白穴，并选用巨阙、内关、合谷等穴位一起治疗。

胆囊穴	
【穴位位置】	胆囊穴在小腿外侧，腓骨小头前下方凹陷处直下2寸。取穴：患者取正坐位或侧卧位，于阳陵泉直下2寸左右之压痛最明显处取穴
【保健功效】	胆囊穴可以治疗胆道感染、胆道蛔虫、胸胁痛、下肢麻痹、耳聋
【注意事项】	①按揉时力度要缓和、适中 ②每天施治时间3～5分钟即可，每日2～3次

阑尾穴：清热解毒，化瘀通腑

阑尾炎这个名词是现代医学的名词，但是中国古代医家对这个病也有自己的认识，它属于"肠痈"的范畴。这个病多是由于进食厚味、恣食生冷和暴饮暴食等，导致脾胃受损，胃肠运化功能失常，气机壅塞而成；或因饱食后急暴奔走，或跌仆损伤，导致肠腑血络损伤，瘀血凝滞，肠腑化热，瘀热互结，导致血败肉腐而成。

大家都知道，得了急性阑尾炎，是有可能出现肠穿孔的，它属于急腹症的范畴，需要赶紧做手术。有的人得了急性阑尾炎，但是病情没有那么严重，可以通过内科保守治疗来解决。也有的人是得了慢性阑尾炎，结果很容易出现肚子疼，影响正常生活和工作。

阑尾穴

对于急性阑尾炎，大家最好还是赶紧到医院就诊，采取相应的治疗措施。对于慢性阑尾炎患者，平时在生活中要注意饮食方面清洁卫生，而且要有节制，注意增强体质。除此以外，这些患者朋友可以平时多做自我按摩。

阑尾穴	
【穴位位置】	阑尾炎在小腿前侧上部，当犊鼻下5寸。胫骨前缘旁开一横指。取穴：患者正坐位或仰卧屈膝，于足三里与上巨虚两穴之间压痛最明显处取穴
【保健功效】	①急、慢性阑尾炎 ②消化不良，慢性胃炎，恶心呕吐，急、慢性肠炎等 ③下肢瘫痪
【注意事项】	①按揉时力度要缓和、适中 ②每天施治时间3～5分钟即可，每日2～3次

八风穴：祛风通络，清热解毒

八风穴在脚背上，就是脚趾缝的位置，一个脚上有四个脚趾缝，也就是有四个穴位，左右两只脚一共有八个穴位，因此被称为"八风穴"。

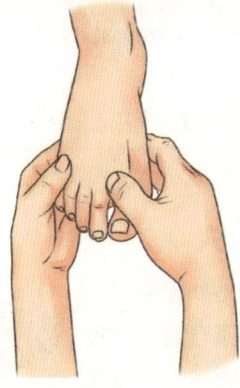

由于脚趾缝这个位置比较小，如果用手指按摩，不太好用力，对穴位的刺激不够大，这样就起不到相应的治疗作用。因此，刺激该穴位可使用牙签、笔尖等物品，这样面积较小，相对来说刺激就会强一些。但是要注意不要过于追求刺激强度，千万不要刺破皮肤

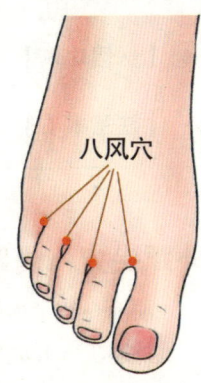

八风穴

八风穴主要用来治疗牙痛、胃疼、足部肿痛，以及月经失调等月经病。

八风穴	
【穴位位置】	在足背侧，第一至第五趾间，趾蹼缘后方赤白肉际处，一侧四穴，左右共八个穴位。取穴：患者取正坐位或仰卧位，于足五趾各趾间缝纹头尽处取穴
【保健功效】	①牙痛、胃痛、足跗肿痛 ②月经不调等
【注意事项】	①按揉时力度要缓和、适中 ②每天施治时间3～5分钟即可，每日2～3次

内踝尖穴：舒筋活络，解痉止痛

内踝尖穴

相信大家都能找到内踝尖这个位置，但是，肯定大多数人都不知道这里居然还有一个穴位，更不知道它有什么样的功效。

内踝尖这个穴位对腓肠肌痉挛有很好的疗效。对于腓肠肌痉挛这个病，也许有的人不知道到底是什么病，但是如果说腿抽筋，相信大家就都知道是什么病了，其实这就是同一个病的两种不同说法。一般人们认为老年人比较爱抽筋，这是由于他们缺钙。其实，不论是老年人还是年轻人，大家都有可能会遇到小腿抽筋的情况。比如说睡觉的时候没盖好被子，游泳前准备活动做得不够等，这些情况都有可能引起抽筋。如果是在游泳的时候，突然出现抽筋，还可能会有生命危险。因此，腿抽筋这个问题看似不大，但是却应该引起人们的重视。内踝尖这个穴位，有舒筋活络的作用，可以治疗腓肠肌痉挛。如果有人再遇到这样的问题，不妨试一试按摩内踝尖的方法来治疗。

内踝尖穴	
【穴位位置】	内踝尖在足内侧面，内踝的凸起处。取穴：患者取正坐位或侧卧位，于内踝的凸起处取穴
【保健功效】	内踝尖对治疗牙痛、腓肠肌痉挛有很好的疗效
【注意事项】	①按揉时力度要缓和、适中 ②每天施治时间 3～5 分钟即可，每日 2～3 次

外踝尖穴：内踝尖穴的"双胞胎"穴

外踝尖穴

前面介绍了内踝尖穴，与之相对应的就是外踝尖穴。

外踝尖穴和内踝尖穴不但位置相近，其实它们两个穴位功用主治完全一样，都可以舒筋活络，都能治疗牙痛及腓肠肌痉挛。它们两个就好像是双胞胎兄弟一样，虽然名字不同，但是脾气秉性却是完全一样的。因此，在平时按摩的时候，也可以这两个穴位一起按摩，让双胞胎兄弟一起工作，可以起到更好的作用。

按摩的时候，可以适当稍用些力，因为这里正好是骨头的位置。当然也不必用很大的力量。用力的程度没有一个严格的标准，可以根据自己的感觉来定。如果感到不是很疼，也不是只是在揉搓皮肤，那就可以了。其实，在对穴位进行按摩的时候，大多数穴位

双穴按摩方法

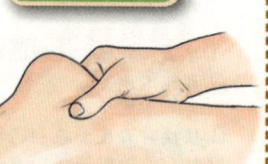

按摩方法：用两只手的手指，同时放在同一只脚的内踝尖穴和外踝尖穴上，然后两侧的手指相对用力，一起顺时针或者逆时针揉动，这样就可以起到对穴位的刺激作用

基本上都可以采取这个力度标准，既有一定的渗透力，能作用于内部，起到一定的刺激作用，又不是十分生硬，让人无法接受。

每次按摩的时间，也可以根据个人情况灵活掌握。一般而言，每次 3 分钟左右，每天 2 次就可以了。当然，如果病情较重，也可以适当延长时间，或者增加按摩次数。

外踝尖穴	
【穴位位置】	外踝尖穴在足外侧面，外踝的凸起处。取穴：患者取正坐位或侧卧位，于外踝的凸起处取穴
【保健功效】	外踝尖对治疗牙痛、腓肠肌痉挛有很好的疗效
【注意事项】	①按揉时力度要缓和、适中 ②每天施治时间 3～5 分钟即可，每日 2～3 次

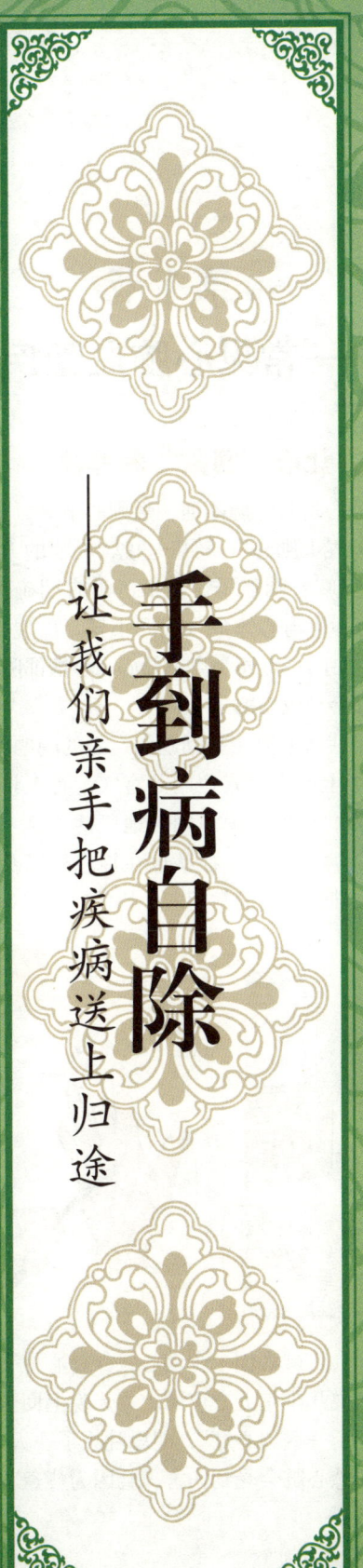

第四章

手到病自除

——让我们亲手把疾病送上归途

第 1 节

心静脑清——常见心脑血管疾病穴位疗法

心慌、头晕按劳宫，让心"回家"养养神

《黄帝内经》中说："心痹者，脉不通，烦则心下鼓，暴上气而喘，嗌干善噫，厥气上则恐"。意思是说，心痹的人，血脉不通，容易心烦，气喘，咽喉干燥。中医没有明确的"心悸"一说，但这里的心痹与心悸症状大同小异。出现心痹的原因有很多，但最重要的一点还是离不开心，心情郁闷，心失所养，心气不足，都会导致心痹。

我们知道，心包经是代替心脏主持问题的，心的问题首先就找心包经。在心包经上有一个穴位叫劳宫穴，有人将劳宫称作心脏休息的宫殿，确实是简单明确地概括了这一含义。古代医家一直将劳宫穴的主治症状放在神志病以及心病方面，它是临床解决神志疾病的常用穴、特效穴。

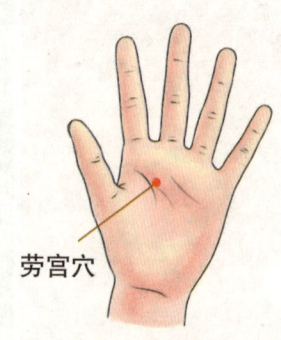

劳宫穴

劳宫穴在我们的手心，位置很好找，将手握拳，中指尖所指向的位置即是

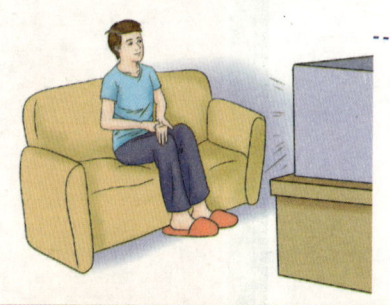

心包经的工作时间是 19 ~ 21 点，也就是我们常说的电视黄金档，这时候最好停下所有的工作，和家人一起看看电视，一边看一边按摩劳宫穴，刺激 10 分钟是最好的

按摩劳宫穴

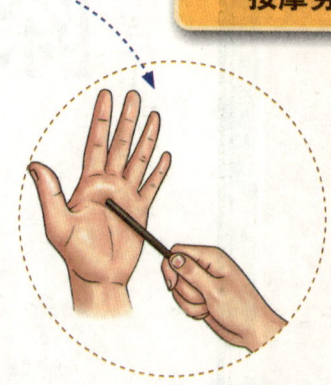

如果用手觉得很累，也可以找个钝一点的硬物，如筷子、笔头，但一定不要伤到手

几乎所有的养生书都会告诫人们：少动心，保持心境平和。道理谁都知道，可要想做到，对于尘世之人来说几乎是天方夜谭。每天晚上回到家里，好好地按摩一下劳宫穴，就好像为心脏打开了一盏"心灯"，胡思乱想了一天之后，在这温暖的"灯光"之下好好休息一番，又何愁心脏会受到伤害，会因为疲惫、惊恐、紧张或者其他情绪而跳动不停，消极怠工呢？

对付心脑血管疾病，再探合谷穴

脑中风发病率和死亡率较高，常留有后遗症；近年来发病率不断增高，发病年龄也趋向年轻化，因此，是威胁人类生命和生活质量的重大疾患。

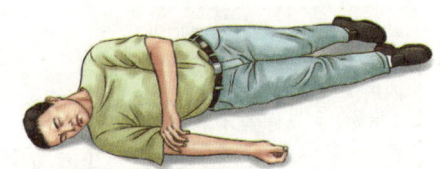

脑中风是以突然晕倒、不省人事，伴口角歪斜、语言不利、半身不遂，或不昏仆，仅以口歪、半身不遂为临床主症的疾病

中风前最明显的征兆在大便上。如果你心脑血管存在问题，或者血压偏高，忽然有一天，又出现了大便干燥，或者干脆就便秘了，这时就得非常小心，因为中风很可能马上就要光顾了，遇到这种情况千万不要惊慌，防患于未然的办法是：按揉合谷穴，也就是我们常说的"虎口"。

合谷穴治疗心脑血管疾病

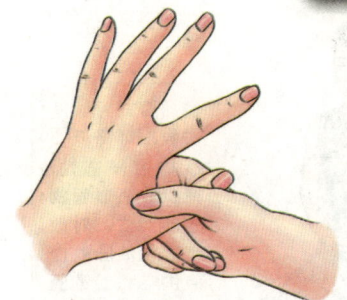

合谷穴是手阳明大肠经的原穴，揉合谷会泻掉大肠经的热，肺和大肠的气机顺畅了，肝火就会平下来，就不会出现与肝相关的那一系列病症了。中老年人应该随时注意观察自己的大便，从中获得大肠经上的消息

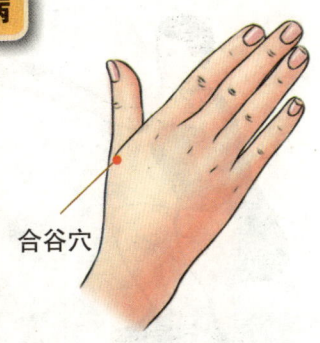

合谷穴

除了穴位调节，大家还要注意饮食。大便与饮食的关系最密切。首先，不要吃油炸食品，要多喝热粥，以确保肠胃中的津液充足。其次，要多吃水果蔬菜。在所有的水果中，我最推崇香蕉和柚子。香蕉可以软化大便，是通便的佳品；柚子的力量更强大，它甚至有催泻的功能。不过，不用害怕，柚子在这时候是不会泄掉人体元气的，而它泄掉的不仅是体内的粪便残渣，还有大肠里面的燥热。

治冠心病并非只靠药，按压内关也有效

冠心病是中老年人的一种常见病，是冠状动脉粥样硬化性心脏病的简称。它是由于脂肪物质的沉积，使冠状动脉管腔变窄或梗死，影响冠状动脉的血液循环，使心肌缺血、缺氧而出现的高血压、高血脂、内分泌失常的疾病，生气、劳累、紧张、失眠、过饥过饱、气候变化等，均可诱发本病。此外，本病也与遗传有关。按摩内关穴对症状的缓解和消除有一定的作用。

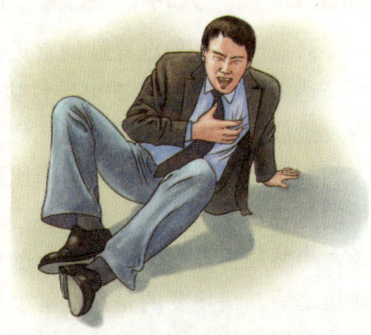

冠心病临床上主要表现为心绞痛、心律失常、心力衰竭，严重时发生急性心肌梗死或突然死亡（猝死）

按压内关穴缓解冠心病症状

具体操作方法：以一手拇指指腹紧按另一前臂内侧的内关穴位（手腕横纹上3指间处，两筋间），先向下按，再做按揉，两手交替进行。对心动过速者，手法由轻渐重，同时可配合震颤及轻揉；对心动过缓者，用强刺激手法。平时则可按住穴位，左右旋转各10次，然后紧压1分钟

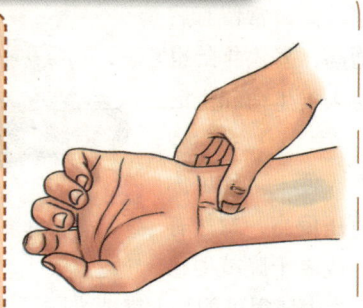

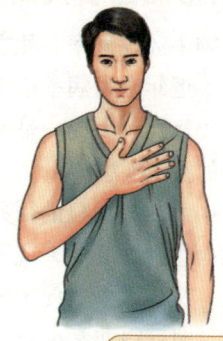

摸胸和拍心对于消除胸闷、胸痛有一定效果

调整心律小方法

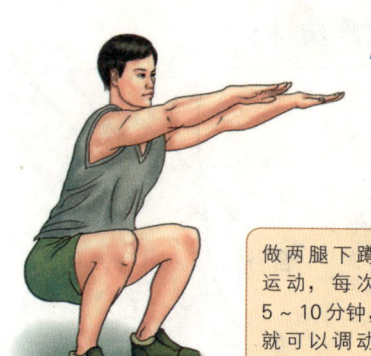

做两腿下蹲运动，每次5～10分钟，就可以调动全身经脉

增加腹式呼吸的次数，可降低交感神经兴奋性，减少收缩血管物质的产生，对改善冠状动脉的血液供应和促进侧支循环，有非常重要的作用

突发心律不齐时，拇指、示指同时从手掌的正、反两面按住劳宫穴，用力向下压，左右手交替进行，各60～80次，心律会很快恢复正常。

高血压——太冲、太溪、曲池是最好的降压药

高血压是一种世界性的常见疾病，世界各国的患病率高达10%～20%，并可导致脑血管、心脏、肾脏的病变，是危害人类健康的主要疾病。现在我国高血压患者大约有1亿多，大多在服用降压药。其实，高血压最可怕的是它带来的隐患，比如，心、脑、肾最容易受到波及，当然危害性最大的还是心脑血管病。所以，得了高血压之后，最重要的是从日常生活入手，防止疾病的进一步发展，控制好血压。这样的话，即使血压没有降到正常值，身体的各个器官也会适应这种状态，重新达到一种新的平衡，人一样能够健康地生活。

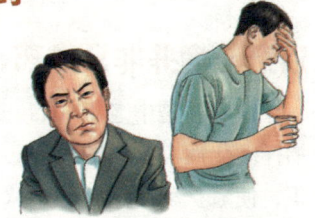

高血压一般分肝阳上亢和肝肾阴虚两种证型。肝阳上亢的人经常脸色发红，脾气也相对比较暴躁，特别容易着急，这种人血压的波动比较大。肝肾阴虚的人经常会觉得口渴、腰酸腿软、头晕耳鸣，一般血压波动不大

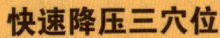

快速降压三穴位

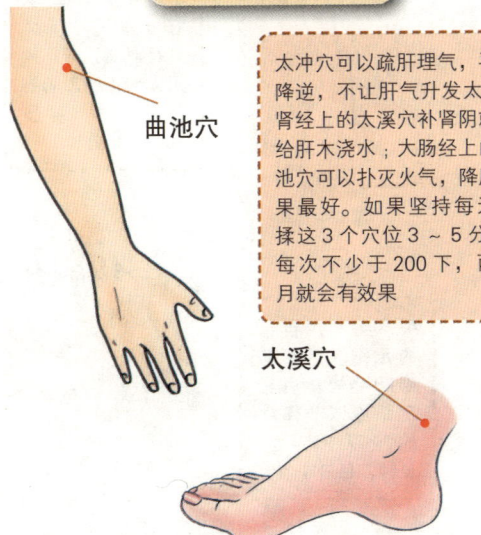

曲池穴

太冲穴可以疏肝理气，平肝降逆，不让肝气升发太过；肾经上的太溪穴补肾阴就是给肝木浇水；大肠经上的曲池穴可以扑灭火气，降压效果最好。如果坚持每天按揉这3个穴位3~5分钟，每次不少于200下，两个月就会有效果

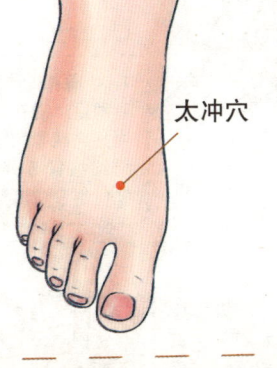

太冲穴

太溪穴

不管是什么证型，肝阳上亢或者肝肾阴虚，都是肝、肾两脏的问题，前者以实证为主，后者主要是肝肾阴虚。我们人体自身快速降血压的三个关键穴位——太冲、太溪和曲池

中药泡脚降压法

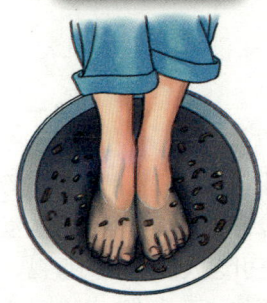

用中药泡脚也是比较简易有效的降压方法：取钩藤30克剪碎，放到盆里煮，不要大火，10分钟以后端下，稍微凉一点的时候加一点冰片，然后把双脚放进去，泡20分钟。长期坚持，就会有明显的降血压效果

在饮食上，高血压患者一定要戒掉一切寒凉的食物，多吃补肾、补肝的食品。平时保持心情舒畅、豁达，也能让心经、心包经畅通，有助于血压的控制。

总之，高血压是需要从日常生活入手精心调养的病，患者本人一定要多加注意。

低血压——足底按摩将血压升高

刚吃饱就想睡、刚睡醒就觉得累、心慌手脚冰冷……自我诊断既没发热又不是低血糖，跑到医院大夫让量血压，一量，低了。原来这些都是血压低惹的祸。

低血压是指成年人血压长期低于90/60mmHg的情况，中医认为低血压是脾肾阳气亏损所致，多见于脾胃虚弱者、脑力劳动者，或脆弱的老年心脏病人，因此在治疗上应注重温脾肾，升阳气。

足底按摩对于治疗低血压有较好的疗效，手法以轻揉为主，基本手法如下：

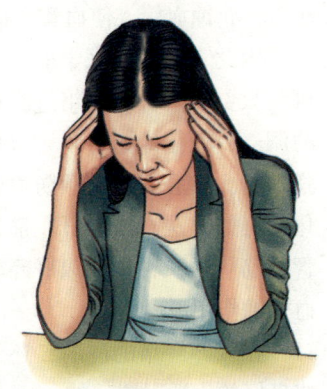

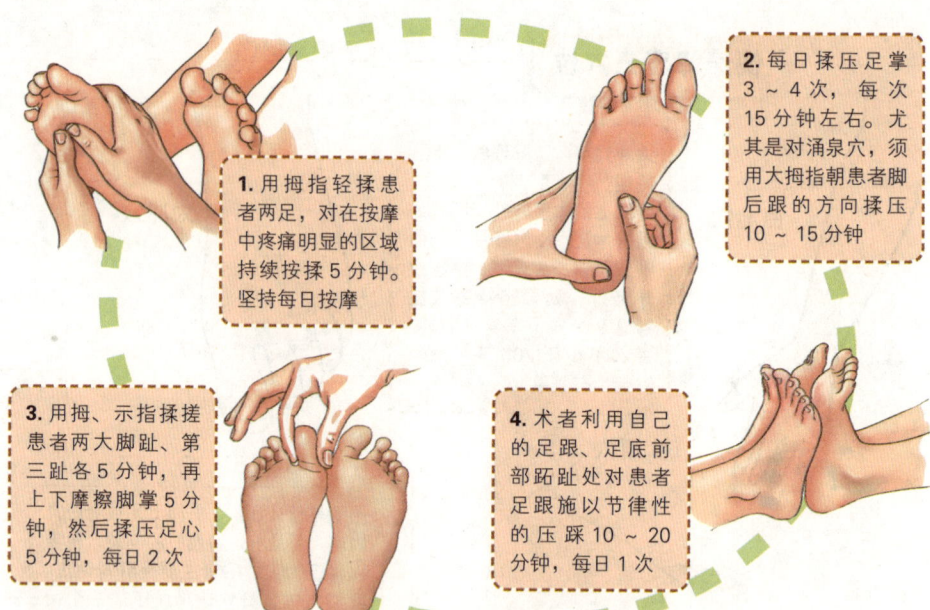

1. 用拇指轻揉患者两足，对在按摩中疼痛明显的区域持续按揉 5 分钟。坚持每日按摩

2. 每日揉压足掌 3～4 次，每次 15 分钟左右。尤其是对涌泉穴，须用大拇指朝患者脚后跟的方向揉压 10～15 分钟

3. 用拇、示指揉搓患者两大脚趾、第三趾各 5 分钟，再上下摩擦脚掌 5 分钟，然后揉压足心 5 分钟，每日 2 次

4. 术者利用自己的足跟、足底前部跖趾处对患者足跟施以节律性的压踩 10～20 分钟，每日 1 次

有生理性低血压状态的年轻人，如果没有明显症状，一般无须吃药。平时多吃高营养、易消化且富含维生素的食品，适当多吃些咸一点的食物，适当饮茶。起居中变换体位时动作要缓慢些；因其他疾病求医时，应主动告诉医生自己有低血压，以避免使用会明显降低血压的药物。

预防血管硬化，敲肝经是最好的方法

血管硬化不是病，是人体慢慢变老的一种表现。血管发生退行性改变可导致血管脆性增强，致使血管破裂。如若血管腔隙狭窄，产生了供血障碍，将有可能形成脑溢血、脑梗死、冠心病、高血压等疾病。因此，保护血管弹性应引起人们足够的重视。

中医认为，血管老化是因为饮食内伤、劳累伤身、情绪不佳使身体内产生各种废物堆积在血管，同时由于人体血液总量不够，肝脏不清洗或清洗不够，血液变得越来越脏，腐蚀血管，使血管变得又硬又脆，从而埋下的健康隐患。

因此，从经络医学的角度来讲，只要对自身的经络进行精心的调养，老化的血管是可以恢复弹性的。敲肝经就是预防血管硬化的最好方法。因为肝主筋，血管是筋脉的一种，所以肝经软化血管的作用毋庸置疑。

在保养经络的同时，还要养成良好的生活习惯，如：

敲肝经预防血管硬化

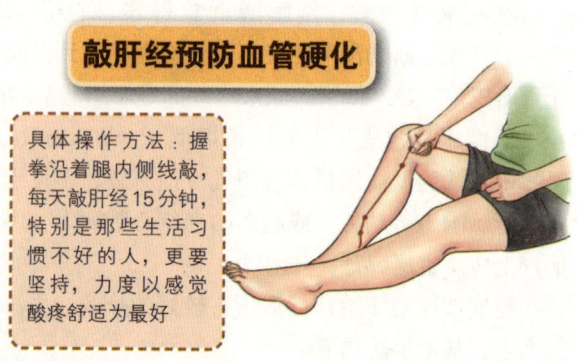

具体操作方法：握拳沿着腿内侧线敲，每天敲肝经 15 分钟，特别是那些生活习惯不好的人，更要坚持，力度以感觉酸疼舒适为最好

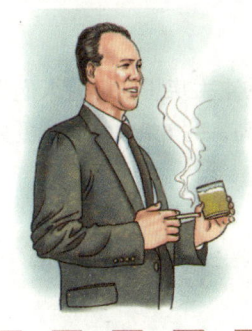

1. 限制烟酒，减少其对血管的损坏，帮助血管恢复弹性

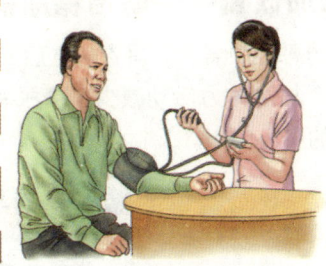

2. 定期测量血压，检查动脉和血脂状况，对于有高血压、高血脂倾向的，应给以相应的治疗

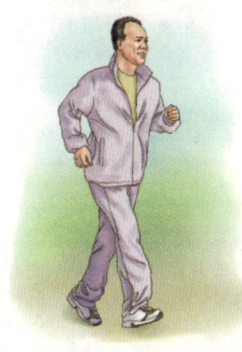

3. 生命在于运动，经常锻炼，适当运动，如行走、跑步、做操、舞剑、练太极拳等，对改善血管弹性的状态，恢复血管弹性有很大帮助

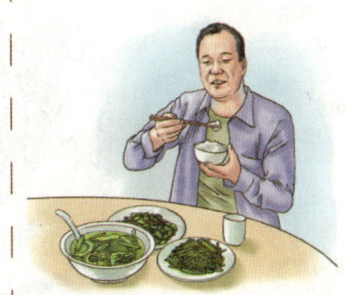

4. 饮食应以清淡为宜，即坚持低脂、低盐的饮食

得了心肌炎，按摩心俞穴有疗效

老年人身体虚弱、免疫功能减弱，患感冒后病毒侵入心肌，会导致心肌炎，甚至出现心绞痛、心衰等致命疾病，若抢救不及时，就会危及生命。这时，只要快速按摩心俞穴，就可起到缓解病情的良好疗效。

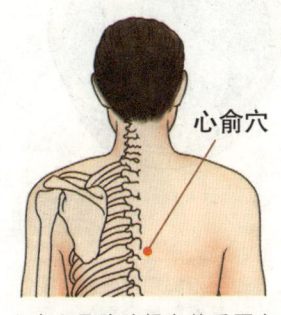

心俞穴

心俞穴是膀胱经上的重要穴位，主治心肌炎、冠心病引起的心绞痛、心内膜炎、心膜积液、心包炎、胸痛等疾病

按摩心俞穴缓解心肌炎

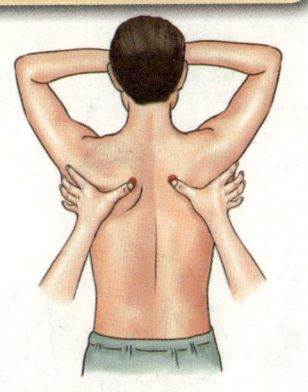

具体操作方法：患者脱掉上衣后，趴在平板床上，双下肢并拢，双上肢放入肩平横线上。术者或家属可利用双手大拇指直接点压该穴位，患者自觉局部有酸、麻、胀感觉时，术者开始以顺时针方向按摩，坚持每分钟按摩80次，坚持每日按摩2～3次，一般按摩5次左右，可起到明显疗效，再按摩2～3天可起到治疗效果

在治疗期间，患者应杜绝烟酒及任何辛辣刺激性食物，可以多吃些新鲜蔬菜和水果及豆制品和海产品。另外，坚持每晚用热水泡脚25分钟，可促进身体早日康复。

按摩、泡脚加饮食——防治糖尿病的好疗法

糖尿病是继恶性肿瘤、心血管病之后又一危害人类健康的重大疾患，随着人们生活水平的提高，加之体力活动减少，糖尿病的发病率越来越高，为6‰~7‰，极大地危害着人们的身心健康。

糖尿病的早期表现

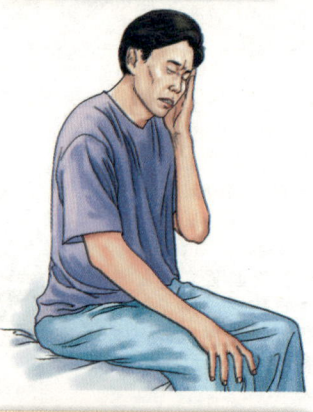

1. 有消瘦乏力、多饮、多食、多尿等症状

2. 高血压、高血脂、动脉硬化、冠心病等

3. 易饥饿、怕劳累、头晕眼花、白内障等

4. 抵抗力弱、易感冒、尿路感染、蛋白尿等

5. 牙周炎、龋齿等

6. 易患疮痈肿、胆囊炎、结核病等

7. 肢体疼痛、麻木

8. 直系亲属中有此病史者

缓解治疗糖尿病的方法

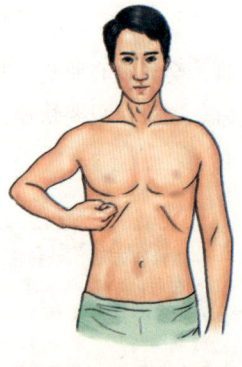

1. 叩击左侧肋部法：轻轻地叩击肋骨和上腹部左侧这一部位，时间约为2分钟，右侧不做

自我按摩

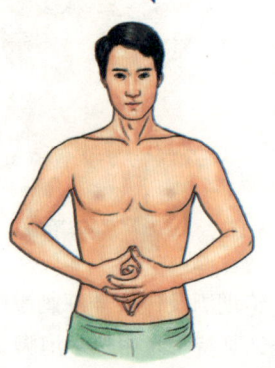

2. 抱腹颤动法：双手抱成球状，两个小拇指向下，两个大拇指向上，两掌根向里放在大横穴上（位于肚脐两侧一横掌处）；小拇指放在关元穴上（位于肚脐下4个手指宽处）；大拇指放在中脘穴上（位于肚脐上方一横掌处）。手掌微微往下压，然后上下快速地颤动，每分钟至少做150次。此手法应在饭后30分钟，或者睡前30分钟使用，一般做3至5分钟

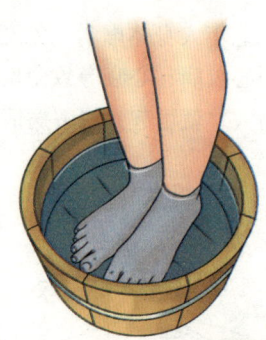

泡脚

泡脚和泡腿配合按摩效果会更好，可以增强按摩的作用。以上疗法每天做1~2次。只要能长期坚持，就能有效防治糖尿病

另外，糖尿病患者平时要注意控制饮食，忌暴饮暴食，忌高糖、油腻、辛辣之品，适当减少碳水化合物的进食量，增加蛋白质进食量。另外，还要保持良好情绪，切忌情绪波动，反复无常。

三穴在手，痛风病绝不是疑难杂症

痛风是人体内嘌呤代谢紊乱，尿酸生成过多或排泄减少，致使血中尿酸含量增高，尿酸盐沉积于关节、肾脏、血管壁而引起相应病变的一种全身性疾病。它会引起多种并发症，累及关节引起痛风性关节炎，累及肾脏形成痛风性肾病，累及血管壁引起高血压和心血管疾病等。

中医学认为：脾位于中焦，其生理功能主要是运化、统血，主肌肉和四肢。脾脏患病才是痛风疾病的病因所在。这时外关、脾俞、阳陵泉就成了施治时的首选穴位。

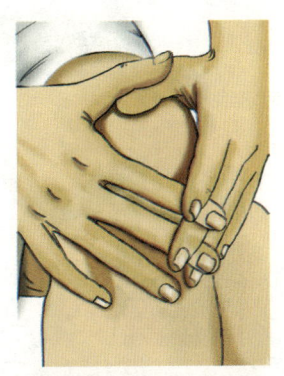

阳陵泉穴在小腿外侧，当腓骨头前下方凹陷处，常按摩可缓解痛风症状

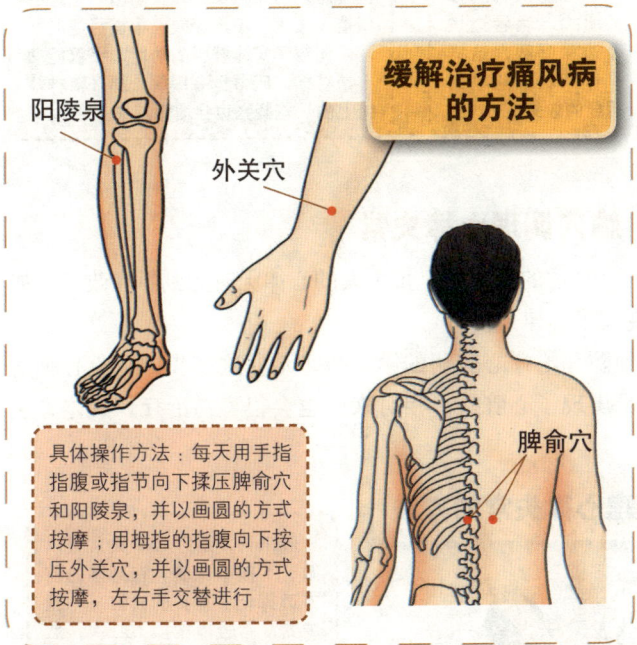

阳陵泉

外关穴

缓解治疗痛风病的方法

脾俞穴

具体操作方法：每天用手指指腹或指节向下揉压脾俞穴和阳陵泉，并以画圆的方式按摩；用拇指的指腹向下按压外关穴，并以画圆的方式按摩，左右手交替进行

痛风病是近年来的多发病，与人们生活水平的提高，过度饮食有密切的关系。所以，痛风疾病的患者在饮食上要少吃高蛋白食物，如牛羊肉、牛奶、鸡蛋、鸭蛋、皮蛋等，还要少喝酒。一个人如果经常四处奔波，使得体内血液沸腾，而后又贪凉，不注意保暖，导致寒凉在外侵入，热血在内受寒凉而凝，痛风病就会发生。

缓解心理压力的丘墟穴

丘墟穴位于人体双脚外踝突出位置的前下方。一般选取丘墟穴的时候都采用仰卧的姿势。从中医的理论讲，丘墟穴是人体少阳胆经上的一个重要穴位，可以使人头脑清晰，情绪稳定，所以，丘墟对人在承受不幸时释放心理压力有很重要的作用。

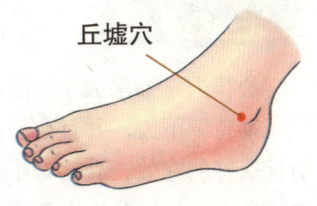

丘墟穴

丘墟穴缓解心理压力

丘墟穴使人头脑清晰

每个人都会面对一些不幸的事情，而人体自身也有一些调控的能力。但是随着现代生活压力越来越大，工作越来越紧张，每天神经都在高负荷地运转。当出现一些不幸的时候，人们常会感到难以承受

丘墟帮你勇敢面对不幸

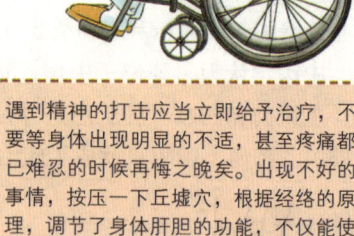

如果想使人头脑清晰，那么选取丘墟穴，另外可以加上脚踝后方的昆仑穴，缓慢地按摩、点按。开始的时候要先放松整个腿部和脚步的肌肉，然后边按摩边深呼吸，这样操作几次就能收到明显的效果

长时间的劳累，工作强度大，会使身体血液循环变慢，逐渐地，一些身体末端产生的垃圾和有害的物质就堆积在一起，其他的系统也会慢慢地变得失去原有的活性

遇到精神的打击应当立即给予治疗，不要等身体出现明显的不适，甚至疼痛都已难忍的时候再悔之晚矣。出现不好的事情，按压一下丘墟穴，根据经络的原理，调节了身体肝胆的功能，不仅能使心情舒畅，压力也会缓解，那么精神情绪上的一些紧张也会慢慢消失

预防心脏病，膻中穴、腧穴调理心律失常

心脏跳动的节律必须在一个合适的范围中，每个人的心律无时无刻不在改变，如果超出了这个合适的范围就变成了心律失常。

治疗心律失常可以算是预防和治疗心脏病的第一步，走好这一步，避免心脏病的出现就会相对容易，即使是出现了心脏病，相对来讲也会很容易治疗。具体方法如下：

调理心律失常的方法

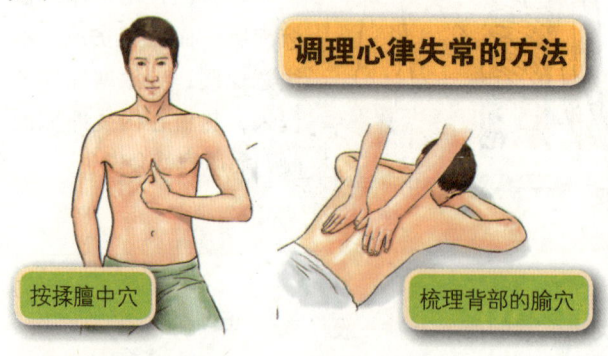

按揉膻中穴　　　　　梳理背部的腧穴

一般来讲，治疗心律失常可以做一下按摩保健。在身体的前方选择一个重要的穴位——膻中穴，轻轻地按揉100次，然后趴在床上，对背部的腧穴进行梳理，最后再回到膻中穴上去按摩100次，这样反复就可以达到调节心律的目的

心律失常如果去了医院肯定会造成一定的经济负担，因为医生肯定不会让这种现象长期持续下去，并且有一些心律失常是非常严重的。很多人都没有感到在医院治疗有什么好的疗效，其实对于心律失常在家中自我治疗一段时间，大多数都可以得到调整，所以这种一分钱也不花的好方法还是值得推荐的。

上天有好生之德——常见脏腑疾病的穴位疗法

太冲、鱼际、太溪——春季的保肝重穴

一年之计在于春，春季多风，五行属木，春季是万物生发的季节。在五脏里面，肝属木，与春季对应，因此春季是调养肝脏的大好时机。春季温燥、多风的气候特点，使我们的身体容易受温燥之邪的侵袭，也就是肝首先受害，为了防患于未然，我们一定要保护好肝脏。

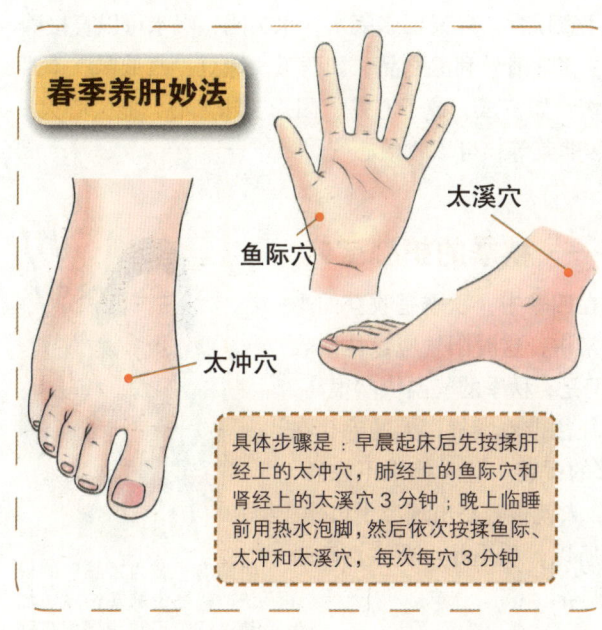

春季养肝妙法

鱼际穴

太溪穴

太冲穴

具体步骤是：早晨起床后先按揉肝经上的太冲穴，肺经上的鱼际穴和肾经上的太溪穴 3 分钟；晚上临睡前用热水泡脚，然后依次按揉鱼际、太冲和太溪穴，每次每穴 3 分钟

春季养肝除了要按揉穴位之外，还要注意饮食调养，多吃些韭菜等温补阳气的食物。此外，葱、蒜也是益肝养阳的佳品。大枣性平味甘，养肝健脾。还可适当吃些荞麦、荠菜、菠菜、芹菜、莴笋、茄子、马蹄、黄瓜、蘑菇等性凉味甘，可润肝明目的食物。适时服用银耳之类的滋补品，能润肺生津、益阴柔肝。常饮菊花茶，可以平肝火、祛肝热。少吃酸味食物，多吃甘味的食物以滋养肝脾两脏，对防病保健大有裨益。

阴陵泉、百会、印堂——夏季的养心大穴

一年四季中，夏季是"长"的力量突飞猛进的时候，人体的新陈代谢十分旺盛。在五行中，夏季属火，又因火气通于心，火性为阳，所以，夏季的炎热最容易耗伤心气。于是，很多人在炎热的夏天常常出现全身乏力、食欲不振、容易出汗、头晕、心烦、昏昏欲睡等症状，甚至被中暑、呕吐、腹痛、腹泻、心肌梗死等疾病困扰。因此，夏季养生重在养心，这不仅可以为以后积蓄"长"的能量，还可以保护心气。

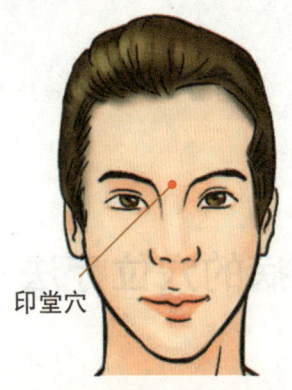

夏季养心大穴

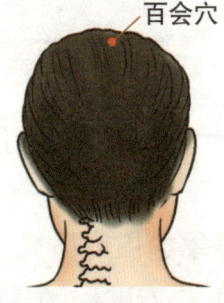

百会穴

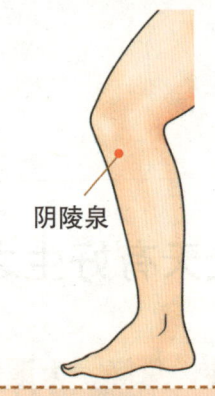

阴陵泉

印堂穴

> 按揉印堂可以使人大脑清醒，眼睛明亮，它在两眉中间的位置，每天用拇指和示指捏起眉间的皮肤稍往上拉 100 次，只要每天坚持就能达到养心的目的

> 按揉百会可以大大提升人体的阳气，让人神清气爽

> 每天坚持按揉阴陵泉 3 分钟，可以保持整个夏天脾胃消化功能正常运转，还可以把多余的"湿"去掉，为秋天的健康打好基础

除此之外，在夏季还要特别注意饮食。夏天要多喝水，水为阴，喝水可以直接养阴生津，是夏天养生的第一良方；多吃清暑利湿之品，如西瓜、绿豆、西瓜翠衣（西瓜的外皮）等；多吃"苦"味食物，如苦瓜、莲子心等，因为苦味入心，能去心火；多吃酸性的食物，如小豆、肉类、韭菜等，可以收敛心气。

鱼际、曲池、迎香、合谷——秋季的护肺宝穴

秋在五行中与金相对应，而在四季中，秋季是收获的季节，秋收就是为了冬藏。对人体来讲，这时阳气应该往回收了，这样才能便于冬天的内藏。但是，秋季的气温依然很高，民间有"秋老虎"之说，而且还往往带着燥气，人的毛孔在舒张的情况下，很容易受到燥邪的侵袭。这时如果不注意，肺就特别容易受伤，若肺气失调，人就很容易出现鼻干口燥、干咳、喉咙痛等上呼吸道疾病。所以，秋季养生要注意呼吸系统的维护，特别要注意肺部的调养。

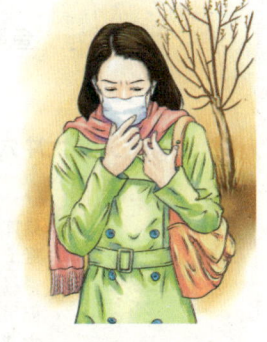

中医有"肺为娇脏"的说法，就是说肺既怕冷也怕热，既怕干也怕湿。在秋季要对肺特别关注。在适合养肺的季节里多呵护肺，会收到事半功倍的效果

秋季护肺穴位

> （1）在秋季的前半段，我们可以采用穴位按摩法，每天按揉鱼际、曲池和迎香穴

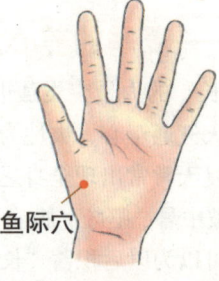

鱼际穴

> 鱼际可以不拘时间、地点进行按压，每天至少 3～5 分钟，但要长期坚持

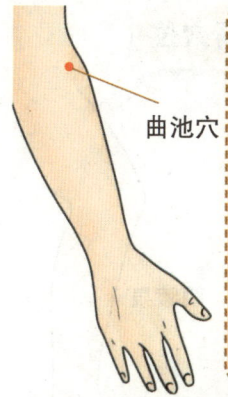

曲池穴

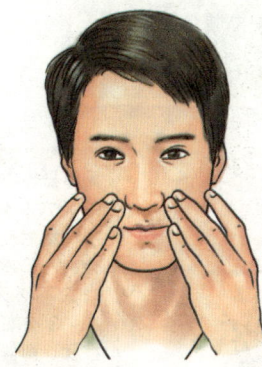

曲池有很好的清热作用。当屈肘成直角时，肘横纹外侧端与肱骨外上髁连线的中点即是曲池穴，每天中午1～3点按揉这个穴位效果最好，因为这段时间是阳气最盛的时候，按揉此穴位可以使阳气降下来

迎香穴就在鼻翼两侧，属手阳明大肠经。如果鼻子有毛病，例如因为感冒或鼻子过敏等而出现鼻腔闭塞，以致不闻香臭，刺激本穴有直接效果。每天双手按在两侧迎香穴上，往上推或反复旋转按揉2分钟，鼻腔会明显湿润，通畅很多

（2）在秋季的后半段，我们要用"温润"来保养我们的身体。首选的穴位除了鱼际和迎香外，就是合谷了

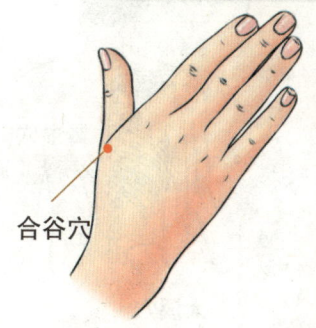

合谷穴

合谷穴是大肠经上的穴位，每天早上出门前先按揉两侧迎香穴至鼻子内湿润，然后全天不定时地按揉两侧合谷和鱼际，每次每穴3分钟。这样就可以还肺一片清凉，将肺炎等秋季易发病统统挡在身外

秋季护肺除了要按揉以上四个穴位之外，还要注意饮食上的调养。要注意少吃刺激性的食物，甜酸苦辣咸都不要过分；肺五行属金，与五色中的白色相对应，因此应该多吃白色的、苦味的东西降肺气，让肺气下行与其他四脏之气会师；除了温肺外，尽量吃些润肺的东西，如杏仁、桃仁等干果，对肺都有滋润作用。另外，还要多喝水，这也是秋季养肺最简便的一招。

阴陵泉、关元、肾俞——冬季的补肾精穴

冬季是四季中最冷的季节，《内经》中有"诸寒收引，皆属于肾"的记载，因此，冬季的寒气最容易伤的是肾，如不注意保养，就会出现周身骨骼拘急、抽搐、活动不利等中风症状，这些相当于西医的脑溢血、脑缺血等病。寒气伤肾，还能引起各种虚寒性的性功能障碍。另外，肾主骨，骨质增生、骨骼钙化等病也可以从肾上预防。冬季主"藏"，为春季的生发积蓄能量，所谓"瑞雪兆丰年"，就是说冬季藏得越好，下一年才能生机勃勃，获得大丰收。对人体来说，如此良性循环，自然能延年益寿。所以，冬季注意对肾脏的保养是十分重要的。

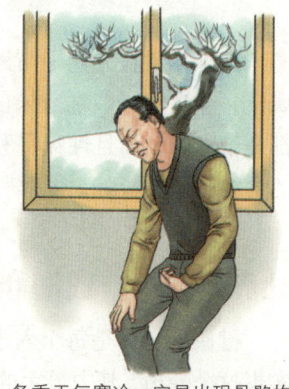

冬季天气寒冷，容易出现骨骼拘急、抽搐、活动不利等中风症状

我们同样可以采取按摩穴位的方法养护我们的肾脏，但是由于我国南北方的冬季在气候特点上有所不同，对肾脏的养护也要区别对待。

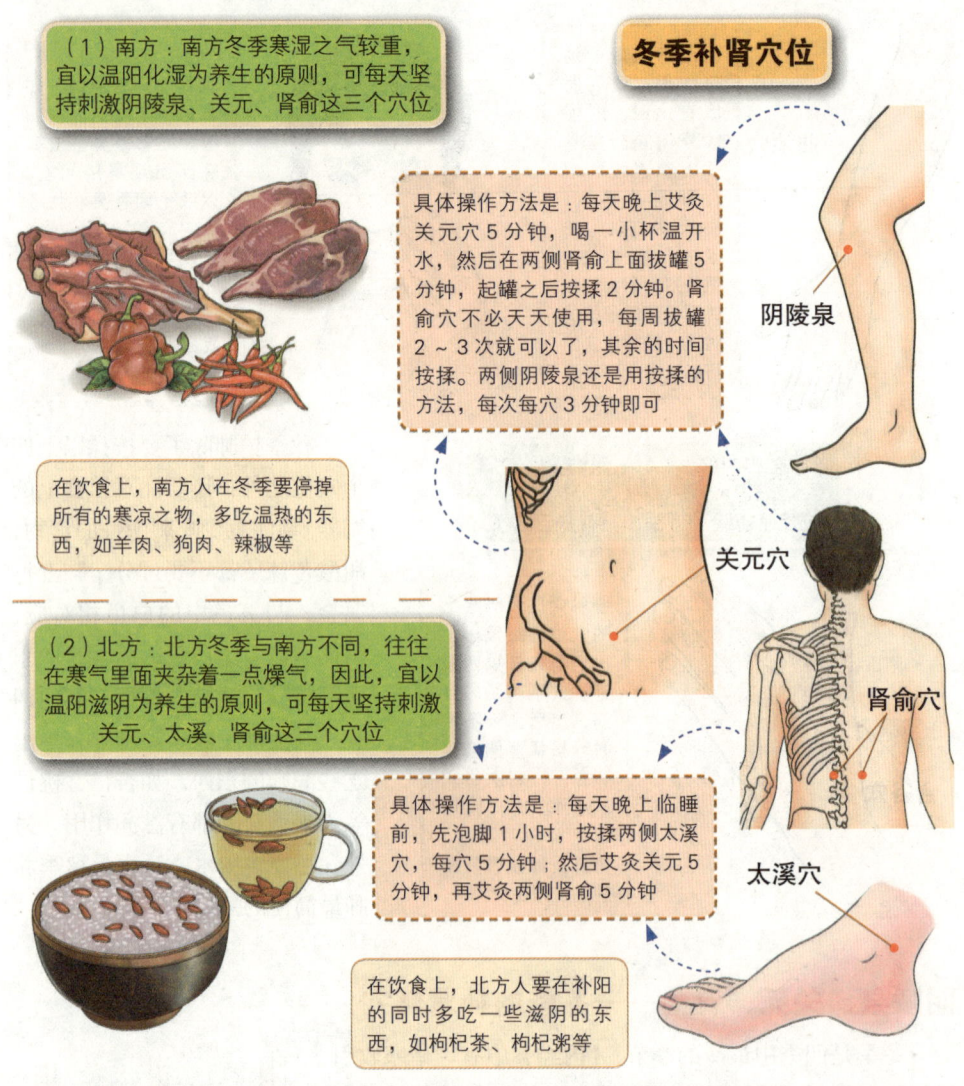

（1）南方：南方冬季寒湿之气较重，宜以温阳化湿为养生的原则，可每天坚持刺激阴陵泉、关元、肾俞这三个穴位

冬季补肾穴位

具体操作方法是：每天晚上艾灸关元穴5分钟，喝一小杯温开水，然后在两侧肾俞上面拔罐5分钟，起罐之后按揉2分钟。肾俞穴不必天天使用，每周拔罐2~3次就可以了，其余的时间按揉。两侧阴陵泉还是用按揉的方法，每次每穴3分钟即可

在饮食上，南方人在冬季要停掉所有的寒凉之物，多吃温热的东西，如羊肉、狗肉、辣椒等

阴陵泉

关元穴

（2）北方：北方冬季与南方不同，往往在寒气里面夹杂着一点燥气，因此，宜以温阳滋阴为养生的原则，可每天坚持刺激关元、太溪、肾俞这三个穴位

肾俞穴

具体操作方法是：每天晚上临睡前，先泡脚1小时，按揉两侧太溪穴，每穴5分钟；然后艾灸关元5分钟，再艾灸两侧肾俞5分钟

太溪穴

在饮食上，北方人要在补阳的同时多吃一些滋阴的东西，如枸杞茶、枸杞粥等

　　另外，肾在五色中与黑色相合，黑色的食物入肾；肾五行属水，宜食辛，因为辛属金，金生水，多吃辛味食物即可养肾；除了辛辣之品外，小米、鸡肉、桃子、葱等都是辛味的，而且性味平和，在此强力推荐；肾病忌甘，甘属土，土克水，所以甘味的食物会压制肾脏，因此肾虚的朋友少吃甜食为好。

让肝不血虚，血海和足三里是首选

　　健康的身体是每个人永远追求的目标，但现实生活中很多人往往因某些原因无法实现这个梦想，其中最大的敌人便是肝血虚。一旦肝血虚，随之而来的便是面容憔悴、头昏眼花、心悸失眠、手足发麻、脉细无力等，如不及时治疗，还会让疾病乘虚而入，引发各种肝胆上的大病，威胁身体健康。

那么，如何不用吃药就能补血呢？刺激血海和足三里是首选。

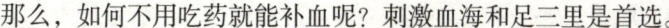

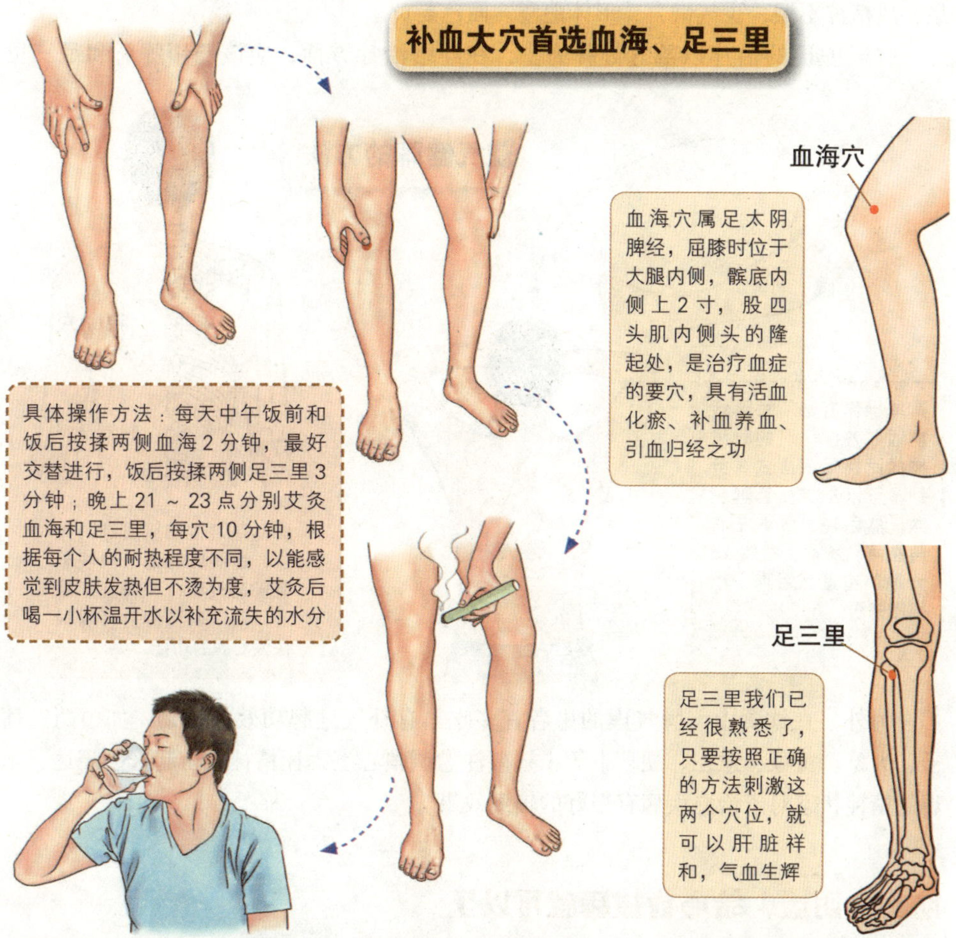

补血大穴首选血海、足三里

血海穴

血海穴属足太阴脾经，屈膝时位于大腿内侧，髌底内侧上2寸，股四头肌内侧头的隆起处，是治疗血症的要穴，具有活血化瘀、补血养血、引血归经之功

具体操作方法：每天中午饭前和饭后按揉两侧血海2分钟，最好交替进行，饭后按揉两侧足三里3分钟；晚上21～23点分别艾灸血海和足三里，每穴10分钟，根据每个人的耐热程度不同，以能感觉到皮肤发热但不烫为度，艾灸后喝一小杯温开水以补充流失的水分

足三里

足三里我们已经很熟悉了，只要按照正确的方法刺激这两个穴位，就可以肝脏祥和，气血生辉

如果能长期坚持按揉穴位，你的肝脏就不会出现大问题，不但气血充足，而且肝上的病症可以得到缓解和好转。

除穴位疗法外，在饮食上，要多吃具有补血、养血功效的食物，如桑葚、黑木耳、菠菜、胡萝卜、猪肉、羊肉、牛肝、羊肝等。另外，还要适当参加体育锻炼，经常去郊外踏青，这样既能呼吸新鲜空气，又能活动筋骨。

补脾气虚，脾俞、足三里最好

说起脾虚，想必很多人还是一头雾水，其实这种症状很常见：脘腹胀满，食后为甚，口不知味，甚至不思饮食，大便溏薄，精神不振，形体消瘦，肢体倦怠，少气懒言，面色萎黄或苍白，或肢体水肿，舌淡苔白，脉缓软无力。

这些表现体现了两个方面的病理变化。一是脾脏运化功能的减弱。脾失健运，精微不布，水湿内生，故纳少腹胀，便溏；脾虚失运，水湿泛滥，故肢体水肿。二是气血生化不足。脾主四肢肌肉，脾气不足，肢体失养，故肢体倦怠；气血亏虚，中气不足，故精神不振，少气懒言，形体消瘦，面色萎黄。

脾气虚证的治疗以益气健脾为主，在经络治疗方面，应该选用脾俞和足三里两穴。

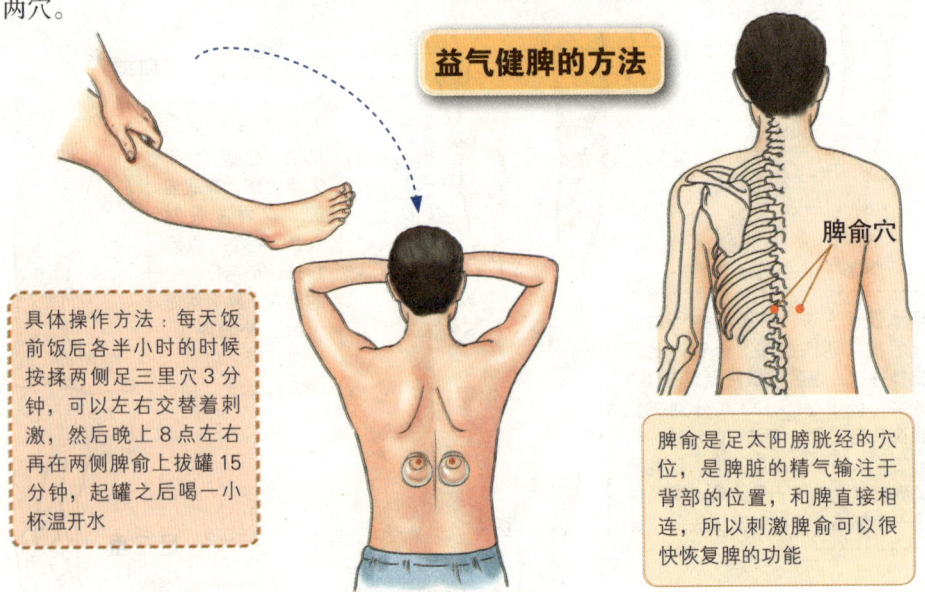

益气健脾的方法

具体操作方法：每天饭前饭后各半小时的时候按揉两侧足三里穴3分钟，可以左右交替着刺激，然后晚上8点左右再在两侧脾俞上拔罐15分钟，起罐之后喝一小杯温开水

脾俞穴

脾俞是足太阳膀胱经的穴位，是脾脏的精气输注于背部的位置，和脾直接相连，所以刺激脾俞可以很快恢复脾的功能

另外，在饮食上，脾气虚的患者宜多吃具有补气健脾功效的食物，如山药、莲子、大枣、黄豆、薏仁、胡萝卜等；还要注意调整心态，让精神振奋起来，豁达、乐观的精神状态对于治愈疾病有很好的辅助效果。

防止心阴虚，给心俞拔罐就可以了

现代社会竞争压力越来越大，很多人为了保住"饭碗"，不得不放弃休息时间而拼命工作，又没有时间锻炼身体，从而使身体健康状况越来越差，常常感到心慌、心烦、头晕耳鸣、工作时不能集中精力、睡眠质量也很差，这些都是典型的亚健康状态。而在中医看来，亚健康的根源就是心阴不足，也就是心阴虚了。

当出现心阴虚的症状时，一定要注意补心血。在人体的经穴中，补心血的最佳穴位是心俞。

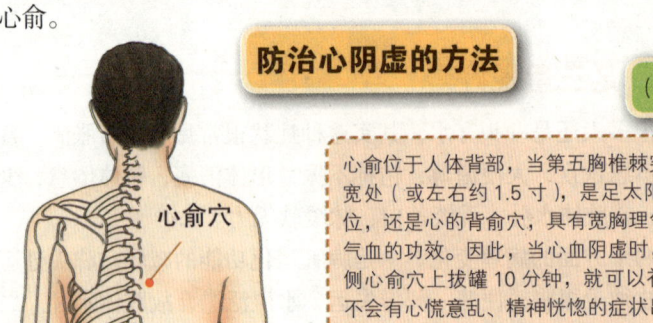

防治心阴虚的方法

（1）心俞穴补心血

心俞穴

心俞位于人体背部，当第五胸椎棘突下，左右旁开二指宽处（或左右约1.5寸），是足太阳膀胱经上的重要穴位，还是心的背俞穴，具有宽胸理气、宁心安神、通调气血的功效。因此，当心血阴虚时，每天晚上坚持在两侧心俞穴上拔罐10分钟，就可以补足心神气血，也就不会有心慌意乱，精神恍惚的症状出现了

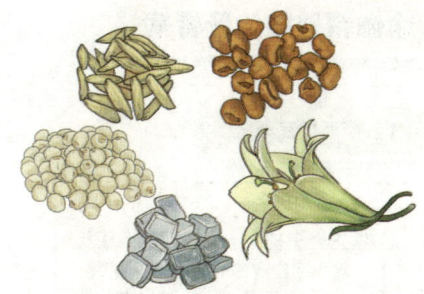

（2）食疗补心血

为配合经络疗法，我们还可以采用食补的方式来补心血，桂圆莲子粥就是不错的选择。取莲子、桂圆肉各30克，百合15克，麦冬10克，冰糖适量，加水适量，煮到莲子酥烂时即可。其中，百合和麦冬最好先用水泡上一两个小时，这样更容易煮烂。此粥在睡前一小时喝最好

最后，还要注意加强锻炼，内外结合，才能更好更快地恢复健康活力。

常按足三里，让消化系统疾病无影无踪

足三里位于膝盖边际下三寸，这里的"三寸"指的是人四个手指并在一起的宽度，因人而异，在胫骨和腓骨之间。从古至今，人们都非常重视足三里的保健作用，经常刺激足三里穴，可以使胃肠蠕动有力而规律，并提高多种消化酶的活力，增进食欲，帮助消化；可以改善心脏功能，调节心律，增加红细胞、白细胞、血色素和血糖量；对垂体—肾上腺皮质系统有双向良性调节作用，并能提高机体防御疾病的能力。

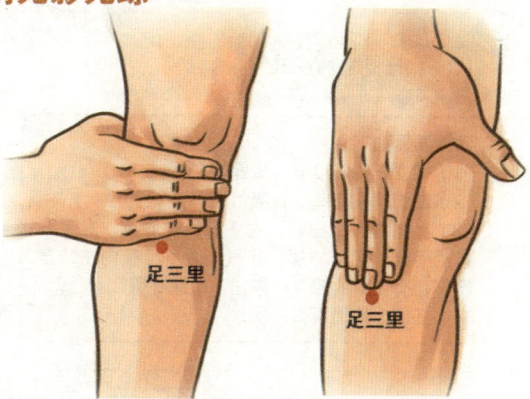

每天用手指在足三里揉上5分钟，坚持10多天，可以改善食欲，身体也会明显感觉舒服。刺激足三里也可用艾灸，每星期艾灸足三里穴1～2次，每次灸15～20分钟，艾灸时让艾条离皮肤大概2厘米就行，灸到局部的皮肤发红，并缓慢地沿足三里穴上下移动，注意不要烧伤皮肤

防治肠胃病的三种经络瑜伽

现代女性在每天的生存竞争中，肯定少不了过度的应酬，三餐也很难定时、定量，长此以往，自己的肠与胃很容易就被牺牲了。有遗传困扰的人（家族中有多人罹患胃病）、比较神经质或过度拘谨的人、抽烟的人（特别是在焦躁状态下抽烟），以及胃酸过多的人，更是难逃肠胃病的折磨。

除注意合理饮食外，做做下面的3种瑜伽动作，对于健胃整肠也会有很大的帮助，不信就试一试。

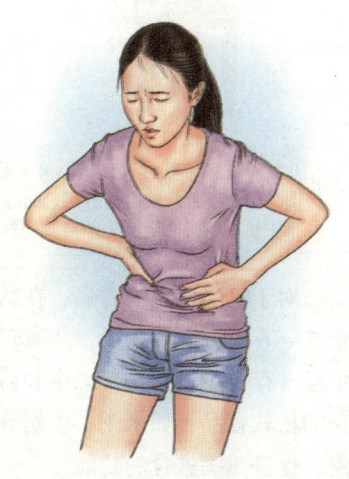

瑜伽帮助防治肠胃病

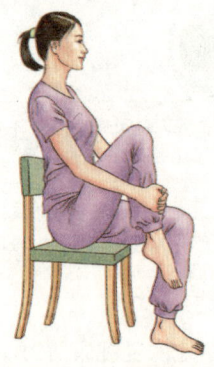

此式可排除胀气，强化胃肠功能，舒缓胃痛及紧张的压力

（1）椅上拔瓦斯式

动作要领如下：
（1）端正坐于椅上，右腿屈膝踩于椅座上，双手抱住弯曲的腿，做深呼吸
（2）配合呼吸节奏，吐气时用力抱紧腿，并使大腿挤压腹部
（3）还原，换另一腿做

（2）椅子站立后视式

动作要领如下：
（1）站立于椅子前方，做深呼吸
（2）左脚踩在椅座上，吸气
（3）上身向左边扭转，右手握住左膝盖，左手背自后手绕过贴紧右腰，吐气，上身尽量向左转至腰部，有扭紧的感觉时停住，做深呼吸
（4）还原，换边再做一次

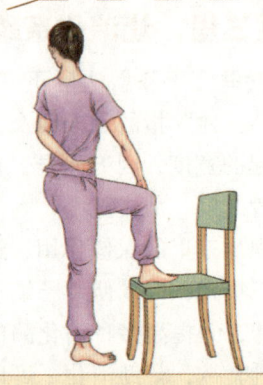

可缓解胃部的痉挛，解除胃肠不适，促进血液循环，亦可使腹部及腰部的肌肉放松，调整身体久坐后所产生的不适感，同时还能使腰围纤细

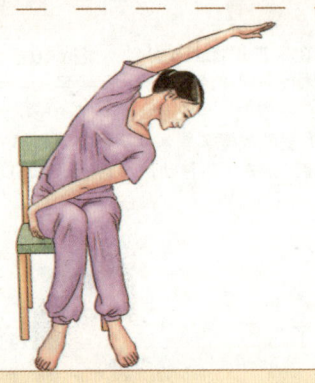

此式可舒解紧张性胃痛，亦可消除胁腹部赘肉，美化手臂及使腰围纤细，同时也能平衡、矫正长期不良久坐姿势所导致的脊椎侧弯

（3）椅上正坐侧弯式

动作要领如下：
（1）坐正于椅上 1/2 处，腰背挺直
（2）吸气，右手尽量向上伸展，左手扳紧右大腿外侧
（3）吐气时，右手与上身向左侧弯，保持挺胸，停住后做深呼吸
（4）还原，换边再做一次

对于已经出现的胃病，在饮食上更应该注意。尽量做到定时进餐，每日可定时进食 5～6 次，进食量少，能减轻胃的负担，避免胃部过度扩张；进餐次数多，可使胃中经常存有少量食物，以中和胃内过多的胃酸。病重的人最好食用营养丰富又易于消化的松软食品，如米粥、牛奶等。此外，还可多吃点儿蜂蜜，因为蜂蜜有抑制胃酸分泌、促进溃疡愈合的功能。

第3节

气为生之本——常见呼吸系统疾病穴位疗法

哪些疾病最爱隐藏在肺经里

肺经和肺、大肠、喉咙等器官的联系相当密切，那么保证了肺经的畅通，这些相关器官的健康也就能得到保证了。肺经异常不通时，人的身体会出现以下症状。

（1）外经病：沿肺经循行路线上的麻木、疼痛、发冷、酸胀等异常感觉，一般出现在锁骨上窝、上臂、前臂内侧上缘（大拇指方向）

（2）脏腑病：本经经气异常会出现胸闷、咳嗽、气喘、气短、心烦不安等症状；又因为肺与口鼻相通，也会出现鼻塞、感冒、流涕、伤风怕冷等症状

（3）肺在志主悲，所以肺经经气亦可以调节情绪异常。常用方法有具强身健体功效的气功导引。也有通过静守的方式疏通经脉气血的，这种静守指的便是情绪上的淡泊，即心中平静、空空如也

（4）肺经与皮肤的联系：肺经经气异常也会导致皮肤的改变，如一些过敏性皮肤病、色斑、无光泽等

按摩肺经的最佳时间：肺经的经气旺在寅时，即早上 3 ~ 5 点，但是这时正是睡眠的时间，所以我建议在同名经经气旺时，也就是上午 9 ~ 11 点脾经旺时刺激。

中府是肺脏健康的晴雨表

中府穴是肺的募穴，即肺脏气血直接输注的地方，最能反映肺的情况，是诊断和治疗肺病的重要穴位之一，经常用来治疗咳嗽、气喘、胸痛。此外，肺结核和支气管哮喘病人，在这个穴位上常有异常反应。又因为此穴是手、足太阴之会，它又能健脾，治疗腹胀、肩背痛等病。

但中府穴下方肌肉偏薄，日常保健建议不要使劲，稍稍施力按揉 1 ~ 2 分钟即可。曾经有一位喜欢健身的朋友因为练扩胸拉伤了肌肉，因为当时求"效"心切，就用力地按揉中府穴，结果第二天他更疼了。其实，刺激这个穴位并不是镇痛，而是要加快身体自我恢复的过程，否则会适得其反。所以日常保健与治疗疼痛不适时力度一定要区分好。

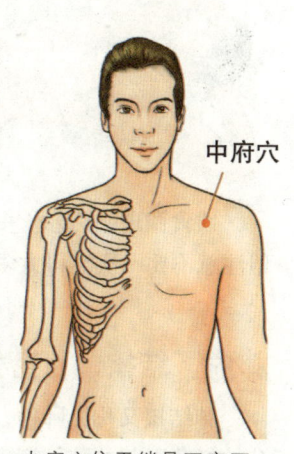

中府穴

中府穴位于锁骨下窝下一寸，距正中线六寸的地方

149

得了肺炎试试拔罐疗法

肺炎是一种常见的多发的感染性疾病，临床表现主要有发热、咳嗽、多痰、胸痛等，重症者喘气急促、呼吸困难，可危及生命。世界卫生组织（WHO）在最近的一份报告中指出，在全球引起发病和造成死亡的疾病中，下呼吸道感染（主要是肺炎）被列为第三位高危害疾病。北京等九大城市通过对 60 岁以上的老年人进行重点调查后，发现在所患常见病中有 26% 为肺炎。北京某医院的死因分析表明，肺炎为 80 岁以上老年人的第一位死因。所以，日常预防肺炎是很重要的。

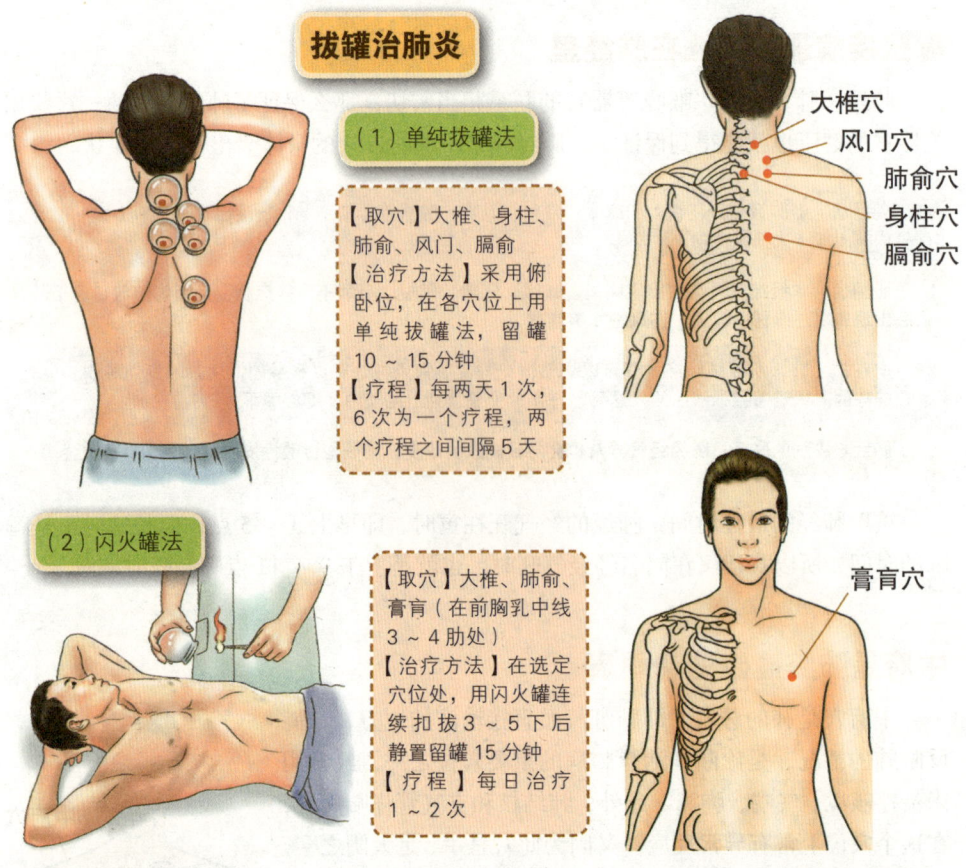

拔罐治肺炎

（1）单纯拔罐法

【取穴】大椎、身柱、肺俞、风门、膈俞
【治疗方法】采用俯卧位，在各穴位上用单纯拔罐法，留罐 10 ~ 15 分钟
【疗程】每两天 1 次，6 次为一个疗程，两个疗程之间间隔 5 天

（2）闪火罐法

【取穴】大椎、肺俞、膏肓（在前胸乳中线 3 ~ 4 肋处）
【治疗方法】在选定穴位处，用闪火罐连续扣拔 3 ~ 5 下后静置留罐 15 分钟
【疗程】每日治疗 1 ~ 2 次

大椎穴
风门穴
肺俞穴
身柱穴
膈俞穴

膏肓穴

饮食调理：多吃水果、汤汁，少吃鸡蛋。食物要清淡，要多补充水分和维生素 C，但注意不要一次吃得太多，蛋白质过多会引起消化不良。

肺俞、结核、百劳穴——肺结核的克星

肺结核又称为肺痨，病变部在肺部，病情严重时可波及其他脏器。肺结核是结核分枝杆菌引起的肺部疾病。主要由开放性的病人咳嗽、打喷嚏时散播的带结核杆菌的气溶胶进行传播。有肺结核疑点的人，有以下征候可自我判断是否患上了肺结核：

肺结核的症状

1. 周身无力，疲倦，发懒，不愿活动

2. 手足发热，不思饮食，白天有低热，下午面颊潮红，夜间有盗汗

3. 发热，体力下降，双肩酸痛，女性月经不调或闭经

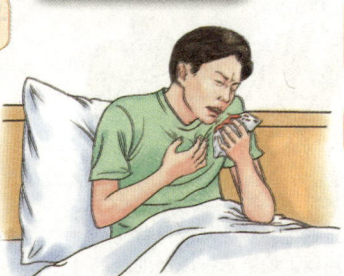

4. 经常咳嗽，但痰却不多，有时痰中带有血丝

5. 大量咯血，胸背疼痛

6. 高热

治疗肺结核除了接种疫苗和药物治疗外，经络按摩也是个很好的方法：

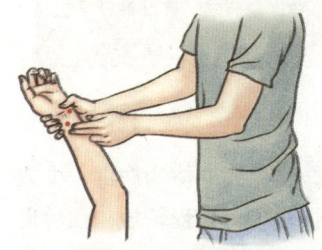

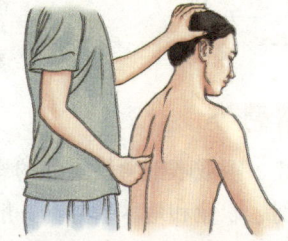

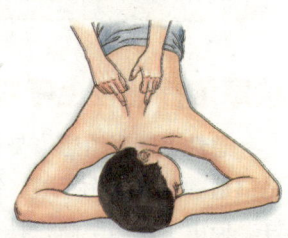

1. 患者采取仰卧位，施术者一手握腕部，另一手点按内关、太渊等穴

2. 患者采取坐位，施术者一手扶头，另一手置于患者背部，再以拇指点按肺俞、结核、百劳穴

3. 患者采取俯卧位，施术者于患者背部循背俞施搓运夹法，同时点按心俞、膏肓

肺结核患者要注意卫生，咳嗽或者打喷嚏时要掩盖头鼻。宜通风换气，进行紫外线消毒等。结核患者日常可以多吃些大蒜等杀菌清肺的食物，忌油腻食品。

按摩手足耳，治好慢性咽炎

慢性咽炎是一种常见病，以咽部不适，发干、异物感或轻度疼痛、干咳、恶心，咽部充血呈暗红色，咽后壁可见淋巴滤泡等为主要临床表现。慢性咽炎患者，因咽分泌物增多，常有清嗓动作，吐白色痰液。慢性感染所引起的弥漫性咽部病变，主要是咽部黏膜炎症，多发于成年人，其主要病因有屡发急性咽炎、长期粉尘或有害气体刺激、烟酒过度或其他不良生活习惯、鼻窦炎分泌物刺激、过敏体质或身体抵抗力减低等。慢性咽炎也可以是某些全身性疾病，如贫血、糖尿病、肝硬化及慢性肾炎等的局部表现。

慢性咽炎的按摩方法有两种：

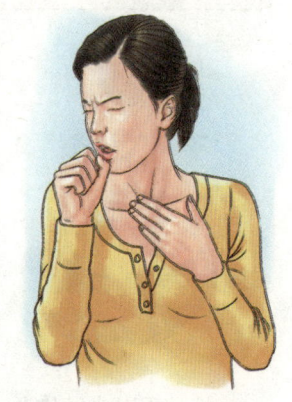

慢性咽炎患者咽部分泌部多，常需清嗓，故常有咳嗽症状

151

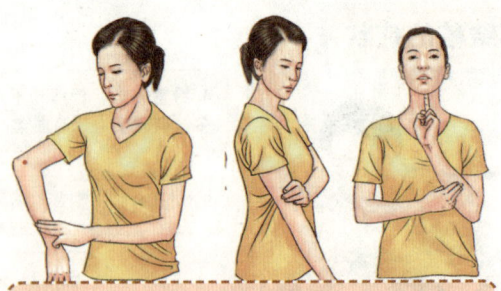

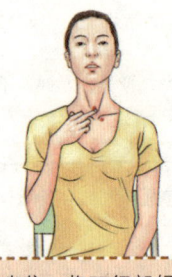

1. 将示指、中指、无名指三指并拢，从前臂背侧反复上下推拿数次。再应用以上的方法按摩曲池。再用大拇指外的其他四指反复推拿上臂数次。再用中指指腹以轻力旋转按摩廉泉。然后以另侧手指用上述方法指压或按摩对侧手掌和手臂等处穴位。每穴用力中等均匀，动作柔和、缓慢，一天两次

2. 取正坐位，将下颌部轻轻高抬，用右手中指指腹缓慢地，轻轻用力而又均匀地压迫天突约1分钟，再顺时针方向旋转按摩36次，再逆时针方向按摩36次。用同样方法指压、按摩俞府穴，最好每日早晚各一次

按摩治疗急性上呼吸道感染

急性上呼吸道感染是鼻腔、咽或喉部急性炎症的概称。常见病原体为病毒，少数是细菌。其发病无年龄、性别、职业和地区差异。一般病情较轻，病程较短，预后良好。但由于发病率高，具有一定的传染性，不仅影响生产劳动，有时还可产生严重并发症，应积极防治。本病全年皆可发病，但以冬春季节为高发期，可通过含有病毒的飞沫或被污染的手和用具传播，多为散发，但可在气候突变时流行。

治疗急性上呼吸道感染可以采用按摩手法，按摩方法如下：

1. 取坐姿，用除拇指以外的四指按对侧风门，以"1、2、3、4、5"的节奏做大范围环形按揉，反复做5~6次。另一侧也按相同方法进行

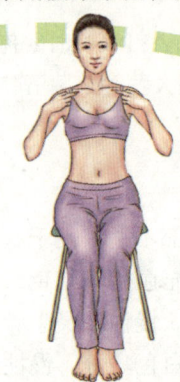

3. 坐椅子上，两手中指叠放在一起按巨阙，呼气时默念"1、2、3、4"，上身前屈，用力按压穴位；吸气时默念"1、2、3、4"，放松，复位。做5~6次

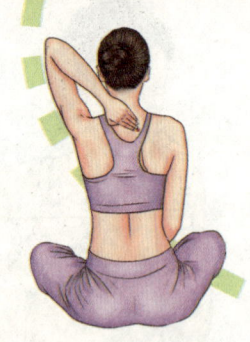

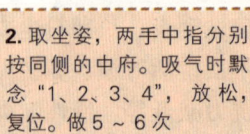

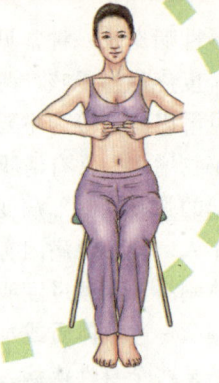

2. 取坐姿，两手中指分别按同侧的中府。吸气时默念"1、2、3、4"，放松，复位。做5~6次

病情较重者或发热者或年老体弱者应卧床休息，忌烟，多饮水，室内保持空气流通。如有发热、头痛，可选用解热止痛片如复方阿司匹林、索来痛片等口服。咽痛可用消炎喉片含服，局部雾化治疗。鼻塞、流鼻涕可用1%麻黄素滴鼻。

三穴搞定慢性支气管炎、支气管扩张症

支气管炎是指气管、支气管黏膜及其周围组织的非特异性炎症。多数是由细菌或病毒感染引起的。根据流行病学的调查，致病原主要为鼻病毒、合胞病毒、流感病毒及风疹病毒等。此外，气温突变、粉尘、烟雾和刺激性气体也能引起支气管炎。临床上以咳嗽、咳痰或伴有喘息及反复发作为特征。又分慢性支气管炎和急性支气管炎两种。

按摩推拿是治疗支气管炎的有效疗法，以宽胸理气，平喘化痰为宜：

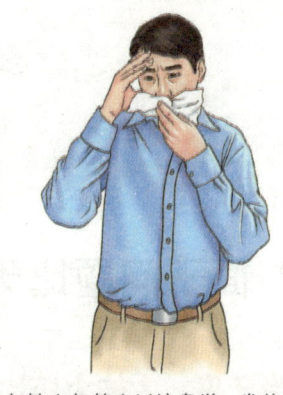

急性支气管炎以流鼻涕、发热、咳嗽、咳痰为主要症状，并有咽声音嘶哑、喉痛、轻微胸骨后摩擦痛。初期痰少，呈黏性，以后变为脓性。烟尘和冷空气等刺激都能使咳嗽加重。慢性支气管炎主要表现为长期咳嗽，特别是早晚咳嗽加重。如果继发感染，则发热、怕冷、咳脓痰

推拿治疗支气管炎

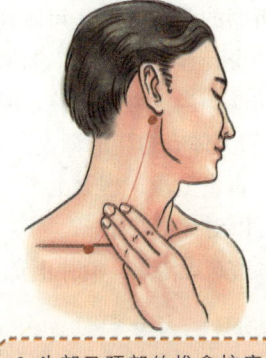

1. 头部及颈部的推拿按摩：推桥弓穴先左侧再右侧，自上而下 20 ~ 30 次。从头顶到指枕部用五指拿法，自枕部到颈部用三指拿法，重复 3 ~ 4 次

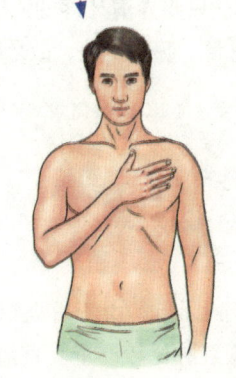

2. 躯干部的推拿按摩：横擦前胸部，沿锁骨下缘开始到下肋，往返 2 ~ 3 遍。横擦肩背腰部，往返 2 ~ 3 遍。交换方向后再横擦前胸，然后再擦肩背腰部。直擦从大椎到腰骶部督脉部位

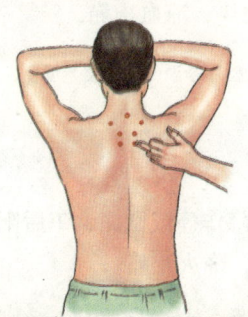

4. 哮喘发作较严重者：用一指禅推法或揉按法，在两侧风门、定喘、肺俞、肩中俞治疗，每穴 1 分钟左右，开始手法轻柔，以后逐渐加重，以患者有明显酸胀感为宜

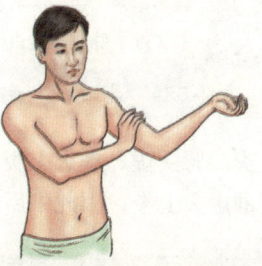

3. 上肢的推拿按摩：先按摩左侧上肢再按摩右侧上肢，直擦上肢内外两侧，均用擦法。拿上肢，自肩部至腕部

哮喘病人在易发病季节避免外病刺激，注意气候变化，保暖防寒，加强体育锻炼。饮食上要清淡，忌烟酒，减少食用高胆固醇、高动物脂肪类食物。

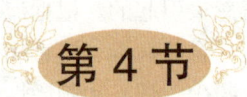

第4节

面子问题比天大——常见五官疾病穴位疗法

治牙疼，人体大药比消炎药更管用

俗话说："牙疼不是病，病起来真要命。"相信受过牙疼折磨的朋友都对这句话有深刻的体会。去看西医，医生会告诉你是炎症，然后开一堆消炎药让你回家吃，如果牙坏了，就会建议你把坏牙拔掉。牙坏了，失去了它的正常功能，当然可以拔掉，但是对于一般的牙疼，我们大可不必如此"伤筋动骨"，因为我们人体有自生的消炎药，而且比药店的药更管用。中医认为，牙疼主要是由风热侵袭、胃炎上蒸、虚火上炎三种因素造成的，因此，在治疗时，只要弄清牙疼的病因，就可以对症治疗了。

风热侵袭：风热侵袭，火郁牙龈，瘀阻脉络，故牙齿疼痛。宜疏风清热，消肿止痛。

临床表现	牙痛突然发作，阵发性加重，得冷痛减，受热加重，牙龈肿胀；形寒身热，口渴；舌红苔白或薄黄，脉浮数
选穴	前三齿上牙痛取迎香、人中，下牙痛取承浆；后五齿上牙痛取下关、颧突凹下处，下牙痛取耳垂与下颌角连线中点、颊车、大迎。以指切压，用力由轻逐渐加重，施压15～20分钟

胃炎上蒸：足阳明胃经循行到牙齿，由于胃火炽盛，循经上蒸到齿龈，"人身之火，惟胃最烈"，故牙齿痛，牙龈红肿比较严重。宜清胃泻热，凉血止痛。

临床表现	牙痛剧烈，牙龈红肿或出脓血，得冷痛减，咀嚼困难；口渴口臭，溲赤便秘，舌红苔黄燥；脉弦数或洪数或滑数
选穴	按揉二间、内庭，症状立刻就会减轻很多

虚火上炎：肾阴虚，虚火上炎，结于齿龈，故牙齿隐隐作痛或微痛，午后阳明经气旺盛，更助虚火上炎，因此午后疼痛较重。宜滋阴益肾，降火止痛。

临床表现	牙痛隐隐作痛，时作时止，日轻夜重，牙龈暗红萎缩，牙根松动，咬物无力；腰膝酸软，五心烦热；舌嫩红少苔，脉细数
选穴	每天刺激双侧合谷、手三里、太溪穴。其中，太溪宜在每天晚上泡脚后按揉，每次5分钟，合谷和手三里不定时地按揉可以帮助减轻疼痛

除施以穴位疗法外，牙疼患者平时还应注意饮食调节，饮食不宜过温、过冷，并宜食清淡食物，忌辛辣煎炒及过酸、过甜。特别要注意保持口腔卫生。

头痛老毛病，治疗要从根

　　头痛是很多人的老毛病，发作时，人们多靠止痛药来缓解，这虽能解决一时之痛，但治标不治本，以后还会发作。其实，《黄帝内经》中说，"不通则痛"，头痛是因为经络不通。在《黄帝内经》看来，头痛症状相同，但发病的原因不同，治疗时要找到根源，分清不同的头痛，然后有针对性地施治。

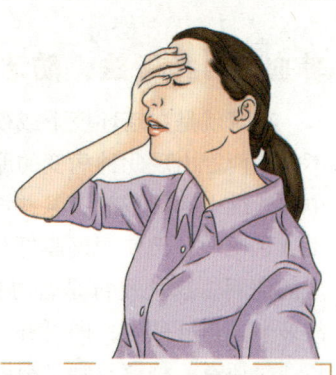

后脑勺痛

是膀胱经的问题。膀胱经大部分在背后，自己一般够不到，所以这类头痛患者可以找家人帮助按摩后背，或者找一个类似擀面杖的东西放在背部，上下滚动以刺激相关俞穴，疏通经气。还可在头部循经进行按揉或者用手像梳头似的进行刺激，对头昏脑涨也有很好的缓解作用

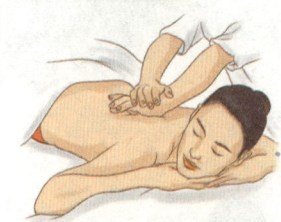

里面的中空痛

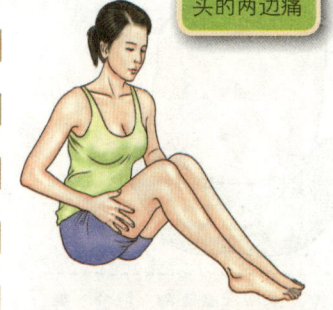

是肝经出了问题，头痛患者可以按摩肝经。肝经在凌晨1点到3点的时候在体内值班，我们当然不可能在这个时候起来，因此可以在19点到21点的时候按摩心包经，因为心包经和肝经属于同经，所以按摩心包经也能起到刺激肝经的作用

头的两边痛

是胆经出了问题，治疗时就拍胆经。拍胆经的时间最好在子时，早睡的人可以提前一些。胆经在人体的侧面，拍的时候从臀部开始一直往下就可以了，每天拍够三百下

前额痛

是胃经出了问题，和痤疮一样，都是归属于胃经的病，治疗时要从胃经入手

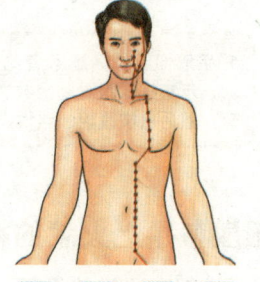

头痛的自愈疗法

泡手法

如果你分不清自己是哪里头痛，那么有一个治头痛的简便方法：泡手法

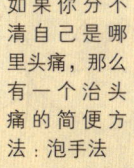

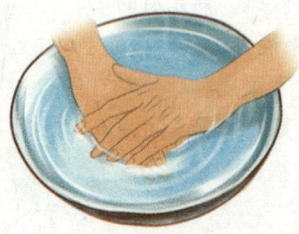

具体方法如下：头痛发作时，把双手伸到热水里（水温以把手放进去能感觉到烫为宜），然后赶快抽回来，再放入水中，再抽回来，如此反复直到手指感到麻木，头痛马上就能缓解

155

养血明目按摩法，防治夜盲症

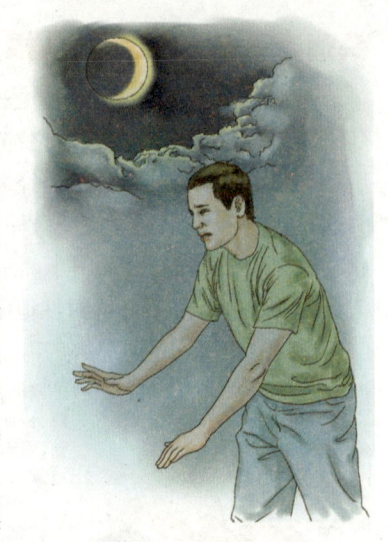

　　夜盲就是在暗环境下或夜晚视力很差或完全看不见东西。出现此种病变的原因，一种可能是饮食中缺乏维生素 A 或患有某些消化系统疾病影响维生素 A 的吸收，致使视网膜杆状细胞没有合成视紫红质的原料。这种夜盲是暂时性的，只要多吃猪肝、胡萝卜、鱼肝油等，即可补充维生素 A，很快就会痊愈。还有一种夜盲则是视网膜杆状细胞营养不良或本身的病变引起的，常见于弥漫性脉络膜炎、广泛的脉络膜缺血萎缩等。这种夜盲会随着有效的治疗、疾病的痊愈而逐渐改善。

　　夜盲症患者可以用饮食调理，可以多吃些苹果等富含维生素的食物。这里推荐下治疗效果较佳的方法——按摩。

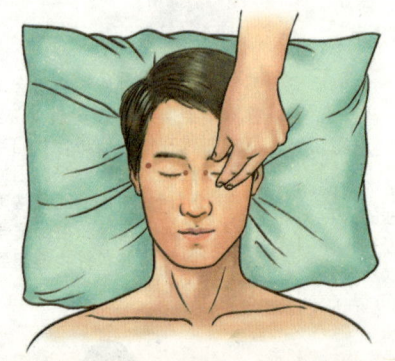

1. 采取仰卧位。施术者站于头侧，用拇指和中、示指按揉眼眶周围数次，使皮下有热感为宜。然后点按睛明、丝竹空，每穴 1 分钟

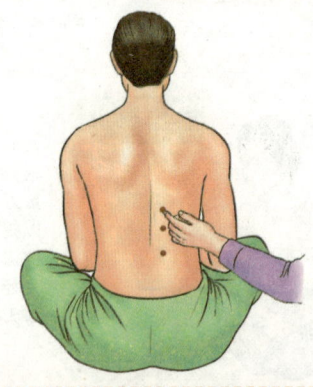

2. 采取坐位，点按揉摩肾俞、肝俞、脾俞穴，使皮肤红、透热为宜

眼屎多是上火惹的祸，综合调理来解决

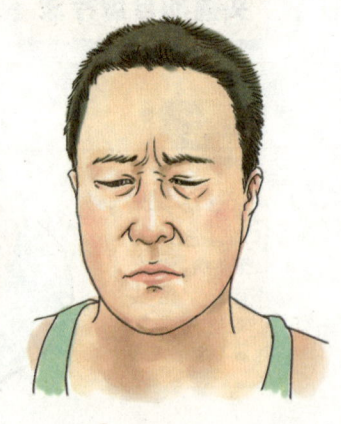

　　谁都有这样的经历：当早晨起床对着镜子洗漱时，就会发现眼睛的内眼角上总是会有些眼屎，只是有时多一些，有时少一些。正常情况下眼屎很少，甚至没有。但是如果突然眼屎增多，有时会把上下眼皮和睫毛粘在一起，使眼睛不容易睁开，就很可能是眼睛有了问题。

　　中医认为，眼屎增多是上火惹的祸，常见的情况有两种。

眼屎多是上火造成的

1. 肺有热

比如说最近有点感冒，嗓子疼，流黄鼻涕，眼睛肿胀疼痛，也可能还发红，觉得看不清楚东西，眼睛总流泪，要是出现了上述问题，可能就是风热引起的

2. 肝胆脾胃有热

这大多数是由平时喜欢吃鱼、虾、肉等热量高的食物，很少吃水果、蔬菜等引起的。这时除了眼屎多以外，还经常会伴有怕热、容易出汗、口苦、想喝水、小便黄、大便干燥、舌苔黄厚腻等表现

治疗方法

治疗风热引起的眼屎多，可以点按手太阴肺经，并点按大拇指指甲根内侧的少商穴，第一、二掌骨之间的合谷穴，以及头上的上星穴和风池穴，按的时候最好有酸麻胀痛的感觉，每天早晚各1次。这种方法可以疏散风热，清热明目，很快眼屎就不会那么多了

治疗方法

治疗的最好办法是改变不良的饮食习惯，多喝水。按摩的话，可以用双手的示指、中指和无名指在额头反复横向推搓，直至额头发热，然后用这三指在太阳穴附近揉搓。点按头上的瞳子髎、头临泣，还有脚上的行间、太冲、内庭、侠溪这些穴位。通过按揉这些穴位，可以疏肝解郁，清胃泻火，这样眼屎也会逐渐减少的

炼成火眼金睛，睛明穴赶走假性近视

近视是指视远物模糊不清，视近物仍正常。发生近视除遗传因素外，多与青少年时期不注意用眼卫生有关。孩子的近视初期都是假性近视，而且假性的近视是可以扭转的，方法就是按摩睛明穴。睛明就代表着人体五脏六腑的精气都汇聚在这个位置，所以无论眼睛出现什么样的不适，都可以通过睛明来调理。

睛明穴确确实实是一个可以缓解眼睛疲劳，预防假性近视的好穴位。只要在用眼过度的时候，停下来用手去挤按睛明穴就可以了，它就在眼睛的旁边，自然就像保护眼睛的开关一样。无论是上班族还是司机，无论是小朋友还是老年人，都可以通过按睛明穴使眼睛得到保护。

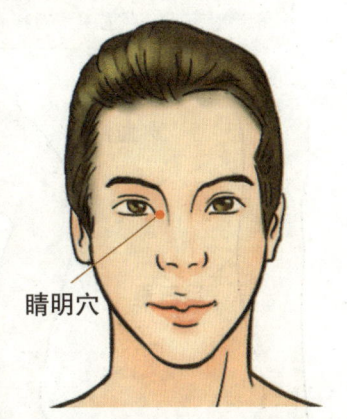

睛明穴

人体睛明穴位于面部，目内眦角稍上方凹陷处

另外，对于假性近视最重要的是预防，在平时家长应当多纠正一些孩子的不良用眼习惯，加强营养，积极根治龋齿等疾患，多参加户外活动，严格控制看书、看电视和用电脑的时间，从根本上减少各种导致近视的因素。

治疗沙眼常用的六大穴

俗话说"眼睛里容不得半点沙子"。人的眼睛是非常敏感的，一粒非常微小的沙子，都会让人感到极其的难受，无法睁眼，无法视物。一些人误认为沙眼是沙子吹到眼中引起的。其实，沙眼是由于感染了沙眼衣原体而出现的一种结膜和角膜的慢性炎症性眼病，严重的还会导致失明。

沙眼相当于中医学的"椒疮"的范畴，一个个眼睑内的小突起，就好像花椒一样。这个病主要发生在眼睑，中医讲这里属于脾的管辖范围，所以它的发病多与脾胃有关。平时爱吃肥甘厚味，或者经常饮酒，脾胃内就会有积热，再加上感受外界的风热邪毒，内热与邪毒一起积聚在眼睑，脉络阻滞，气血不通，所以就会导致发病。治疗沙眼有一个纯天然绿色疗法，就是按摩。

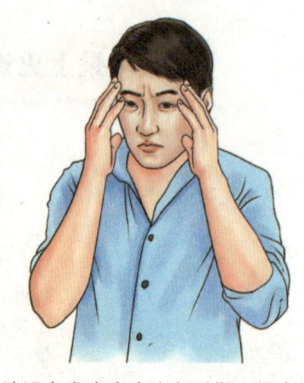

沙眼多发生在青少年时期。得病以后，病人会觉得眼睛里好像有异物，怕光，流眼泪，眼屎多。这是处于疾病的急性期，一般几周后症状会消退，进入慢性期。如果能很及时治愈，一般不会有什么后遗症。但是，如果在这个过程中治疗不当或者用药不足都可能使沙眼转成慢性，引起视觉减退、睑内翻、倒睫、眼球干燥，甚至失明的问题

治疗沙眼的常用穴位

取曲池、足三里、血海、太冲、大椎和肩井这几个穴位来治疗。您可以用手揉，用器具按压，刮痧的方法也可以用，不过，艾灸不太适合，因为艾灸一般多用来治疗寒性疾病，在这里，本来就已经火很旺了，如果还给热刺激，可能会适得其反

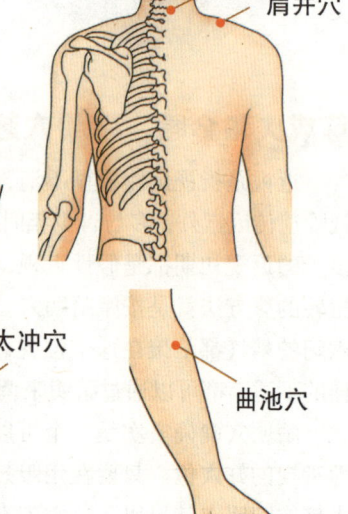

大椎穴
肩井穴

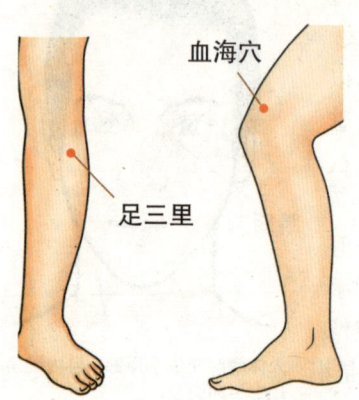

血海穴

足三里

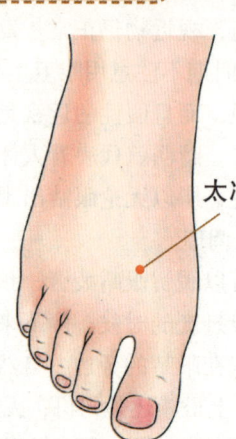

太冲穴

曲池穴

沙眼衣原体常藏在病人眼的分泌物中，任何与此分泌物接触的情况，都可能造成沙眼传播感染的机会。和红眼病一样，不生病才是最重要的，因此，应加强宣传教育，把防治眼病的知识传给群众，贯彻预防为主的方针。比如说，培养良好的卫生习

惯，不用手揉眼，毛巾、手帕等要勤洗、晒干；托儿所、学校、工厂等集体单位应该分盆分巾或者用流水洗脸；沙眼病人应积极治疗，加强对理发室、浴室、旅馆等服务场所的卫生管理，加强毛巾、脸盆等物品的消毒制度，并注意水源清洁。通过这些措施，可以很好地在源头上减少得病的机会，对大家的健康都有益。

按压风池，缓解眼睛干、涩、痒、酸肿

做过眼保健操的都知道，在眼睛周围这一块按摩完之后，会有一个动作，就是按摩脑后面。很多人只知道要这样做，却不知道为什么，其实这就是在刺激脑后的风池穴。因为风池虽然位于脑后，但它是胆经上的穴位。肝胆相表里，肝又开窍于目。所以，风池穴虽然在脑后，却是缓解眼睛酸涩、干胀的好穴位。按摩风池穴，对于眼睛的很多问题，比如视神经萎缩、近视、突眼症、头晕眼花等，都有非常好的效果。因为它能疏风解热、祛除肝胆积热。肝胆清净了，我们才能眼明心亮，活得透彻。

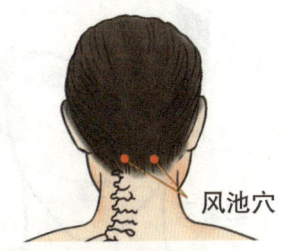

风池穴

人体风池穴位于项部，当枕骨之下，与风府穴相平，即胸锁乳突肌与斜方肌上端之间的凹陷处

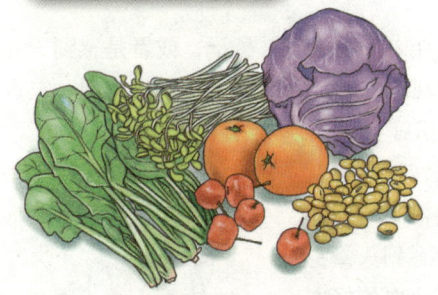

饮食调理缓解眼部病症

在饮食上，缓解眼睛疲劳还可以多补充维生素。多吃一些豆芽、大豆、甘蓝菜、菠菜、柑橘、山楂等含维生素 C、维生素 E 较多的食物

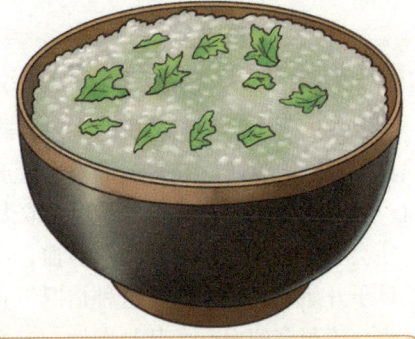

菊苗粥

【原料】菊花苗 30 克，粳米 60 克，盐少许

【做法】将嫩菊花苗切碎，加盐少许与粳米煮粥食用

【功效】清肝明目，主治肝火上炎、头痛眩晕

有鼻炎，就请这二穴来帮忙

鼻炎，指的是鼻腔黏膜和黏膜下组织的炎症。鼻炎的表现多种多样。从鼻腔黏膜的病理学改变来说，有慢性单纯性鼻炎、慢性肥厚性鼻炎、干酪性鼻炎、萎缩性鼻炎等；从发病的急缓及病程的长短来说，可分为急性鼻炎和慢性鼻炎。此外，有一些鼻炎，虽发病缓慢，病程较长，但有特定的致病原因，因而便有特定的名称，如变态反应性鼻炎（亦即过敏性鼻炎）、药物性鼻炎等。

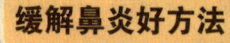

缓解鼻炎好方法

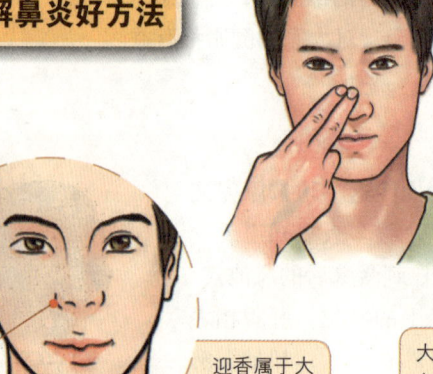

迎香穴

迎香属于大肠经，大肠经与肺经互为表里，五行同样属金，而且迎香还挨着鼻子，鼻子有毛病，迎香是第一个要找的穴位

鼻炎是一种痼疾，令专家们都苦恼，穴位按摩是缓和鼻炎症状很好的方法。每天早上7点（大肠经当今之时），先在整个鼻部涂抹一层润肤霜，起润滑作用。中指和示指并拢、搓热，然后用搓热的手指反复摩擦整个鼻部，摩擦100下，到鼻部发热、微微发红为止。然后按揉迎香、合谷两穴，每穴按揉3分钟，揉到穴位发酸发麻为止

大肠经多气多血，合谷是大肠经的原穴（原穴为原动力的意思），五行属金，调理肺功能非常有效

合谷穴

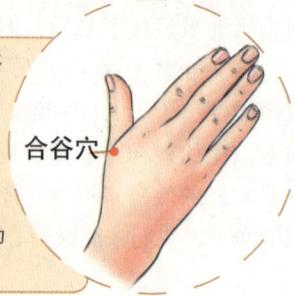

蒜泥外敷涌泉穴治好习惯性鼻出血

所有的人都会出现流鼻血的现象，或者是外力作用撞击了鼻子，或者是感到天气炎热鼻子微微地流血。其实这都是比较正常的现象，通常的情况也是仅仅出现一点点的血，立即就会止住，所以也不用采取太多的措施。

还会有一些人，经常性地流鼻血，或者是在晨起后就发现鼻子开始流血了，而且这种情况下止血会需要一段时间，也会流很多的血。尤其是女性，流血后会感到头晕身体不适。对于这样的情况，就一定要采取迅速止血的好方法进行处理。

蒜泥外敷涌泉穴止鼻血

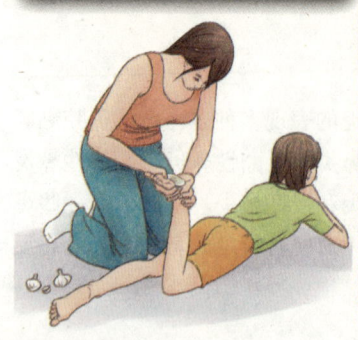

经常的流鼻血可以用蒜泥外敷涌泉穴的方法治疗，涌泉穴就是人足底的前脚心位置，使用时最好用独头蒜。如果是右侧流鼻血，就贴在左侧足底的涌泉穴上，相反，左侧流鼻血，就贴在右侧足底。这种方法主要是要引血下行，从而很快地使鼻血止住。如果感到了足底有刺痛的感觉，就可以揭下来了。如果用温水浸泡双脚后再贴敷蒜泥，会使效果更加明显

流鼻血可能是由于空气比较干燥，鼻子黏膜受影响（这种情况在北方比较常见），但是归根结底还是由于肺脏的因素。肺脏最容易感到干燥，当肺感到干燥时，人就有可能出鼻血，脾脏会管理血液的运行，它出了问题，血就会从鼻子流出来

脸上长痘痘，这两个法宝帮你忙

　　早上起床，端坐镜前，猛然间看见脸颊突生了一颗大痘痘，正在向你示威，一声惊叫之后，便是沮丧。一颗痘痘还只能算作"突发事件"，但倘若是满脸痘痘，就是身体的问题了。

改善脸上长痘痘的方法

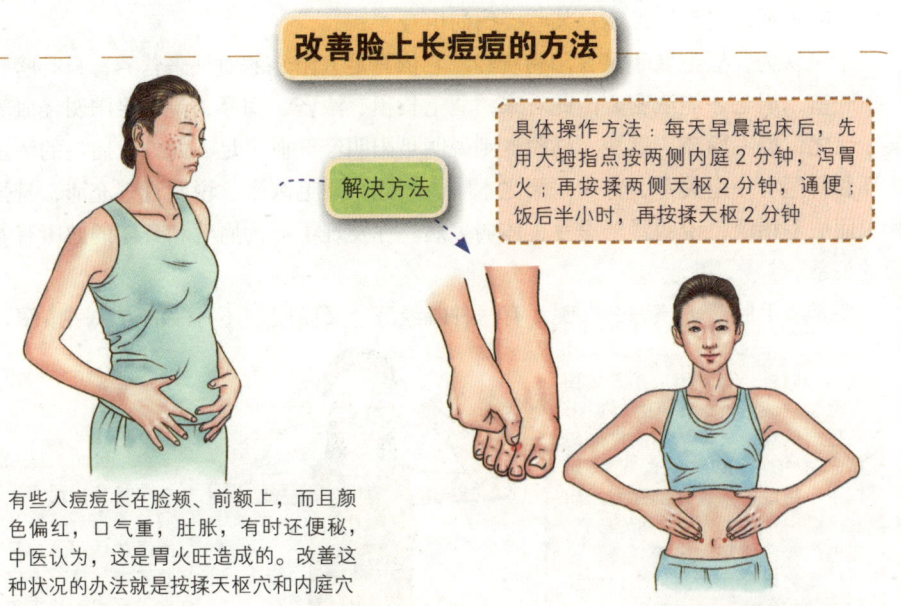

解决方法

具体操作方法：每天早晨起床后，先用大拇指点按两侧内庭 2 分钟，泻胃火；再按揉两侧天枢 2 分钟，通便；饭后半小时，再按揉天枢 2 分钟

有些人痘痘长在脸颊、前额上，而且颜色偏红，口气重，肚胀，有时还便秘，中医认为，这是胃火旺造成的。改善这种状况的办法就是按揉天枢穴和内庭穴

具体操作方法：每晚临睡前先用手指点按气海穴 2 分钟，最好是用大拇指按，这样力量会大一些；然后再按揉两侧太冲穴 3 分钟。如果心情非常不好，就可以多按揉太冲穴几分钟。边按揉边做深呼吸，胸闷的症状就会大大缓解

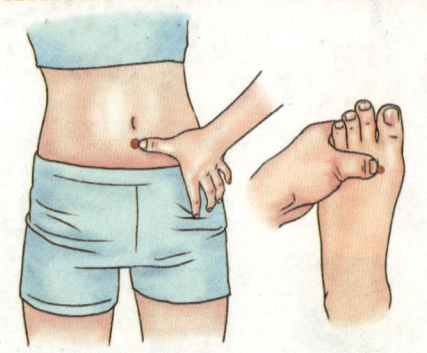

解决方法

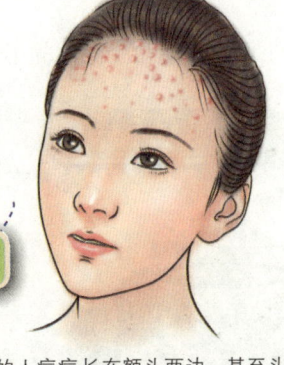

有的人痘痘长在额头两边，甚至头发里有时也会长，而且时常会感到胸闷，莫名其妙地发脾气，中医认为，这是肝气郁结造成的。改善这种状况的办法就是按揉太冲穴和气海穴

　　除了可以用穴位按摩法消灭痘痘外，在饮食上，还要注意口味清淡，少吃油腻、油炸食物。多吃蔬菜、水果，多喝白开水，平时还要注意彻底清洁肌肤，不能给细菌创造繁衍闹事的机会。

眉毛脱落不用烦，膀胱经和肾经来帮忙

眉毛有的人多，有的人少，这和遗传有一定的关系。浓密的可能有一千多根，稀疏的也有数百根，这都属于正常现象。一般情况下，脱落的眉毛还会再长出来，这属于正常的新陈代谢。但是，有的人眉毛仅有数十根或全部脱落，这就是异常现象了，不但影响美观，而且还可能是某些疾病的信号。

中医认为，眉毛属于足太阳膀胱经，它依靠足太阳经的血气来营养，只有膀胱经气血旺盛，眉毛才能浓密。由此看来，眉毛长粗、浓密、润泽，说明足阳明经血气旺盛；反之，眉毛稀疏、细淡、枯脱，则说明足阳明经气血不足。此外，眉毛的浓密稀疏还和肾经有一定关系，肾为先天之本嘛。因此，眉毛浓密，说明肾气充沛，身强力壮；而眉毛稀淡，说明肾气虚亏，体弱多病。你发现了吧，眉毛和身体的健康有着密切的关系。

要是眉毛脱落了该怎么办呢？有一种既经济，又简便，还有效的方法：按摩。

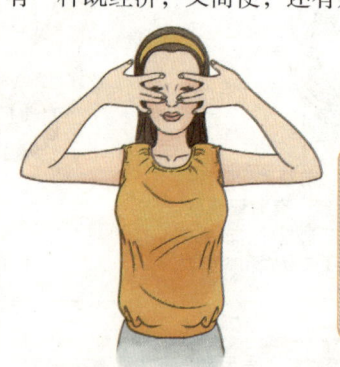

按摩的时候，可以用双手示指指腹面置于两眉中间的印堂穴上，然后向两侧推去，从眉头推向眉尾，推 10~20 次。也可以用双手示指或中指腹分别在眉间印堂、眉头的攒竹、眉中间的鱼腰、眉梢的丝竹空和太阳等穴位，进行轻柔和缓的揉动，每个穴位揉 10~20 次

这两种方法都有一定的养眉、乌眉和美眉的作用，您只要坚持按摩，一定会发现眉毛越来越浓密乌黑

下面再介绍几个简便的小偏方，你平时在家利用看电视的时间就能完成。

防治眉毛脱落小偏方

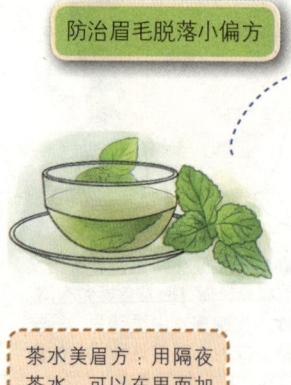

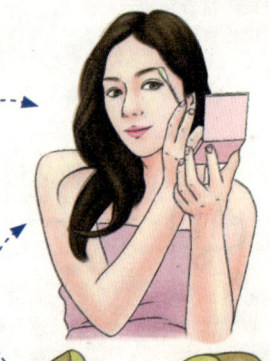

茶水美眉方：用隔夜茶水，可以在里面加入少量蜂蜜调匀，每天涂刷眉毛，长久使用可使眉毛乌黑浓密，也可用来预防眉毛稀落

生姜美眉方：用适量鲜生姜，切片后涂擦眉部，可治疗眉毛稀少，长久不生

黑芝麻美眉方：取黑芝麻 60 克，黑芝麻油 50 毫升浸泡，每晚涂眉。黑芝麻子、花和油都有营养毛发和促进毛发生长的作用，长期使用可使眉毛乌黑亮泽。注意，这里一定要用黑芝麻，这是因为中医认为黑色入肾，而肾之华在发，所以，黑芝麻可以通过补肾，来达到使眉毛乌黑浓密的目的

除了按摩和小偏方，平时还要注意调整饮食结构，饮食要清淡，多吃新鲜蔬菜和水果，少吃油腻的食物，甜食和有刺激性的食物（如辣椒等）也要少吃，这样可以使身体内的各种维生素和微量元素保持充足，眉毛脱落的问题也会有所好转。

防治眉毛脱落还要注意

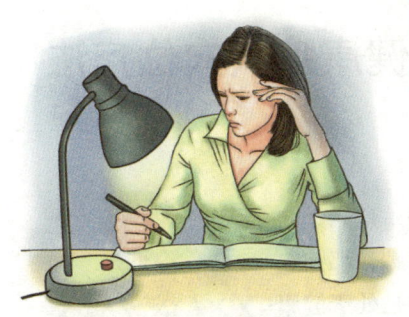

第一是不要熬夜，熬夜会耗伤身体的气血，不但可能引起眉毛脱落，还可能出现黑眼圈、皮肤松弛等一系列问题

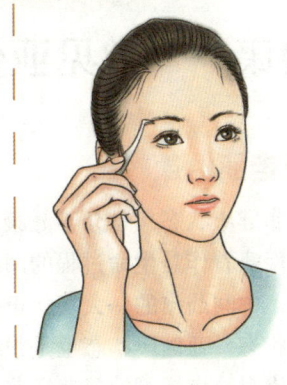

第二是不要轻易拔眉毛，拔眉可能会引发局部疼痛、皮炎、毛囊炎等问题，还可能引起眼睑松弛、皱纹增多等。这还不是最严重的，你可能想不到，拔眉毛还有可能引起角膜炎和结膜炎，严重时可导致角膜溃疡。这是因为眉毛也起着重要的防御作用，它可以防止灰尘、汗水、雨水等流入眼内，保证眼部卫生以及视觉不受干扰

有了这些方法，相信大家都可以拥有乌黑浓密的眉毛了。

口臭——敲胃经让你口气清新

现代社会，谈话交流非常重要，每个人都希望自己口气清新，给对方留下良好的印象。可偏偏就有很多女性有口臭，这令她们非常尴尬。口臭指呼出的气体和口腔吐出的气体都具有令人厌恶的臭味，并被他人嗅到。口臭常给患者造成精神负担，影响社交活动。

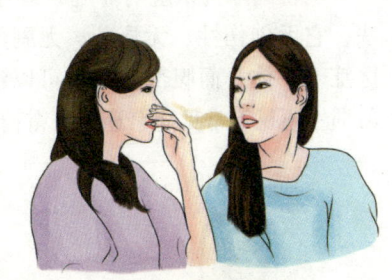

口臭的原因和特点

口臭是胃热引起的，胃热的人从外貌上有一个共同的特征：浓眉，头发较黑、粗、硬，上嘴唇往上翘，偏厚，另外，这样的人一般饭量都很大，小便颜色比较黄。

口臭的治疗方法

最好的办法就是敲胃经，因为敲胃经可以驱胃火，一直敲到小便的颜色恢复为淡黄清澈为止

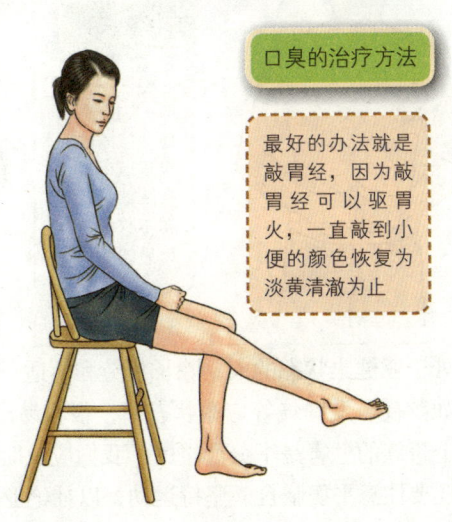

值得注意的是，如果患了口臭，除了敲胃经之外，平时还要注意口腔卫生，定期洗牙，以预防口臭。

第 5 节

还你天然健康——常见亚健康症状穴位疗法

腹部按摩，帮你赶走亚健康

亚健康，即指非病非健康状态，是介于健康与疾病之间的状态，如果把健康和疾病看作是生命过程的两端，那么它就像一个两头尖的橄榄，中间凸出的一大块，正是处于健康与有病两者之间的过渡状态。亚健康状态也是很多疾病，如肝炎、心脑血管疾病、代谢性疾病等的前期征兆。亚健康人群普遍存在"六高一低"，即高负荷（心理和体力）、高血压、高血脂、高血糖、高体重、高血黏度、免疫功能低。

现在国际公认应对亚健康最好的办法是中国的经络按摩法，它无创伤性、无痛苦、无副作用，安全可靠，集保健、医疗于一体。而腹部按摩则可以治愈消化不良、月经不调、习惯性便秘等常见病，还能振奋精神，调整睡眠状态等。

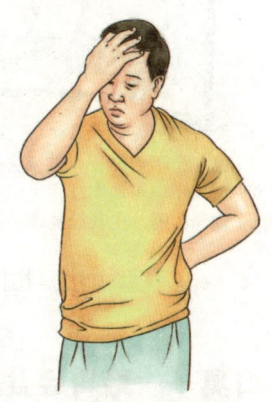

亚健康换句话说就是不健康，是现代人生活的一大困扰

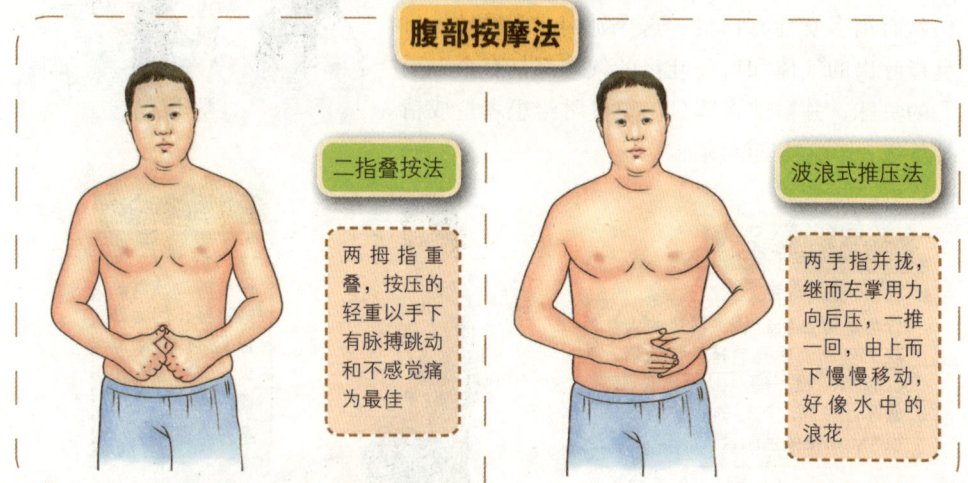

腹部按摩法

二指叠按法

两拇指重叠，按压的轻重以手下有脉搏跳动和不感觉痛为最佳

波浪式推压法

两手指并拢，继而左掌用力向后压，一推一回，由上而下慢慢移动，好像水中的浪花

处于亚健康状态的人，除了疲劳和不适，不会有生命危险。但如果碰到高度刺激时，如熬夜、发脾气等应激状态下，很容易出现猝死，就是"过劳死"。可见，亚健康对上班族的危害是十分严重的，我们应及时树立健康观念，拥有强烈的自我保健意识，还要注意平衡膳食、坚持运动，以杜绝亚健康。

按压太阳穴和耳穴，让你远离抑郁的困扰

现代社会竞争日益激烈，生活节奏也逐渐加快，处于生活和事业重压下的职场精英们极容易受到情绪困扰，其中抑郁症最具普遍性，故被人形象地称为"情绪的感冒"。这些疾病的困扰是诱发肿瘤的主要因素之一。

抑郁症高发年龄为 21 ~ 36 岁，女性患抑郁症的比例是男性的 2 ~ 3 倍。喜怒哀乐本是人的基本情绪，每一个人都经历过伤心、焦虑、沮丧和抑郁等消极情绪，这些消极情绪往往可以随着时间的流逝而得到自我治愈，而按压太阳穴则可以加快情绪恢复正常的速度。

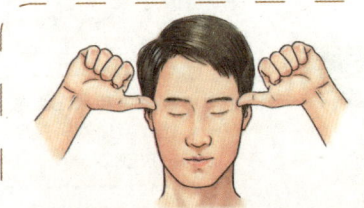

（1）按压太阳穴

按压太阳穴时要两侧一起按，两只手十指分开，两个大拇指顶在穴位上，用指腹、关节均可。顶住之后逐渐加力，以局部有酸胀感为佳。产生了这种感觉后，就要减轻力量，或者轻轻揉动，过一会儿再逐渐加力。如此反复，每10次左右可休息较长一段时间，然后再从头做起

熟悉经络学的朋友们都知道，十二经络都与耳部有直接联系。因此，当人体发生疾病时，耳壳的相应区域便出现一定的反应点。耳压疗法就是在这些反应点上进行按压，以达到治疗疾病的目的。这一方法用来治疗抑郁，不但奏效迅速，而且副作用很少。

治疗抑郁症的方法

（2）耳穴疗法

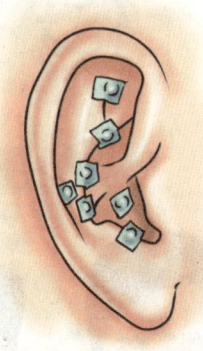

抑郁者首先要找出相应穴位，多取心点、肝点、肾点、神门点、皮质下点、脑干点、脑点等。先消毒，再将菜籽、绿豆或药粒消毒，压迫穴位，以胶布固定。按压时，要由轻到重，使局部产生酸、麻、胀、痛感为宜，每次按压 1 ~ 5 分钟

另外，对经常处于萎靡状态，有忧郁倾向的人来说，每天在上午接受日照半小时，每周到郊外呼吸一下新鲜空气，对缓解抑郁情绪也很有效。

眼部疲劳，按摩帮你忙

长时间面对电脑屏幕，免不了出现眼部疲劳、眼睛干涩的情况，滴再多的眼药水也解决不了什么问题。这种情况如不加以改善，很容易引起视力模糊、下降，使眼睛失去往日的光彩，变得污浊暗淡。

为了防止这种可怕的事情发生，我们不妨用简便的按摩法来拯救我们的眼睛，让我们的"心灵窗口"恢复昔日的光彩。具体步骤如下：

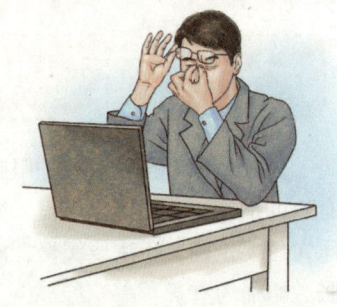

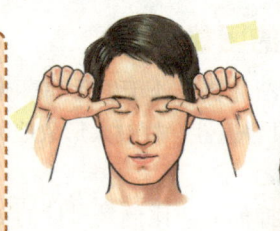

1. 在眼睛上方，从眼角朝眼尾处缓缓移动手指。用大拇指的指腹按摩太阳穴处，每按一处深呼吸一次

（1）指压、按摩眼周

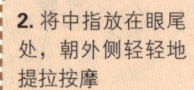

2. 将中指放在眼尾处，朝外侧轻轻地提拉按摩

3. 将手指放在眼睛下方，从眼尾向眼角慢慢移动，用示指和中指（或中指和无名指）指腹按压眼睑

（2）按摩脸颊及眉头

1. 在眉头上方附近用中指和无名指以画圆圈的方式，稍微用力按摩

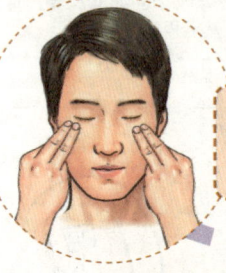

2. 在颧骨上方处以画圈的方式按摩，这个步骤再加上一步眉头按摩，平均约按3分钟即可

（3）让眼睛做操

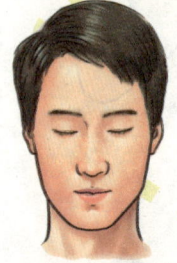

1. 将双眼闭上2～3秒

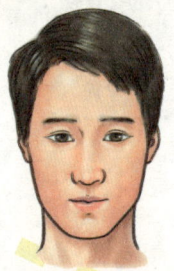

2. 尽量睁大眼睛，停2～3秒

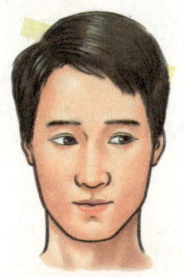

3. 眼球分别向左、右移动，各停2～3秒

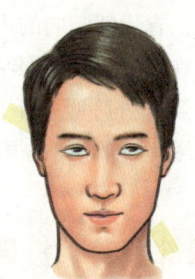

4. 眼睛分别向上、下看，停2～3秒

　　总之，眼部按摩对保护眼睛、增进视力、消除疲劳都有很大作用，是简便、行之有效的措施，必须持之以恒。操作时注意力要集中，全身肌肉放松，呼吸要自然，按压穴位要正确，手法要缓慢，旋转幅度不宜过大，由轻到重，速度要均匀，以感到酸胀、略痛为宜。

小方法赶跑"瞌睡虫"

英国埃夫南斯公司发布过一项针对 1000 名上班族的调查结果。上班族的工作效率在中午 12 点达到高峰，接着便走向下坡路。3/4 的受访者在午餐后昏昏欲睡。尤其是下午 2 点到 4 点，他们感到极度疲乏、沉闷，工作效率降低，甚至容易犯错。面对这种状况，我们该怎么应对呢？其实很简单，你只要做做下面的几个小动作，就可以把午后"瞌睡虫"赶跑。

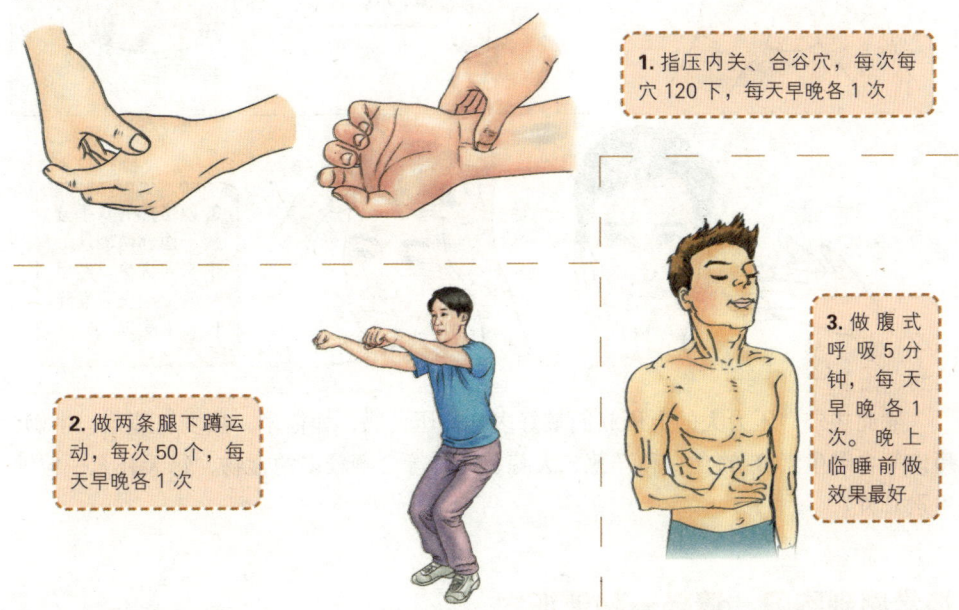

1. 指压内关、合谷穴，每次每穴 120 下，每天早晚各 1 次

2. 做两条腿下蹲运动，每次 50 个，每天早晚各 1 次

3. 做腹式呼吸 5 分钟，每天早晚各 1 次。晚上临睡前做效果最好

反复按揉位于中指指尖正中部的中冲穴，或者站起来，使劲儿跺几下脚也可以振奋精神。

在饮食上，维生素是真正的清醒剂，不妨多吃些胡萝卜、大白菜、韭菜、马铃薯、柑橘之类富含维生素的食物。碱性食物，例如苹果、海带及新鲜蔬菜能中和肌肉疲倦时产生的酸性物质，消除疲劳。

这样按摩可以缓解你的精神压力

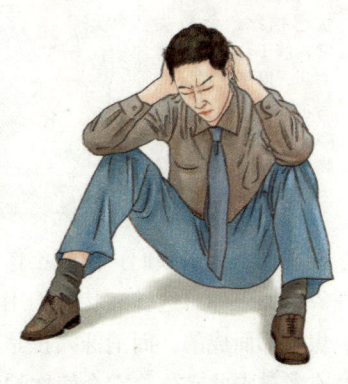

众多中青年上班族在紧张的压力之下，首先会感觉到疲劳乏力，紧接着便是失眠、头痛。这种状态持续下去，就会影响内分泌，导致内分泌系统紊乱，身体功能失调，引发更大的疾病。那么，上班族们如何用简便有效的方法来缓解精神压力呢？按摩经络其实是最好的选择，下面我们就介绍一下按摩的具体手法：

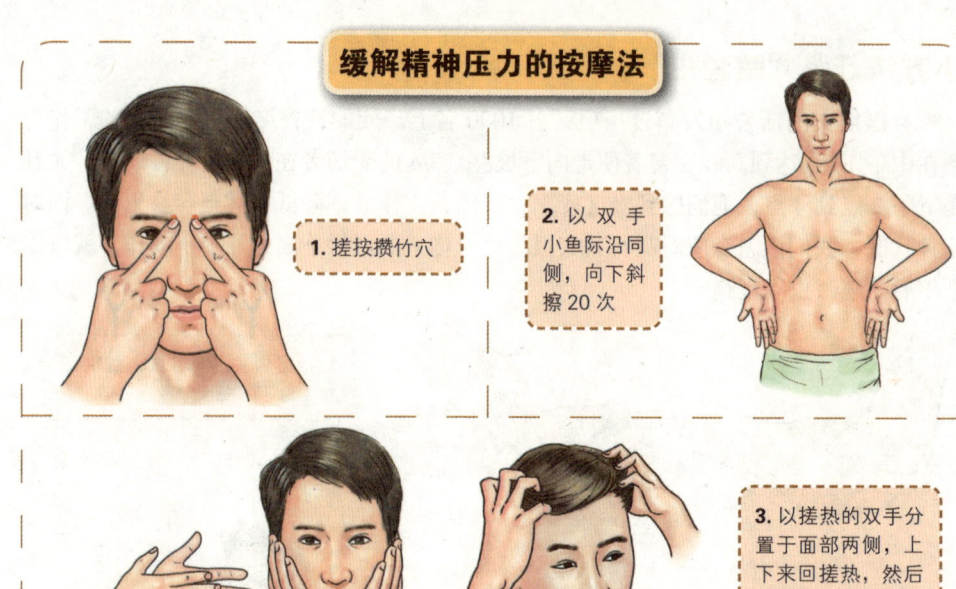

缓解精神压力的按摩法

1. 搓按攒竹穴

2. 以双手小鱼际沿同侧，向下斜擦 20 次

3. 以搓热的双手分置于面部两侧，上下来回搓热，然后从前发际向后发际梳理头发 20 次

除此之外，压力大的上班族们最好多吃抗压食物，如糙米、燕麦、蔬菜、牛奶、瘦肉等含维生素 B_1 的食物和洋葱、大蒜、海鲜等含硒较多的食物，每天补充一粒维生素 C 丸。

经常感到胸闷，请敲一敲消泺穴

胸闷是指胸部闷，有堵塞感或气短，伴见心悸、胸痛、情绪不宁、头昏体倦、食少腹胀等症。胸痹、心悸、痰饮、肺胀等病症均可见此症。

胸闷的原因

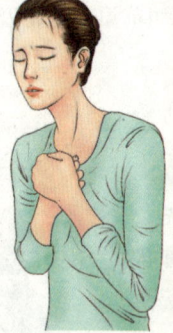

1. 情志失调
忧思恼怒，气机失常，脾不化津，聚湿生痰，肝气郁结，气滞血瘀，痰瘀交阻，胸中气机不畅，则为胸闷。情绪不好、爱生气的人常有此症

2. 饮食不当
过食膏粱厚味、肥甘生冷，损伤脾胃，运化失常，聚湿生痰，痰阻脉络，气滞血瘀而成胸闷

3. 其他病所致
冠心病、胸膜炎、肺气肿等疾病可导致胸闷

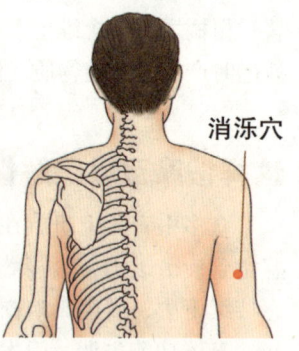

消泺穴

现代的上班族们，由于工作紧张，压力大或者饮食不当，可能会有胸闷、心悸的现象，如果你有这种症状，不用慌，只要你每天坚持敲消泺穴就能治愈。因为胸闷是上焦气郁而成的，而消泺穴正是三焦经的一个穴位，所以如果平时感到胸闷，可以按摩或者敲击此穴位，它会使你的胸闷消失。

累了，拍拍手掌会使你头脑清醒

手掌中央存在着有助于增强心脏功能，开发大脑潜力的重要部位。只要对此进行强烈刺激，大脑潜力就能得到开发，原来早上懒得起床或白天爱打瞌睡的人，头脑就会变得清醒。要达到这个目的，只要强烈地拍击双手手掌就行。

把手掌合起来拍击时会发出"嘭、嘭"的声音，这个声音通过听觉神经传到大脑，可以增强大脑功能。如果早上爱睡懒觉，白天昏昏沉沉，记忆力不佳，注意力也不集中，就应该进行拍击手掌的锻炼。

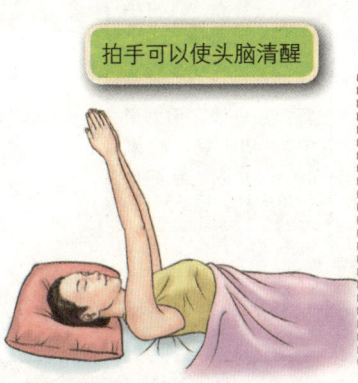

拍手可以使头脑清醒

具体操作方法：早上，如果想睡懒觉，可以把双手向上方伸展，强烈地拍击手掌3次。接着，把向上方伸展的双手放在胸前，再拍击3次。注意，手腕要用力伸展，尽量使用左右手的中指牢牢地靠拢

这样一来，头脑的模糊和心中的烦躁都可以完全消除。早上头脑清醒，是一天最重要的起点。通过拍击手掌，你可以精力充沛地进行学习和工作，并能提高效率。

简易按摩，彻底放松你的内心

中医按摩是通过手法刺激调节机体阴阳、气血紊乱状态，使人阴阳平衡，血气流通，神志安宁。现代医学研究表明，按摩手法对神经系统所产生的兴奋和抑制作用与治疗效果密不可分，特别是摩法，在对皮肤产生作用的同时，还对神经系统产生镇静作用，可起到抗焦虑效果。

下面介绍几种简便易行的方法：

（1）头部按摩法

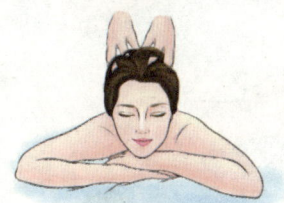

术者用拇指在患者头部上方百会穴上按揉3~5分钟，然后双拇指分别抵于两侧太阳穴，换用余下四指推擦脑后部风池穴1分钟，最后用屈曲的示指桡侧在眉棱、前额各抹10次

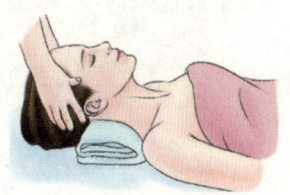

（2）头颈部按摩法

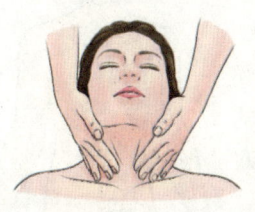

术者站于患者之右侧，用右手五指分别置于头部督脉、膀胱经及胆经上，自前发际推向后发际5~10次，然后术者站在患者之后，沿两侧之胸锁乳头肌拿捏3~5次，拿肩井穴3~5次

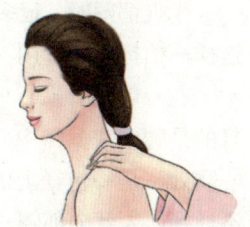

169

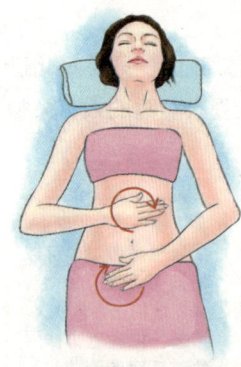

（3）腹部按摩法

患者仰卧于床上做细而均匀的深呼吸10～20次，然后用左右手掌面置于上下腹部，两手交替做顺时针环行揉动，动作宜柔和缓慢，用力更要均匀协调，旋摩30～50次，有助于和胃安神，缓解焦虑

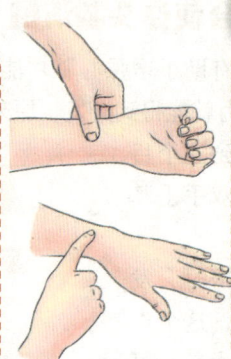

（4）手腕按摩法

按揉内关穴。内关穴位于前臂正中，腕横纹上2寸，在桡侧腕屈肌腱和掌长肌腱之间取穴。每次按揉20～30分钟左右，按揉时用左手的拇指尖按压右内关穴上，左手示指压在同侧外关上，再用右手按压左手的穴位

（5）足底按摩法

1. 踏豆按摩：取绿豆500克，放入炒锅中，用小火炒热，倒入脸盆中，将双脚洗净擦干，借盆中绿豆余热，用双脚踩踏绿豆，边踩边来回摩擦。每天睡觉前1小时开始踩踏，每次约30分钟

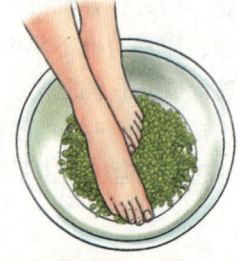

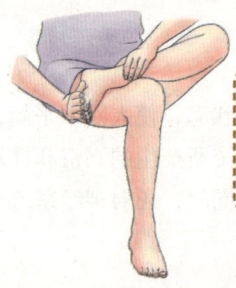

2. 拍涌泉穴：每天晚上睡觉前，将双脚洗净擦干，端坐床上，先用右手拍打左脚涌泉穴120次，再用左手拍打右脚涌泉穴120次，每次力度均以感到微微胀痛为度，可消除焦虑

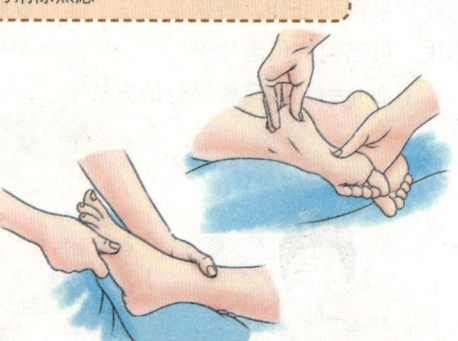

3. 按摩穴位：持续揉按脚背上的厉兑、照海、行间、太溪、隐白等穴10～15分钟，重点揉按涌泉穴。然后捻摇各个脚趾，摩擦足心正中线

四大妙招，让你从郁闷情绪中解脱

生气郁闷时，很多人会习惯性地拍打胸脯，更为奇怪的是，这样一拍打还真管用，心里会觉得舒服许多。这有何道理呢？

在一般人看来，郁闷时拍打的是胸脯，而实际上，这时候打的是膻中穴。膻中穴位于两个乳头连线的中间点，正中心的心窝处，是心包经上的重要穴位，可以令人喜乐。如果膻中穴不通畅，人就会郁闷，这对人的身体是不利的。

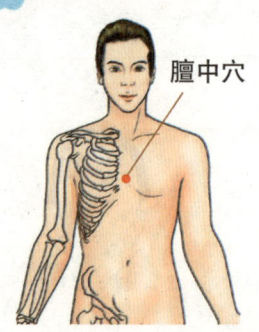

膻中穴

这里还有几个控制情绪的好方法，实用简单也方便，可以一试。

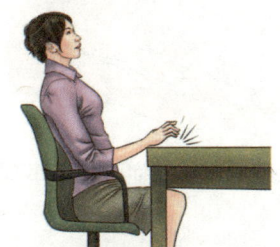

1. 手指弹桌

将双眼轻轻微闭，哼着你喜欢的小曲、京剧或念着诗词，用你的手指有节奏地敲打桌面就能缓解抑郁情绪

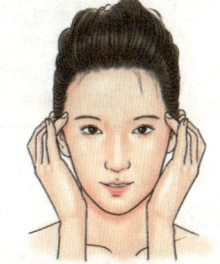

2. 按压太阳穴

用指按压这个穴位，对脑部血液循环产生影响。不光是烦恼，对于头痛、头晕、用脑过度造成的神经性疲劳、三叉神经痛，按压太阳穴都能使症状有所缓解

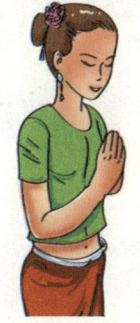

3. 双手合十

从中医的角度来说，双手合十其实就是在收敛心包。双手合十的动作一般停在膻中这个位置，那么掌根处正好是对着膻中穴。这样做，人的心神就会收住，一合十，眼睛自然会闭上，因为心收敛了，眼睛自然也会收敛

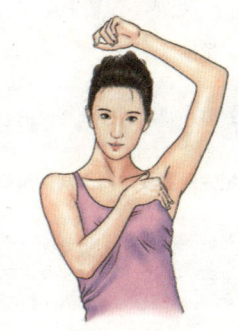

4. 拨心包经

腋窝下面有一根大筋，用手掐住然后波动它。每天晚上拨10遍，这样坚持下去就可以排去郁闷和心包积液，增强心脏的活力，从而增强身心的代谢功能

焦虑了，试试刮痧吧

焦虑是大脑中枢神经长期过度紧张，以致高级神经活动功能出现障碍的一种疾患。以刮痧疗法治疗焦虑，一般选督脉、足太阳膀胱经为主，通过刺激体表腧穴，调整机体的阴阳平衡，振奋阳气，"阴平阳秘，精神乃治"。百会穴有醒脑开窍，宁心安神，升举阳气之功。背俞穴为脏腑经气所聚，与中枢神经关系密切，刮拭背部腧穴可调节脏腑功能，协调中枢神经的功能活动。方法如下：

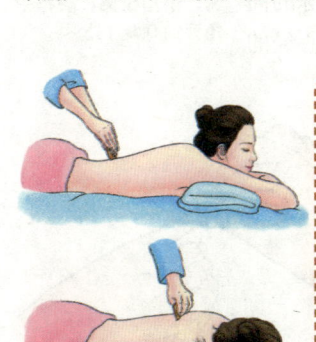

1. 患者可以坐着或俯卧，在患者身上抹上刮痧油，刮拭督脉（自上而下）、足太阳经（自下而上），并刮拭身柱、肝俞等穴位，至痧痕出现为宜

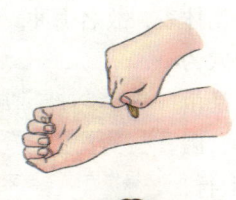
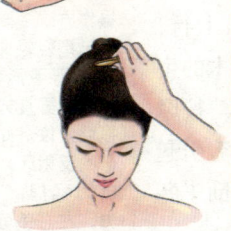

2. 患者端坐，在身上抹上刮痧油，刮拭百会、神门、三阴交、太溪（内踝高点与跟腱之间凹陷中）、照海（内踝下缘凹陷中）、申脉（外踝下缘凹陷中）等穴，至痧痕出现为宜

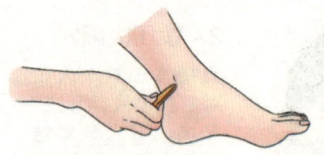

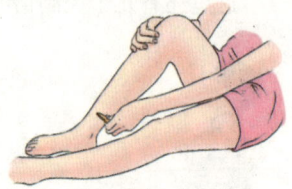

3. 待患者失眠症状逐渐消除，睡眠好转后，再刮拭三阴交、太溪、照海等穴 15～20 次，以巩固疗效

刮痧对焦虑症有较好的疗效，但并非所有人都适合用刮痧治疗焦虑症，以下事项在刮痧过程中是必须注意的：

（1）孕妇的腹部、腰骶部，妇女的乳头，禁刮

（2）白血病，血小板少，慎刮

（3）心脏病出现心力衰竭者、肾功能衰竭者，肝硬化腹水，全身重度水肿者，禁刮

（4）下肢静脉曲张，刮拭方向应从下向上刮，用轻手法

（5）凡刮治部位的皮肤有溃烂、损伤、炎症者，都不宜用这种疗法；大病初愈、重病、气虚血亏及饱食、饥饿状态下也不宜刮痧

克服瞌睡困扰，少冲穴功不可没

目前，国内有 4%～5% 的人受到瞌睡困扰，45% 的车祸、50% 以上的工伤事故都与睡眠不足有关。俗话说，春困秋乏夏打盹。为了防止瞌睡，人们采用的办法可以说是五花八门。今天我们就给您支上一招"手部按摩法"，可以说是百试百灵。其实方法很简单，按一按少冲穴就可以了。

少，阴也。冲，突也。少冲名意指本穴的气血物质由体内冲出。本穴为心经体表经脉与体内经脉的交接之处，体内经脉的高温水气以冲射之状外出体表，故名少冲。少冲穴为手少阴心经的井穴（四肢末端之井穴为经络之根），其运行是由内向外、由下向上的，因其水湿含量大，虽上行，但上行不高，只有木的生发特性，故其属木。按摩此穴，可以减轻疲劳引起的头痛不舒服，有助于醒脑提神。

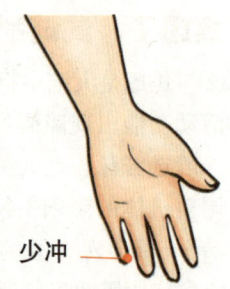

少冲

少冲穴位于小指爪甲内侧，小指桡侧，距指甲角旁约 0.1 寸处

按摩少冲穴醒脑提神

操作方法：要求大拇指和示指轻轻夹住左手小拇指指甲两侧的凹陷处，以垂直方式轻轻揉捏此穴位。此穴位是脑部的反射区，要慢慢地出力揉捏，不要用蛮力，左右手可以互相按

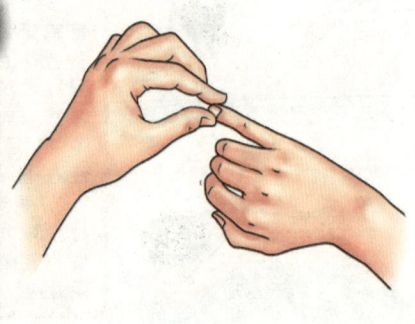

172

第五章

有病治病，无病强身

——全家人的经络养生良方

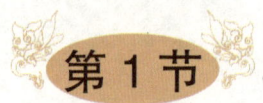

第1节

祛病养颜——常见"女人病"的穴位疗法

内分泌失调，从三焦经寻找出路

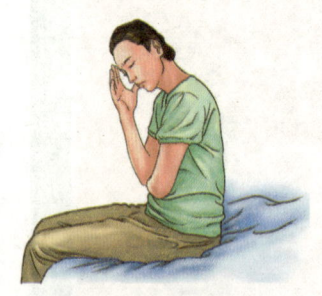

很多女性不得不面临这样的问题：好好的皮肤突然出现了黄褐斑，肥胖总在不经意间造访，身体的某些敏感部位会出现肿块……其实这都是人体生理功能的调控者——内分泌在作怪。

那如何让内分泌回归平衡状态呢？不妨揉揉自己的三焦经。三焦经的循行路线，是从无名指外侧指甲旁边1厘米开始，顺着手背，顺着胳膊的背部上头，到耳旁绕一圈，最后循行到眉毛旁边。下面就介绍几个容易操作的穴位。

内分泌失调，引起相应的临床表现，如肌肤干燥、暗淡无光、月经紊乱、带下异常、乳房松弛、局部肥胖、失眠多梦、情绪波动、烦躁忧虑等

按揉穴位调节内分泌

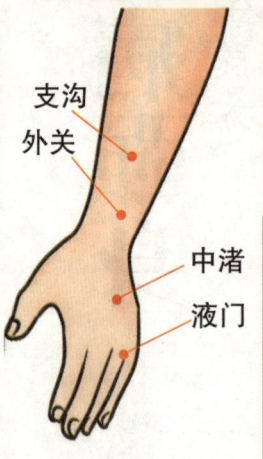

支沟
外关
中渚
液门

1. 液门（荥水穴）

即津液之门，在无名指、小指缝间。此穴最善治津液亏少之症，如口干舌燥、眼涩无泪。"荥主身热"，液门还能解头面烘热、头痛目赤、齿龈肿痛、暴怒引发的耳聋诸症。此穴还善治手臂红肿、烦躁不眠、眼皮沉重难睁、大腿酸痛疲劳诸症

2. 中渚（输木穴）

此穴在手背侧，第四、五掌骨间。输主"体重节痛"，木气通于肝，肝主筋，所以此穴最能舒筋止痛。腰膝痛、肩膀痛、臂肘痛、手腕痛、坐骨神经痛，都是中渚穴的适应证。此穴还可治偏头痛、牙痛、耳痛、胃脘痛、急性扁桃体炎。此外，四肢麻木、腿脚抽筋、脸抽眼跳等肝风内动之症，都可掐按中渚来调治

3. 外关（络穴）

此穴非常好找，在腕背横纹上2寸。此穴络心包经，因此可以引心包经血液来通经活络，可治落枕、肩周炎、感冒、中耳炎、疟腮、结膜炎。此穴还能疏肝利胆、散郁解忧，可治月经不调、心烦头痛、厌食口苦、胸胁胀满、五心烦热、失眠急躁之症

4. 支沟穴

此穴在外关上1寸，所以与外关穴的功用较为类似，也可疏肝解郁、化解风寒，同时还善治急性头痛、急性腰扭伤、胆囊炎、胆石症、小儿抽动症。古书皆言其善治便秘，但其最为擅长的是治疗"肋间神经痛"，俗称"岔气"。当岔气时，用拇指重力点按支沟穴，即时见效

三焦经的功效远不止这些，朋友们自己去慢慢探寻和体验吧。经络穴位，就是我们与身体交流的通道，想要真正认识自己，不必去远方寻求开悟，因为答案就在我们自己身上。

更年期综合征，按压三阴交穴最可靠

更年期是女性卵巢功能从旺盛状态逐渐衰退到完全消失的一个过渡时期，包括绝经和绝经前后的一段时间。在更年期，妇女可出现一系列的生理和心理方面的变化。

部分妇女在更年期会出现一些与性激素减少有关的特殊症状，如早期的潮热、出汗、情绪不稳定、易激动等。晚期因泌尿生殖道萎缩而发生的外阴瘙痒、阴道干痛、尿频急、尿失禁、反复膀胱炎等，以及一些属于心理或精神方面的非特殊症状，如倦怠、头晕、头痛、抑郁、失眠等，称为更年期综合征。

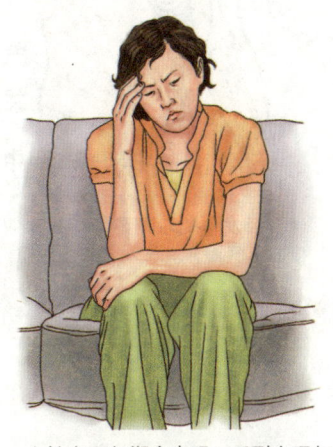

女性在更年期会出现一系列生理与心理变化，常常导致一些不良症状，影响身心健康

多数妇女能够平稳地度过更年期，但也有少数妇女由于更年期生理与心理变化较大，被一系列症状所困扰，影响身心健康。因此每个到了更年期的妇女都要注意加强自我保健，保证顺利地度过人生的这一转折时期。自我保健的最佳方法就是按压三阴交穴位。

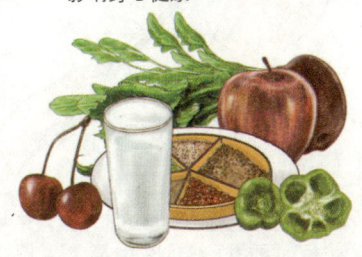

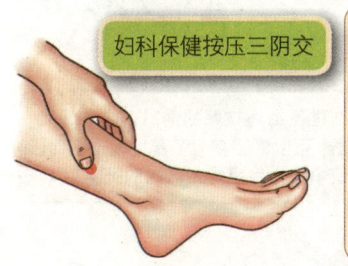

妇科保健按压三阴交

三阴交位于内踝上3寸处，胫骨后缘。女性朋友对于这个穴位应该予以高度重视，经常对它进行刺激，可以治疗月经不调、痛经等妇科常见病症

在饮食上，更年期有头昏、失眠、情绪不稳定等症状的女性，要选择富含B族维生素的食物，如粗粮（小米、麦片）、豆类和瘦肉、牛奶。牛奶中含有的色氨酸，有镇静安眠功效；绿叶菜、水果含有丰富的B族维生素。这些食品对维持神经系统的功能、促进消化有一定的作用

按揉穴位让痛经不再折磨你

女人如花，月经是花期的标志，也是健康的晴雨表，伴随着女人一生中最美好的年华，如期而至的月经让人感觉踏实、身心舒服。但是，痛经也令众多女性承受着难以言说的痛苦。凡在行经前后或在行经期间出现腹痛、腰酸、下腹坠胀和其他不适，影响生活和工作者称为痛经。疼痛一般位于下腹部，也可放射至背部和大腿上部。痛经分为原发性和继发性两种，前者是指生殖器官无实质性病变引发的痛经，后者是由于生殖器官某些实质性病变引起的痛经。一般认为子宫过度收缩是产生原发性痛经的主要原因。对于前一种痛经，目前还没有理想的治疗方法，但通过按压穴位能缓解痛经带来的痛苦。

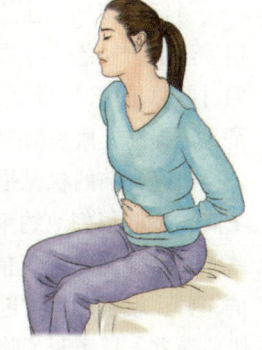

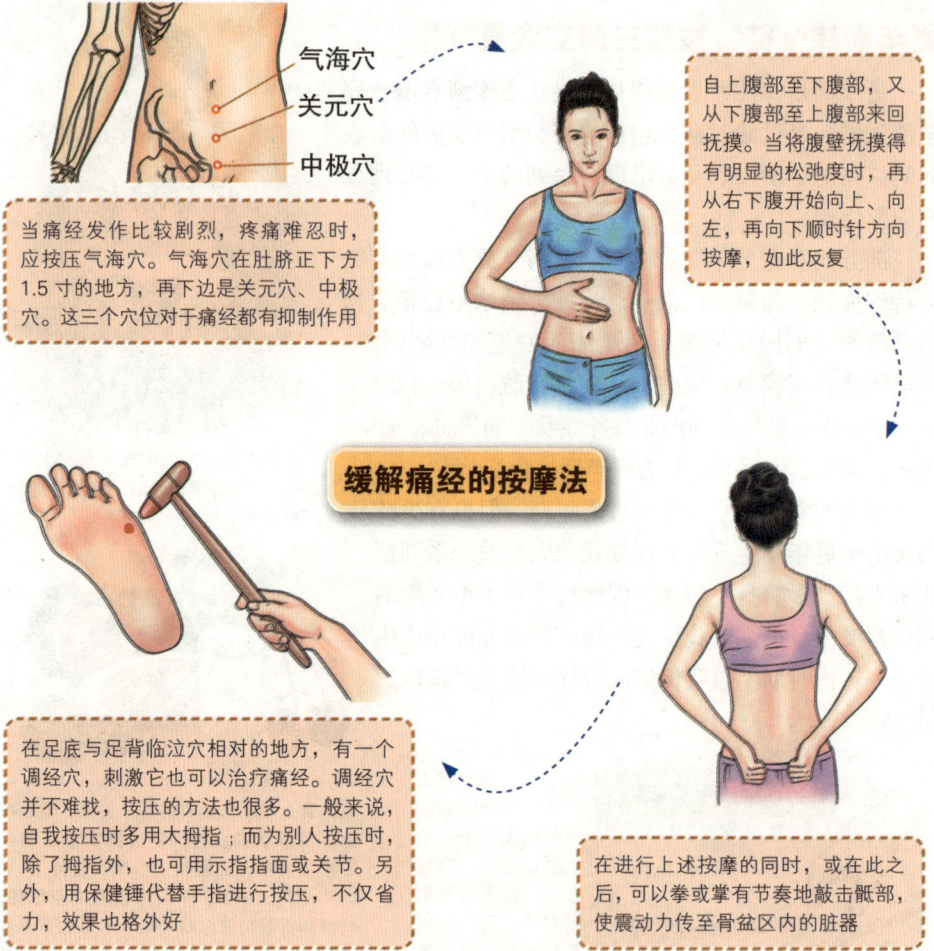

气海穴
关元穴
中极穴

当痛经发作比较剧烈，疼痛难忍时，应按压气海穴。气海穴在肚脐正下方1.5寸的地方，再下边是关元穴、中极穴。这三个穴位对于痛经都有抑制作用

自上腹部至下腹部，又从下腹部至上腹部来回抚摸。当将腹壁抚摸得有明显的松弛度时，再从右下腹开始向上、向左，再向下顺时针方向按摩，如此反复

缓解痛经的按摩法

在足底与足背临泣穴相对的地方，有一个调经穴，刺激它也可以治疗痛经。调经穴并不难找，按压的方法也很多。一般来说，自我按压时多用大拇指；而为别人按压时，除了拇指外，也可用示指面或关节。另外，用保健锤代替手指进行按压，不仅省力，效果也格外好

在进行上述按摩的同时，或在此之后，可以拳或掌有节奏地敲击骶部，使震动力传至骨盆区内的脏器

常按血海穴、三阴交、足三里，月经如期而至

月经不调是女性的一种常见疾病，多见于青春期女性或绝经期妇女，是指月经周期、经量、经色、经质等方面出现异常的一系列病症。月经不调表现在很多方面，有的月经总是推迟，月经期身体状态反应大，如情绪不稳定、胸闷、肚胀；还有一种就是月经提前，血很稀少，颜色淡，常感觉疲乏，饭后胃胀。

月经提前的状况是脾虚造成的。脾主管血液在血管中有序地运行，如果脾的功能下降，不能很好地约束血液，月经就会提前。《素问·奇病论》中说："夫五味入口，藏于胃，脾为之行其精气。"如果把胃比喻成将军，每天和食物作战，那么脾就是它的军师，就是说食物进入胃后，要靠脾的运化功能辅助，食物才能被消化，人体才能吸收营养。胃离开了脾的协助，打起仗来就没有胜算了，会消化不良，吃的食物堆积在胃里，让人觉得胃胀。人体吸收不到充足的营养，气血就会亏虚，所以经血色淡而质稀。这种状况，就要求助血海穴、三阴交穴、足三里穴来改善。

调节月经的常用穴位

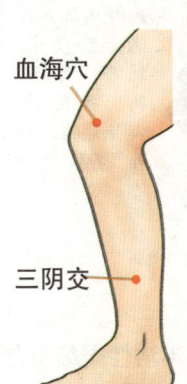

血海穴

三阴交

血海，顾名思义，主要治疗与血有关的病证，可以健脾益气，调理血脉。血海穴在膝关节内上方。膝盖弯曲，以手掌覆住膝盖，手指向上（头的方向），自然张开，大拇指下即是血海穴。用大拇指按揉，力量稍微大一些，以产生酸胀感为宜

三阴交，脾经穴位，并与肝、肾二经交会，既可以健脾，又可以调理肝肾。三阴交穴在小腿内侧，内脚踝往上 3 寸，也就是 4 横指。用大拇指按揉，注意此处肌肉少，力量不用太大，有酸疼的感觉就可以了

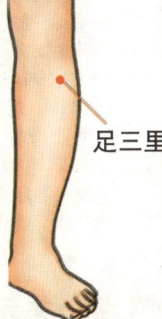

足三里

足三里，是胃经的穴位，又是胃之下合穴，所以跟胃有关的问题都能解决。足三里穴在小腿前外侧，弯腿的时候，把四指并拢放在膝盖下，小腿骨外侧一横指即是。用大拇指按揉，力量稍大，必须有酸胀、发热的感觉才行

操作方法：从月经前 7 天开始直到月经结束，每天睡前按上三穴各 2 分钟

除了上面的方法外，我们再来推荐下肾虚引起的月经不调的调理方法。肾虚的女性平时可用按摩法养肾。

常用养肾按摩法

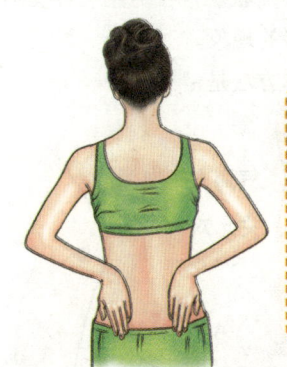

1. 搓擦腰眼：两手搓热后紧按腰部，用力搓 30 次。"腰为肾之府"，搓擦腰眼可疏通筋脉，增强肾脏功能

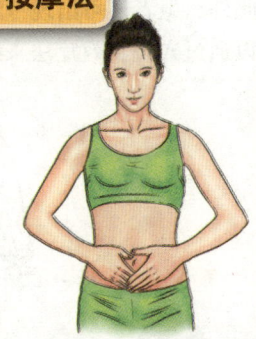

2. 揉按丹田：两手搓热，在下丹田按摩 30～50 次。此法常用之，可增强人体的免疫功能，起到强肾固本、延年益寿的作用

月经不调的女士在饮食上要少吃油腻、黏腻的食物，也不要暴饮暴食，这些都会给脾胃造成负担。另外，平时爱吃甜食的朋友要控制自己尽量少吃，因为过食甜食易伤脾。同时，还要注意要补气血。

补气血小良方

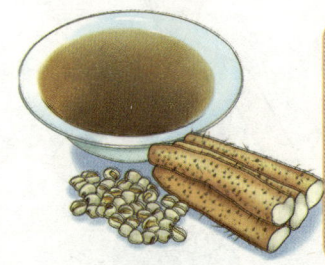

山药薏仁茶

淮山药、薏苡仁各 9 克，水煎代茶饮用。常饮山药薏仁茶可使人中气足、精神好、脸色佳

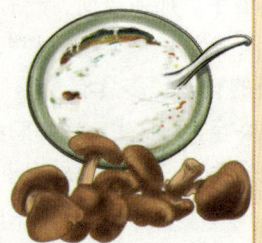

香菇泥鳅粥

香菇泥鳅粥对于气虚及胃肠功能差的人极具功效。将泥鳅、大蒜、香菇、大米、葱共熬成粥，不但味道佳，且营养价值高

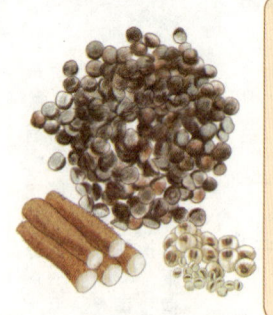

四神汤

莲子、薏苡仁、淮山药、芡实煮成汤是适合气虚之人的养生饮食。有人习惯在四神汤中加排骨、鸡肉等，为防止营养过剩、发胖，可以去掉附着的油脂再煮

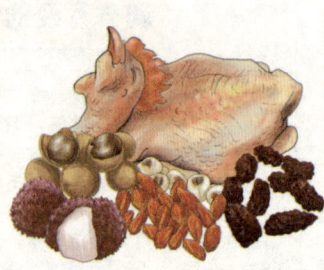

玉珍鸡

母鸡一只洗净，鸡肚内放入桂圆、荔枝干、黑枣、莲子、枸杞各30克，调味蒸食，可补气养精

慢性盆腔炎——气海、关元和血海迅速驱除"腰魔"

盆腔炎是一种较为常见的妇科疾病，大多是不注意个人卫生、不洁性交等引起的。急性盆腔炎表现为：下腹疼痛、发热，如病情严重，可有高热、寒战、头痛、食欲不振等情况。

慢性盆腔炎表现为：低热，易疲乏，病程较长，有神经衰弱症状，如精神不振、周身不适、失眠等，还有下腹部坠胀、疼痛及腰骶部酸痛等症状。常在劳累、性交后及月经前后加剧。此外，患者还可出现月经增多和白带增多的现象。

慢性盆腔炎可以通过穴位特效疗法来缓解和治疗，具体方法是：

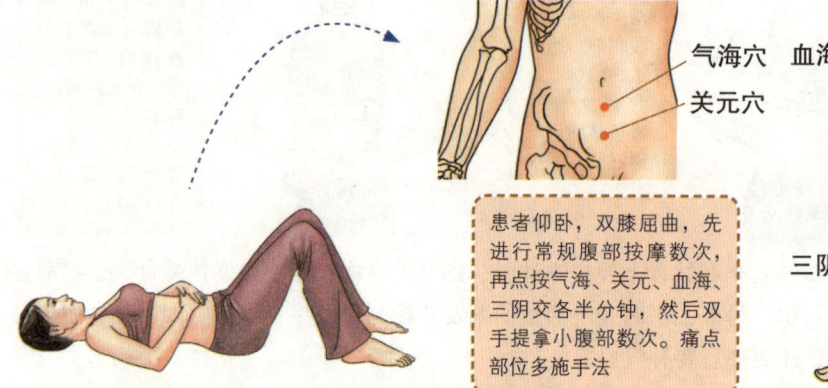

气海穴

关元穴

血海穴

三阴交

患者仰卧，双膝屈曲，先进行常规腹部按摩数次，再点按气海、关元、血海、三阴交各半分钟，然后双手提拿小腹部数次。痛点部位多施手法

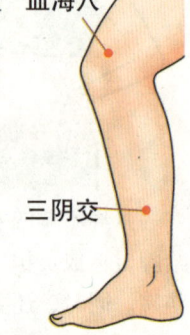

患有慢性盆腔炎的女性在生活中还要注意几个方面：

①注意个人卫生。加强经期、产后、流产后的个人卫生，勤换内裤及卫生巾，避免受风寒，不宜过度劳累。

②多吃清淡的食物。多食有营养的食物，如鸡蛋、豆腐、赤豆、菠菜等。忌食生、冷和刺激性的食物。

③经期避免性生活。月经期忌房事，以免感染。月经垫要注意清洁卫生，最好用消毒卫生巾。

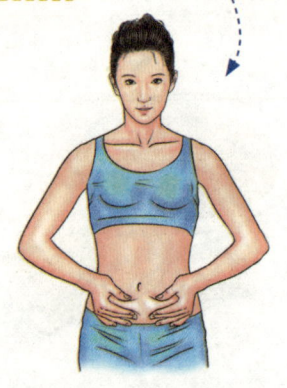

经期腹泻，只要灸脾俞祛虚寒就会好

有的年轻女性在经期还会出现腹泻的情况，一天去好几趟厕所，有时脸也会水肿，让爱美的女士们苦恼不已。

中医认为，出现这些状况完全是脾气虚的缘故，尤其年轻的女孩子比较常见，因为处于这个年龄段的女孩子为了保持好身材常常会节食减肥，常吃一些青菜水果之类的食物，而远离肉类和主食，时间长了就会使脾虚寒，当来月经的时候，气血就会充盈冲脉、任脉，脾气会变得更虚。因为脾是主运化水湿的，脾不能正常工作了，那么水湿也会消沉怠工，不好好工作，也就不能正常排泄了，所以就会出现腹泻，如果泛滥到皮肤，就会出现脸部水肿。

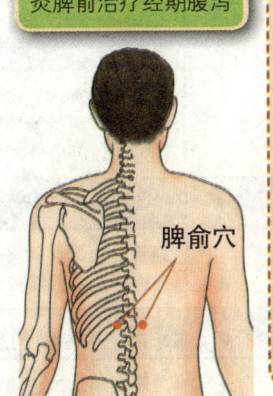

灸脾俞治疗经期腹泻

脾俞穴

脾俞穴位于人体的背部，在第十一胸椎棘突下，左右旁开两指宽处。每天坚持灸此穴3分钟就能缓解经期腹泻的症状。灸此穴最佳时间为早上7～9点。另外，除了采用艾灸法外，还可以用拔火罐的方法，每天拔脾俞穴5分钟，可以收到同样的治疗效果

要想经期不腹泻，就要补脾气，而补脾气最好的办法就是灸脾俞穴。

太冲穴、足三里，将乳房胀痛消于无形

有许多女同志，可能仅仅是感到乳房胀痛，时轻时重，有的在月经前比较明显，触摸不到肿块，乳腺机检查也没有发现肿块。但此时，已经是山雨欲来了，处于中医所说的"气滞"的无形阶段。若任其发展，则可能由"气滞"而进一步发展为"血瘀痰阻"，形成有形的"瘀结"。肿瘤已成时，再去活血化瘀，难免会为时已晚。

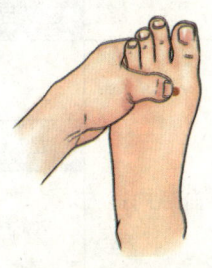

"治未病"是中医重要的防治原则。乳房经常胀痛的女性朋友，可以从经络方面调养，使之消于无形。

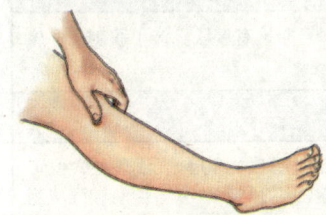

足三里是胃经的重要穴位，用拇指端按揉，每次1～3分钟，可以治疗神经衰弱、忧郁症、慢性胃炎等。作为一种保健方法，按揉足三里穴，不仅能健脾和胃，促进饮食的消化吸收，增强人体的免疫功能，而且能消除疲劳，恢复体力，使人精神焕发，青春常驻

太冲穴是肝经的原穴，是排解郁闷，能让人心平气和的重要穴位。太冲穴对于爱生闷气、郁闷焦虑、乳房经常发胀的女士特别有用。有人称它是"消气穴"，十分形象。揉太冲穴时，从太冲揉到行间，效果更好

功能失调性子宫出血——按压穴位是重中之重

功能失调性子宫出血，简称功血，是指内外生殖器无明显器质性病变，由于神经内分泌系统调节紊乱而致月经周期紊乱、经量过多、经期延长，甚至不规则阴道流血，

属中医学"崩漏"范畴，主要表现为月经周期紊乱，经期延长，出血量多。经血量多，暴下如冲者为崩；经血淋漓不尽，持续出血者为漏。

中医认为其病因为虚、热、瘀。青春期女性先天不足，肾气稚弱；更年期肾气渐衰，房劳多产或不当之手术伤肾；久病及肾，肾气虚则封藏十司。其病机为冲任损伤，不能约制经血，按压疗法可根据不同病症表现选取组穴。

气不通血	症状	经血量多，骤然下血，或淋漓不断，色淡质稀红。伴神疲气短，面色光白无华，舌淡白，脉沉弱
	按压穴位疗法	取任脉、足太阴脾经穴进行治疗
	按压手法要求	力度逐渐加大，动作平稳和缓，抵患处或穴位深处，每穴按压时间要稍长，可持续按压 30 ~ 60 秒，并可逆时针揉动，穴下刺激感要小，以达补虚祛病之效
	选用穴位	关元、隐白、脾俞、足三里、三阴交
肾阴亏虚	症状	经乱，血时少时多，色鲜红、质稍黏稠。伴头晕耳鸣，心悸失眠，五心烦热，舌红苔少，脉细无力
	按压穴位疗法	取任脉、足少阴肾经穴进行治疗
	按压手法要求	力度逐渐加大，动作平稳和缓，抵患处或穴位深处，每穴按压时间要稍长，可持续按压 30 ~ 60 秒，并可逆时针揉动，穴下刺激感要小，以达补虚祛病之效
	选用穴位	肾俞、关元、三阴交、太溪、阴谷、内关、次
血热内扰	症状	经血量多，色深红或紫红，质稠。伴烦躁易怒，面赤头晕，口干喜饮，尿黄便结，舌红苔黄，脉数
	按压穴位疗法	取任脉、足厥阴肝经穴进行治疗
	按压手法要求	用力略大，时间要稍短，每穴按压时间 5 ~ 30 秒。浅表处穴位可采用间歇按压法，即一压一放，各 2 ~ 3 秒钟，穴下要有较强的刺激感，可顺时针点压揉动
	选用穴位	关元、太冲、然谷、血海、水泉。血热甚者，发热恶寒，加大椎、曲池泻热
瘀滞胞宫	症状	经血漏下淋漓，或骤然血崩，量少色暗，有瘀块。伴小腹刺痛、痛有定处，舌紫暗，脉涩。
	按压穴位疗法	取任脉、足阳明胃经穴进行治疗
	按压手法要求	用力略大，时间要稍短，每穴按压时间 5 ~ 30 秒。浅表处穴位可采用间歇按压法，即一压一放，各 2 ~ 3 秒钟，穴下要有较强的刺激感，可顺时针点压揉动
	选用穴位	关元、气冲、太冲、地机、交信。腹痛拒按者，加合谷、中极、四满

除了穴位按摩外，要预防功能失调性子宫出血，就要避免精神过度紧张，保持情绪愉快，做到有劳有逸，既不可过劳，又要适当参加体育锻炼；饮食当富含营养、多样化，不可偏嗜过嗜，尤其是寒凉、辛燥、肥甘之品。

带下——按压这几个穴位效果最佳

带下是指妇女阴道分泌物明显增多，色、质、气味异常的症状。寒湿或湿热下注，或热毒浸淫，或脾肾阳气亏虚等常可见带下异常。带下一般见于女阴局部感染邪毒，或胞宫等的病变，最常见于带下病，但身体虚弱或痰湿内盛者亦可见带下量多。

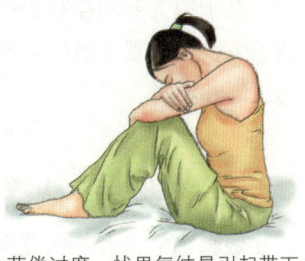

劳倦过度、忧思气结易引起带下异常

带下多由饮食不节，劳倦过度，或忧思气结，损伤脾气，或房事不节，年老久病，损伤肾气，脾肾不能运化水湿，带脉失约，以及恣食厚味酿生湿热，或情志不畅，肝郁脾虚，湿热下注，或感受湿毒、寒湿等引起。

按压疗法可根据不同病症表现选取组穴。按压穴位疗法健脾益肾，清热利湿。取任脉、带脉和足太阴经穴为主。

湿热下注	症状	带下色黄黏腻，或夹血液，其气秽臭，阴部瘙痒，小便短赤，口苦咽干，舌质红，苔黄腻
	选用穴位	带脉、白环俞、气海、三阴交、行间、阴陵泉
寒湿脾虚	症状	带下色白或淡黄，无臭，质稀薄，如涕如唾，连绵不断，伴有腰部酸痛，小腹有冷感，肢体疲乏，食欲不振。舌质淡，苔白滑，脉沉迟
	选用穴位	带脉、白环俞、气海、三阴交、关元、足三里

对带下等女性疾病，重点还是在于预防。除洁身自爱、调畅情志、避免不洁性行为、定期进行妇科检查外，重点应注意个人卫生，养成良好的卫生和生活习惯。

阴部灼热、瘙痒，试试蠡沟和中极二穴

外阴瘙痒症系指妇女外阴部或阴道内无原发性皮肤损害，而出现瘙痒，甚则痒痛难忍的疾病，属中医"阴痒""阴门瘙痒"等范畴。主要表现为阴部瘙痒，严重者波及会阴、肛门甚则大腿内侧，患者常伴有精神疲惫、憔悴、情绪急躁、高度神经质。外阴白斑所致者更是奇痒难忍，并伴有皮肤及黏膜变白、变粗或萎缩，较易引起癌变。中医认为本病发生的病因病机，主要是肝、肾、脾功能失常，常见的如肝经湿热症。

按压疗法可根据不同病症表现选取组穴。

肝经湿热	症状	阴部瘙痒，胸闷不舒，口苦咽干，带下量多，色黄稠，烦躁失眠，小便黄赤。舌红，苔黄腻，脉弦数
	选用穴位	中极、蠡沟、曲泉、曲骨、阴陵泉、行间、水道
肝肾阴虚	症状	阴部干涩奇痒，灼热疼痛，或带下量少，色黄腥臭，伴头晕耳鸣目眩、腰酸、五心烦热、口干咽燥。舌红苔少，脉细无力
	选用穴位	中极、下髎、血海、阴陵泉、三阴交、太溪、冲门。奇痒者加神门、止痒穴

对于饱受外阴瘙痒折磨的女性来说，除了运用经络疗法外，还要注意外阴部的清洁卫生，不用肥皂清洗外阴；尽量克制搔抓和摩擦患处；饮食忌辛辣；注意避免情绪的忧郁和紧张。

急性乳腺炎——按揉太冲和膻中穴

做妈妈是女人一生莫大的幸福，但新妈妈也经常会面临这样的情况：给宝宝喂奶一个月左右，乳头就开始皲裂、胀痛，感觉特别疼，不敢喂奶，一喂奶就感觉痛得不得了，严重时都不敢碰，一碰就胀疼胀疼的。其实这就是乳腺炎的症状，需要按摩和辅助治疗。

急性乳腺炎是产褥期的常见病，一般以初产妇较多见，发病多在产后 3～4 周。如不及时处理，则易发展为蜂窝组织炎、化脓性乳腺炎。

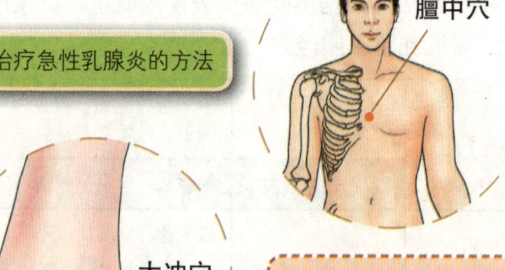

治疗急性乳腺炎的方法

膻中穴

太冲穴

急性乳腺炎的临床表现为畏寒、发热，乳房肿胀、疼痛，出现界限不清的肿块，表面皮肤微红，触痛。若炎症继续发展，症状则更为严重，多有寒战、高热，乳房疼痛加剧，表面皮肤红肿发热等。如不及时处理或处理不当，数日后可形成脓肿，即化脓性乳腺炎。一旦病情严重，产妇十分痛苦，婴儿也将被迫断奶。

坚持每天下午 3～5 点按揉太冲和膻中穴 3～5 分钟，然后捏拿乳房，用右手五指着力，抓起患侧乳房，一抓一松揉捏，反复 10～15 次，重点放在有硬块的地方，坚持下去就能使肿块柔软

对于患上急性乳腺炎的产妇来说，除了进行自己按摩治外，生活中还要注意以下方面的问题，这样有利于乳腺炎的快速痊愈。

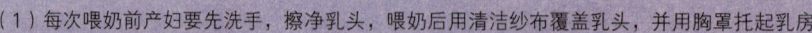

（1）每次喂奶前产妇要先洗手，擦净乳头，喂奶后用清洁纱布覆盖乳头，并用胸罩托起乳房

（2）产妇奶水过多或宝贝吸不完时，最好用吸奶器及时吸空乳房

（3）及时清除乳头表面上的乳痂，以免奶水排出不畅，使奶水瘀滞在乳房内

（4）尽量不要让宝贝含着乳头睡觉，这样容易使宝贝切咬乳头，造成乳头破损，诱发乳头感染

（5）每次喂奶的时间不要过长，以 15 ～ 20 分钟喂一次为宜，最多不宜超过 30 分钟

（6）乳房出现淤积的奶块时，可以先做热敷，并轻轻地用手向乳头方向揉动，促使奶块化开，并将奶水挤出或用吸奶器吸出

（7）发生乳头皲裂时要暂时停止哺乳，用吸奶器将奶水吸出，待伤口痊愈后才能直接哺乳

乳腺增生——自我按摩防止乳腺增生

乳腺增生是妇女常见、多发病之一，多见于 25 ～ 45 岁女性，其本质上是一种生理增生与复旧不全造成的乳腺正常结构的紊乱，症状是双侧乳房同时或相继出现肿块，经前肿痛加重，经后减轻。在我国，囊性改变少见，多以腺体增生为主，故多称乳腺增生症。

形成乳腺增生的原因

1. 内分泌紊乱：如果女性体内卵巢分泌的激素量不太正常，就容易出现这种毛病。内分泌紊乱的表现还有月经量过多或过少、经期不是很准确等等

2. 精神因素：现代女性工作和生活的压力都很大，一些女性因而出现由精神因素引发的内分泌失调、自主神经紊乱、睡不好觉、脾气暴躁，这些都会对乳腺产生不良影响。还有，现在人们的饮食好了，有高血压、高血糖病的人也很多，这也容易使女性出现内分泌失调，雌激素水平和腺体结构都出现一定程度的紊乱

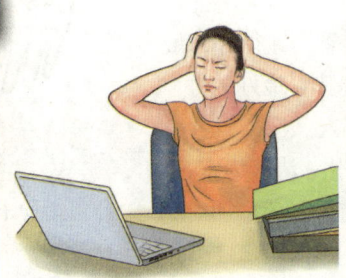

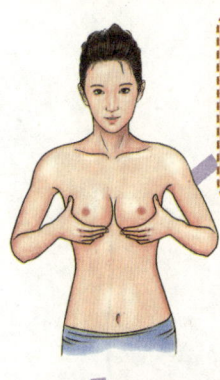

推抚法
取坐位或侧卧位，充分暴露胸部。先在乳房上撒些滑石粉或涂上少许液状石蜡，然后双手全掌由乳房四周沿乳腺管轻轻向乳头方向推抚 50 ～ 100 次

自我按摩预防乳腺增生
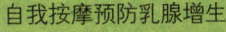

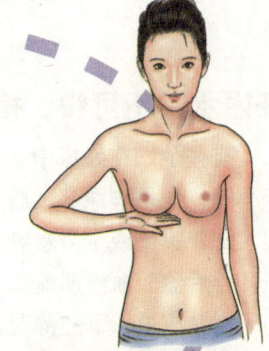

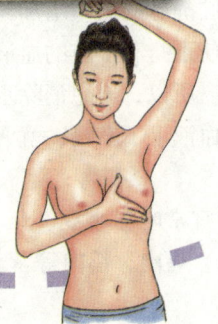

揉压法
以手掌上的小鱼际或大鱼际着力于患部，在红肿胀痛处施以轻揉手法，有硬块的地方反复揉压数次，至肿块柔软为止

振荡法
以右手小鱼际部着力，从乳房肿结处，沿乳根向乳头方向作高速振荡推搬，反复 3 ～ 5 遍。局部出现有微热感时，效果更佳

防止乳腺增生除了按摩预防之外，还要注意改变生活中的一些环境行为因素，从根本上防止乳腺增生病的进一步发展。如调整生活节奏，减轻各种压力，改善心理状态；注意建立低脂饮食、不吸烟、不喝酒、多活动等良好的生活习惯；注意防止乳房部的外伤，等等。

孕期呕吐怎么办? 按揉足三里、内关和公孙穴

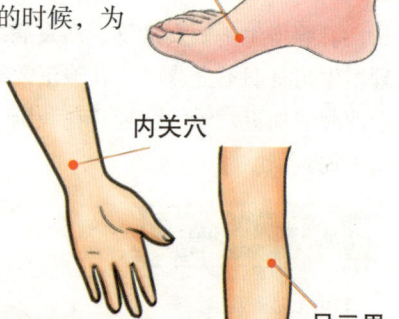

一般来说，孕妇在怀孕初期（1～3个月内），常会出现恶心、呕吐等反应，特别是在清晨或晚上易出现轻微的呕吐，也有的孕妇呕吐很严重，此谓"妊娠反应"。妊娠的时候，为了肚子里的宝宝，孕妇的阴血都下行到冲任养胎，导致冲气偏盛，脾胃气血偏虚，胃气虚不能向下推动食物，反而会跟着冲气往上跑，所以不想吃东西，甚至厌食，营养跟不上就会发生头晕、浑身无力的症状。

所以孕妇要想不呕吐，吃得香，睡得好，最好健脾胃，把胃气拉下来，而健脾胃最好的办法就是按揉足三里、内关和公孙穴。

> 建议每天早晨按揉足三里3分钟，17～18点按揉内关穴和公孙穴4～5分钟，长期坚持一定会收到很好的效果

另外，在饮食上，应以易消化、清淡为宜，不应进食过于油腻、滋补的食物，以免增加对胃肠的刺激。富含碳水化合物、蛋白质、维生素的食物，如粥、豆浆、牛奶、藕粉、新鲜的蔬菜水果等应为首选，可少食多餐，但要有规律。

妊娠水肿不可怕，按揉陷谷穴即可

有些孕妇在妊娠中、晚期会出现下肢水肿。轻者限于小腿，先是脚踝部，后来慢慢向上蔓延，严重的可引起大腿、腹壁或全身水肿。之所以出现这种情况，是由于怀孕后盆腔血液回流到下腔静脉的血量增加，而增大的子宫又压迫了下腔静脉，使下身和下肢的血液回流受阻，因而下肢静脉压力升高。所以，要想消除水肿，就要使血液流通顺畅，而要使血液上下顺畅，就要按揉陷谷穴。

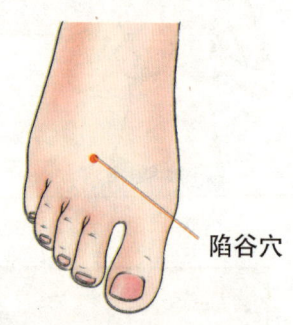

陷谷穴在脚背上第二、三趾骨结合部前方的凹陷处，按压此处可以消除脸部水肿、脚背肿痛。

在饮食上，妊娠水肿者宜常吃赤小豆、鱼、冬瓜、黑豆、玉米须、牛奶、羊奶、鸡肉、鸭肉等营养丰富、补虚利水的食品。

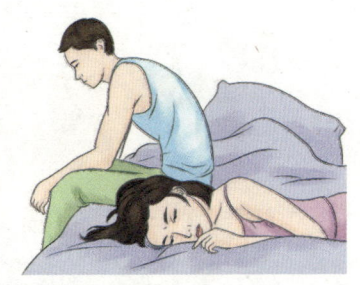

第2节
男人无隐痛——常见男性病穴位疗法

男人的最大尊严，必须靠大药来维护

早泄是射精过快，又叫早发性射精，一般指男子在阴茎勃起之后，未进入阴道之前，或正当纳入、刚刚进入而尚未抽动时便已射精，阴茎也自然随之疲软并进入不应期的现象。对于男人来说，早泄是非常可怕的，不仅让自己无法享受"性"福，更重要的是还会在女性面前丢失尊严。

中医学认为，早泄的原因虽然很多，不过最根本的原因还是虚损（肾、心、脾虚）和肝胆湿热。当然，如果是心理性早泄，则不在这个范围之内。因此，中医提倡的穴位疗法其实也是针对这些早泄的根本原因入手的。

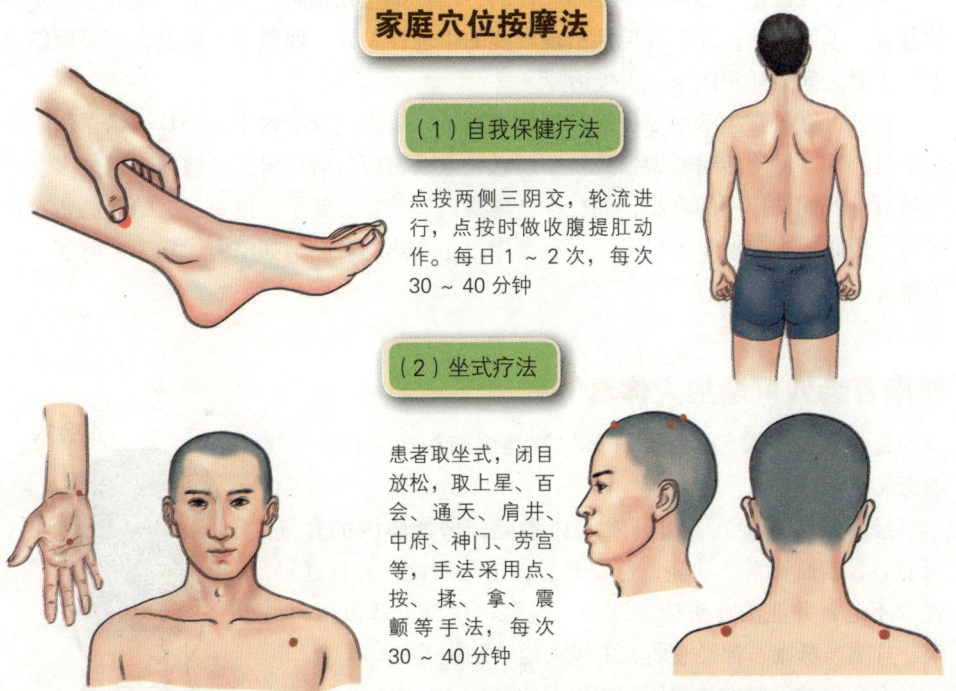

家庭穴位按摩法

（1）自我保健疗法

点按两侧三阴交，轮流进行，点按时做收腹提肛动作。每日1～2次，每次30～40分钟

（2）坐式疗法

患者取坐式，闭目放松，取上星、百会、通天、肩井、中府、神门、劳宫等，手法采用点、按、揉、拿、震颤等手法，每次30～40分钟

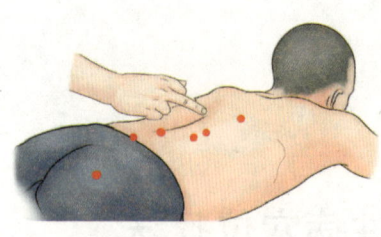

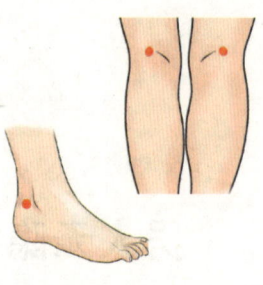

（3）俯卧式疗法

患者取俯卧式，腰带松开，闭目，全身放松。取穴为心俞、肝俞、肾俞、命门、阳关、环跳、昆仑、委中。手法应用点、按、揉搓、拍打、震颤等手法。每日治疗30~40分钟，每周5次，坚持治疗1个月

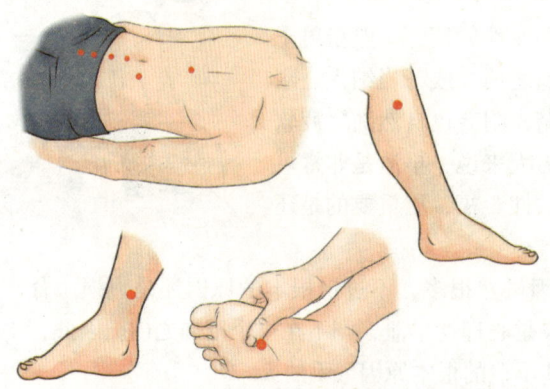

（4）仰卧式疗法

患者取仰卧式，闭目，全身放松。取穴为中脘、气海、关元、中极、天枢、足三里、三阴交、涌泉。采取点按、点揉、搓拿、点切等手法。每次30~40分钟，每周5次，1个月为1疗程

早泄，无论是功能性的还是器质性的，治疗都重在预防。夫妻双方要加强性知识的教育，了解女性性高潮较男性出现较晚的生理性差异。偶然发生早泄，不要埋怨男方，夫妻之间要互相体谅，积极治疗。

另外，在日常生活中要积极参加体育锻炼，以提高身心素质；调整情绪，消除各种不良心理，性生活时要做到放松；切忌纵欲，勿疲劳后行房，勿勉强交媾；多食一些具有补肾固精作用的食物，如牡蛎、核桃肉、芡实、栗子、甲鱼、文蛤、鸽蛋、猪腰等。但阴虚火亢型早泄患者，不宜食用过于辛热的食品，如羊肉、狗肉、麻雀、牛羊鞭等，以免加重病情。

按摩百会穴可增加人体真气

百会穴位于头部，在两耳郭尖端连线与头部前后正中线的交叉点。

经常锻炼百会穴，可开发人体潜能，增加体内的真气，调节心、脑血管系统功能，益智开慧，澄心明性，轻身延年，青春不老，并能治疗头痛、眩晕、脱肛、昏厥、低血压、失眠、耳鸣、鼻塞、神经衰弱、中风失语、阴挺等症。

百会穴的保健方法常用的有以下四种：

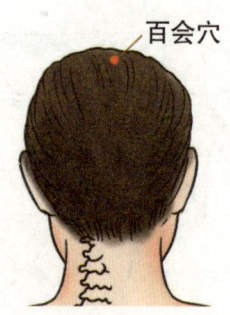

百会穴

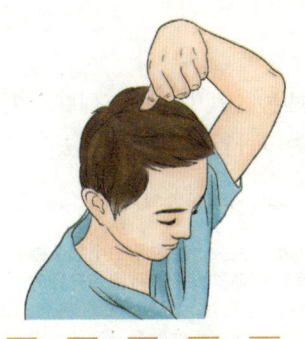

1. 按摩法

睡前端坐，用掌指来回摩擦百会至发热，每次108下

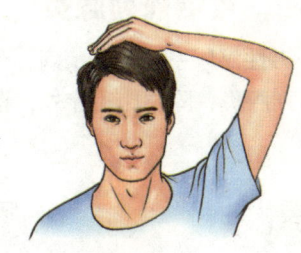

2. 叩击法

用右空心掌轻轻叩击百会穴，每次108下

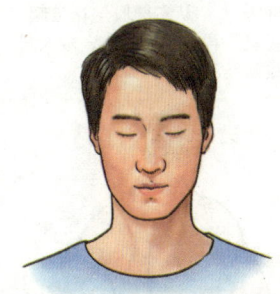

3. 意守法

两眼微闭，全身放松，心意注于百会穴并守住，意守时以此穴出现跳动和温热感为有效，时间约10分钟

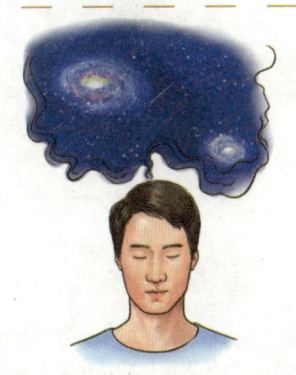

4. 采气法

站坐均可，全身放松，臆想自己的百会穴打开，宇宙中的真气能量和阳光清气源源不断地通过百会进入体内，时间约10分钟

命门穴让你拥有"虎背熊腰"

命门穴位于后背两肾之间，第二腰椎棘突下，与肚脐相平对的区域，为人体的长寿大穴，其功能包括肾阴和肾阳两方面的作用。现代医学研究表明，命门之火就是人体阳气，从临床看，命门火衰的病与肾阳不足证多属一致。补命门的药物又多具有补肾阳的作用。

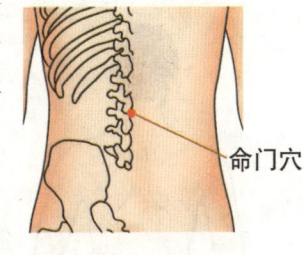

命门穴

锻炼命门穴可强肾固本，温肾壮阳，强腰膝，固肾气，延缓人体衰老，并对阳痿、脊强、遗精、腰痛、肾寒阳衰、四肢困乏、行走无力、腿部水肿、耳部疾病等症有良好的治疗作用。

一般来讲，命门穴的保健方法有两种：

命门保健法

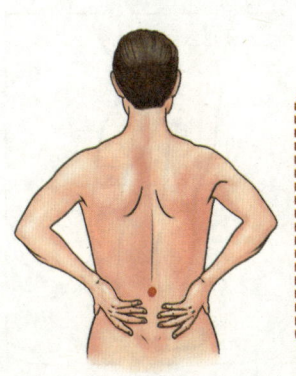

1. 用掌擦命门穴及两肾，以感觉发热发烫为度，然后将两掌搓热捂住两肾，意念守住命门穴约10分钟即可

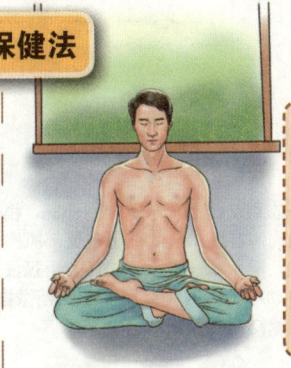

2. 采阳消阴法：方法是背部对着太阳，臆想太阳的光、能、热，源源不断地进入命门穴，心意必须内注命门，时间约15分钟

四步按摩疗法，可治前列腺炎

前列腺炎是男性泌尿系统常见疾病，分为急性和慢性两种，其中慢性前列腺炎更为常见。对于前列腺炎，除临床治疗外，自我按摩也不失为一种行之有效的疗法。

（1）按摩腹部

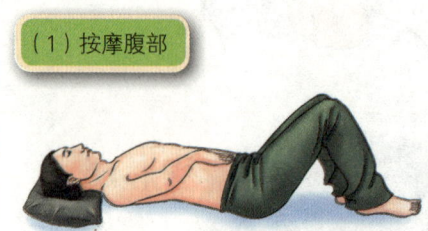

仰卧，两腿屈膝，头下垫一枕头。用右手四个指头围绕肚脐顺时针方向推摩，逐渐扩大推摩范围，开始时圈子要小。接着，预备姿势同上，两手大拇指朝上，其他四指朝下，从胸骨左右两侧抓住肋骨沿；然后沿肋骨沿滑动，在胸骨两侧做直线揉搓。然后，微屈右手手腕，手指指尖放到腹壁上，从右腹股沟褶皱起，朝肚脐做小圆圈回转式运动，再从肚脐开始，做大圆圈回转式运动。最后以推摩结束腹部按摩

（2）按摩背部

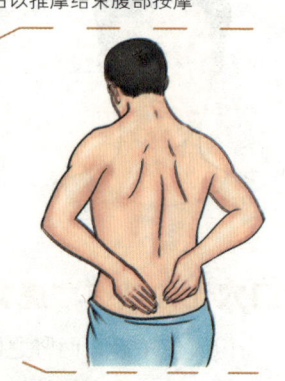

两下肢齐肩宽站好，上体稍后倾，两手背从骨盆的上沿到肩胛上下来回按摩。然后，两手大拇指和示指贴近脊椎两侧，在背部做挤压动作

（3）按摩腰骶部

预备式同上，两手掌从臀部中间朝腰部在脊柱两侧做按摩，然后沿骨盆骨的上沿左右来回摩擦。接着四个手指做枕头状，朝拇指方向做圆圈形揉搓，然后再一下一下地挤压尾骨、骶骨和腰部。两手从尾骨往上运动直到腰部，然后再朝两侧运动。紧接着，手指做枕状放在脊椎两侧齐掌宽的部位，将皮肤朝脊椎揉。然后，两手手指并拢，从上至下，再从下至上，做直线按摩。然后，两腿齐肩宽站好，两手撑腰，上体前倾 90 度角，将躯干朝两侧各做 3 ～ 5 次绕圈回转运动。呼吸平稳，不要憋气。最后用按摩结束腰骶部的自我按摩

（4）按摩臀部

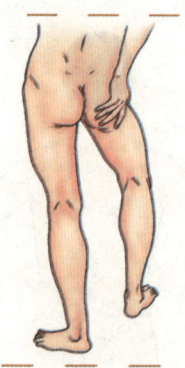

站立，身子重心放到左腿上，右腿伸到一侧，稍微屈膝，跷起脚尖，按摩右侧臀部肌肉。右手掌从上往下在臀部肌肉上做 3 ～ 4 次推摩，然后在同样部位，用手掌一下一下挤压，再抓住臀肌，将臀肌搓搓，同时从下往上移动手臂，并将臀肌朝一侧稍微推移，然后抓住臀肌抖动。最后用推摩结束臀肌上的自我按摩

几个穴位，让男人的前列腺不再肥大

前列腺肥大常见症状多为排尿困难或有残尿感，是老年男性的常见疾病。前列腺增生，压迫尿道，可造成排尿困难，最终导致尿道被阻塞，从而造成尿潴留，给老年患者带来极大的痛苦。前列腺肥大的症状是逐渐发展的，常有好几年过程，所以起初症状并不明显。那么，当前列腺肥大还未发展到尿潴留前，有哪些早期信号呢？

1. 尿频。 尿频是前列腺肥大早期的一个主要症状，尤其是夜尿增多，患者可以每夜排尿2～5次或更多，这是因为前列腺增生引起后尿道梗阻，妨碍了正常的排尿，使每次排尿都不能将膀胱里的尿液完全排干净，总有一小部分尿液残留在膀胱里，这样，就缩小了膀胱的容量。所以，前一次小便后过不了多久又会有便意，结果引起排尿频繁

2. 排尿费力。 前列腺肥大早期的另一症状，是排尿费力，特别是刚排尿时要花上好大工夫才能排出，而且排出的尿流很细，尿流向外喷射的距离也很短；有些患者在排尿时，由于憋气时间太长，而需要呼气时，尿流即随腹部压力减低而中断，需再次努力才能使尿继续排出，因而有间歇性排尿现象。这些都说明前列腺的增生对尿道已产生了一定程度的压迫

3. 血尿。 前列腺肥大早期发生的血尿现象，是由于增生的前列腺是处于充血状态的，当使劲排尿时，会造成表面血管的破裂而出血

4. 性欲亢进。 前列腺肥大的早期，患者可表现出与年龄不相符合的性欲增强，或者一贯性欲平常，突然变得强烈起来。这往往是因为前列腺增生，使前列腺功能紊乱，反馈性地引起睾丸功能一时性加强的缘故

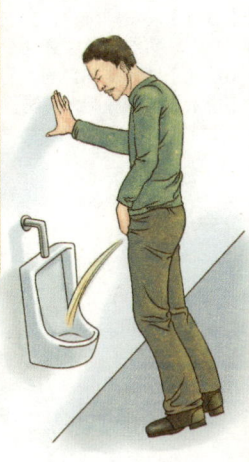

前列腺肥大是由于括约肌的功能减弱了，可以通过锻炼腹肌的方法来改善症状，也可以借助穴位按摩。按压方法有两种，一种选取曲骨、三阴交、水分为一组，另一种则选取次髎穴、膀胱俞穴为一组。

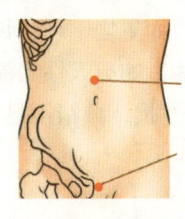
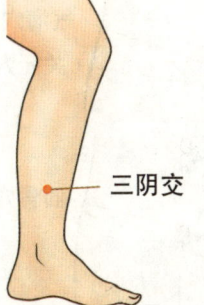

水分穴 曲骨穴 三阴交

（1）按摩曲骨、三阴交、水分

按摩方法：首先按压曲骨穴，按压时，可用双手十指按压穴位，同时身体前倾进行加压；接着按压三阴交穴，按压时，采取盘坐姿，竖立单脚膝盖，使用对侧拇指按压穴位，这时其他四指置于小腿外侧，相对拇指同时用力加压按摩穴位；最后指压水分穴，按压时采取仰卧位，竖立膝盖，双手示指相叠按压穴位，一面小幅度揉搓，一面加压

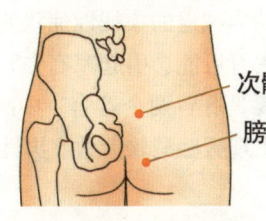

次髎穴 膀胱俞

（2）次髎穴、膀胱俞穴

按摩方法：次髎穴在骶骨的第二骶后孔中，用手轻轻地按压；然后再按压膀胱俞穴，膀胱俞穴在臀部骶骨的第二骶椎棘突下，旁开1.5寸处

前列腺肥大症患者在生活中要注意不吃辛辣刺激性食物，不饮酒；多吃新鲜水果、蔬菜、粗粮及大豆制品，多食用蜂蜜以保持大便通畅，适量食用牛肉、鸡蛋；多吃一点种子类食物，如南瓜子、葵花子等；不能因尿频而减少饮水量，也不能忍尿不排，多饮水可稀释尿液，防止引起泌尿系统感染及形成膀胱结石；最后还得注意保持心情舒畅，积极参加有益于身心健康的体育活动。

再给大家推荐几款前列腺肥大的食疗方：

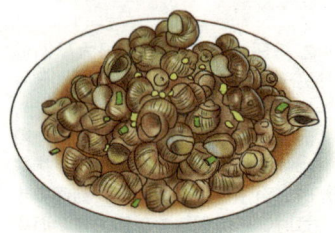

烧田螺

【原料】田螺 500 克，黄酒、姜、葱、酱油。

【做法】将田螺洗净，剪去尾尖，加姜、葱，用素油煸炒，加黄油、盐、酱油少许，糖适量，烧熟食用。

【功效】清利湿热，利水利尿。

【主治】前列腺肥大，属积热型，小便灼热不畅，口干口苦者

白茅根饮

【原料】白茅根 50 克。

【做法】白茅根洗净，切成小段，置锅中，加清水 500 毫升，急火煮沸 20 分钟，加白糖，分次饮用。

【功效】清热利湿通淋。

【主治】前列腺肥大，属淤积内阻型，排尿时间延长，会阴胀痛者

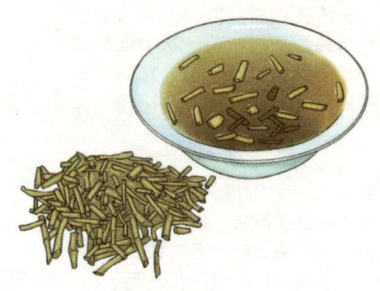

男人要关爱自己，长按强肾生精穴

最近，越来越多的男性朋友在垂询性功能障碍方面的问题。有的男人刚二十几岁，由于有此隐患，非常懊丧，对前途失去了信心，整个生活也因此一片阴霾。

精力减退的象征性症状就是阳痿，有些人会因为难以向医生启齿而置之不理，长久下去有可能会引起家庭失和，其主要治疗步骤应从强肾开始，因为影响男人性功能的主要是肝肾两个器官。中医认为：肾藏精，主生发，生育。肾气亏损，藏精不足，就会出现腰膝酸软无力、男性性功能障碍等病症。

按压强肾生精的穴位

分别按压仙骨穴、气海穴、关元穴、阴谷穴和地机穴 15 次

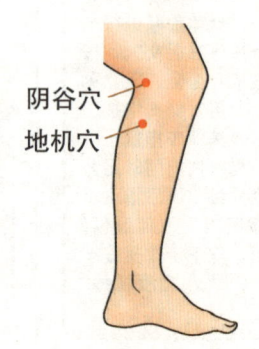

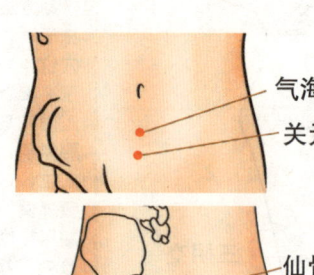

阴谷穴

地机穴

气海穴

关元穴

仙骨穴

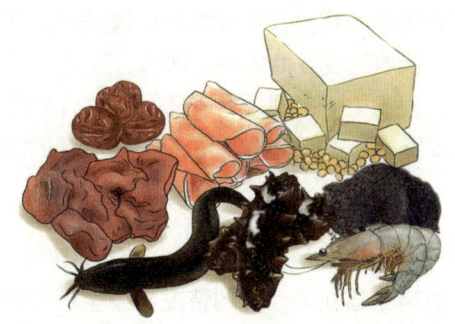

調整飲食習慣

遵循溫陽補腎、益精壯陽的原則。多吃益腎壯陽的食物，如狗肉、羊肉、驢肉、豬腰、甲魚、鵪鶉、大棗、芝麻、花生等。此外，蝦、海參、泥鰍、黃瓜、豆腐等食物都有利于防治男子性功能早衰

治疗遗精，这几招一用就灵

遗精是指男子不因性交而精液自行泄出的症状，有梦遗与滑精之分。梦遗是指睡眠过程中有梦，醒后发现有遗精的症状。滑精又称"滑泄"，指夜间无梦而遗，甚至清醒时精液自动滑出的病症。成年未婚男子或婚后夫妻分居者，每月遗精 1 ~ 2 次属正常生理现象。但是，若未婚青年频繁遗精，或婚后在有性生活的前提下仍经常遗精，或中老年男子白日滑精，那就是病态了。频繁遗精会使人精神萎靡不振，头昏乏力，腰膝酸软，面色发黄，影响身心健康。

经络疗法对增强体质、调整神经功能、治疗遗精有独特的功效。下面介绍几种简便易行的经络疗法。

（1）按摩丹田和肾俞穴

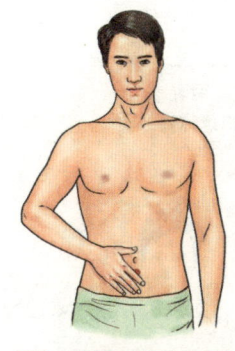

用双手手指分别依顺时针与逆时针方向反复轻轻按摩丹田穴和肾俞穴，通过按摩这两个穴位，可以帮助调整和改善性功能

（3）练练站桩的功夫

（2）常做提肛运动

每天晚上临睡前，不妨做做收缩肛门的动作，酷似强忍大便的样子，每次做 48 ~ 64 次。收缩时吸气，放松时呼气，动作宜柔和，缓慢而富有节奏，用力均匀。持之以恒，长期坚持下去必有效果

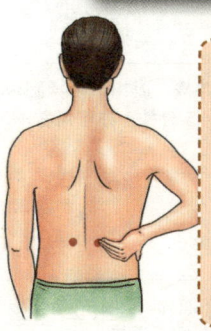

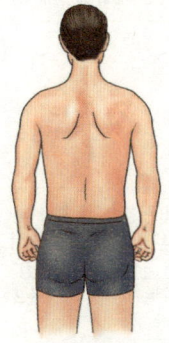

挺胸直腰，屈膝做 1/4 蹲，头颈挺直，眼视前方，双臂向前平举，两膝在保持姿势不变的情况下，尽力向内侧夹，使腿部、下腹部、臀部保持高度紧张，持续半分钟后走动几步，让肌肉放松后再做。如此反复进行 6 次。每天早晚各做一回。随着腿力的增强，持续时间可逐渐延长，重复次数亦可逐渐增加

这里必须指出，此疗法治疗遗精不是几次就能奏效的，只有树立恒心，坚持不懈，才能收到良好的效果。同时，还要注意培养广泛的兴趣爱好，多参加集体活动，制定合理的生活制度，养成良好的生活习惯，如戒除手淫、早睡早起、用热水洗脚、内裤要宽松、不要憋小便等。须知，这些方面也是减少遗精不可缺少的。

思虑过多的遗精症可以用经络调理

遗精是指在无性交的情况下发生的射精现象，由于男性的睾丸是产生精子的器官，随着年龄的增长，生殖器官的成熟，睾丸每时每刻都在产生精子，精囊和前列腺等也不断分泌精浆，这样精液在体内不断地积蓄，当达到一种饱和状态时，就会通过遗精方式排出体外，所谓"精盈自溢""精满则泄"。一般来说，未婚而成熟的男性每月遗精 1 ~ 2 次，有时稍多几次，均属正常生理现象，若次数太多，就属于遗精的病理现象。遗精一般可分为两类，睡眠梦中遗精称为梦遗，清醒状态下或无梦时遗精称作滑精。梦遗和滑精同为遗精，两者在本质上没有区别，正如古人医书所说："梦遗滑精，总皆失精之病，虽其证有不同，而所致之本则一。"

思虑过多造成的遗精表现为面色淡白或萎黄，头昏眼花，形体消瘦或虚胖，疲倦乏力。对于思虑过多引起的遗精，可以运用经络按摩法来治疗。

经络按摩法治疗思虑过多引起的遗精

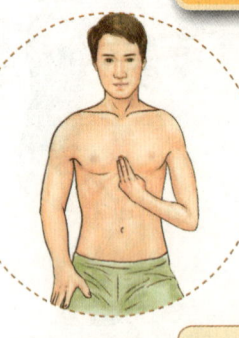

1. 示、中、无名指并拢，以指端按揉膻中穴（两乳头连线的中点）3 ~ 5 分钟。亦可用右手掌根按揉，以增强疗效

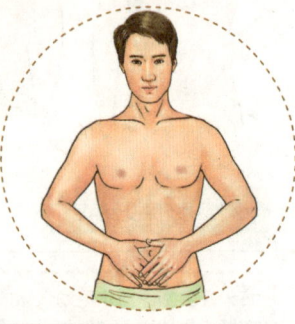

2. 将两手掌搓热，重叠置于脐下腹部，按顺、逆时针方向摩动 3 ~ 5 分钟，至腹部温热为止。虚甚者，亦可仅逆时针方向摩动 180 次

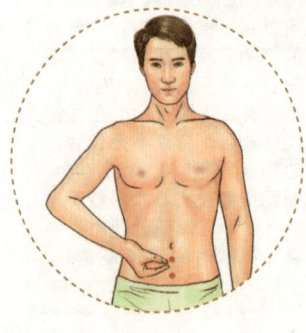

3. 拇指和示指端着力，同时点按气海、关元穴（前正中线上，脐下 1.5 寸、3 寸处）3 ~ 5 分钟，先轻后重，逐渐用力

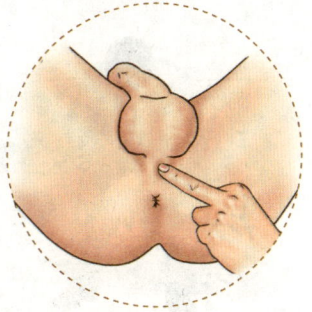

4. 中指指端按压在会阴穴（肛门与阴茎根连线的中点），一松一紧地按压 80 ～ 120 次，同时令患者收缩肛门，提吸小腹。提缩时，术者指端可感觉到穴下肌肉弹动

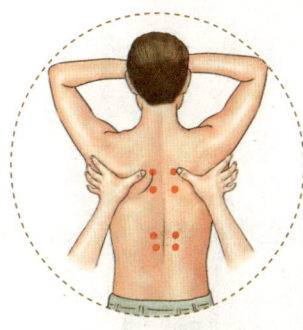

5. 两手拇指或示指指端置于脊柱两侧，分别同时揉双侧心俞、膈俞、脾俞、胃俞 5 ～ 8 分钟，令产生明显的酸胀感，并可感觉酸胀感传到了胸腹部

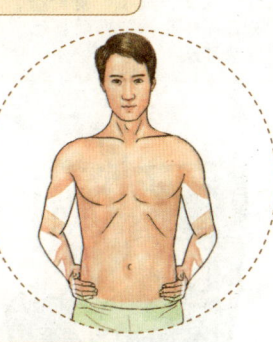

6. 两手掌置于腰部两侧肾区，轻轻摩动 5 ～ 8 分钟，令温热感透达肾区

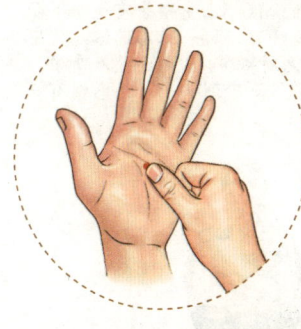

7. 将两手拇指分别置于患者双手劳宫穴（屈中指，指尖所对应的掌心部位），按顺、逆时针方向揉动 3 ～ 5 分钟

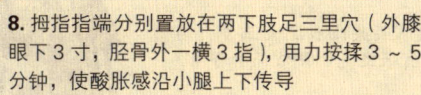

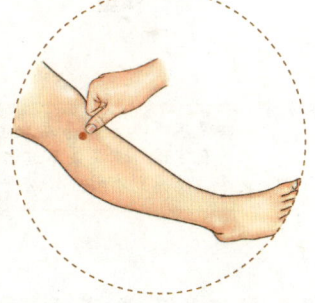

8. 拇指指端分别置放在两下肢足三里穴（外膝眼下 3 寸，胫骨外一横 3 指），用力按揉 3 ～ 5 分钟，使酸胀感沿小腿上下传导

更年期来袭，男人拿穴位来抵抗

从医学上说，人到了一定年龄，有一个"生理更年期"。男女皆然，它标志着一个人由中年期向老年期过渡。在这个特殊时期一定要认真对待，小心度过。在"更年期"中，有些人由于不适应生理上的变化，情绪上往往表现得异常焦虑、忧郁、烦躁、情绪易波动、多疑。

离退休干部、职工，从几十年熟悉了的工作、劳动岗位上退下来，经历了一个 180 度的大转弯，由于心理上适应不了这个大变化，会出现一些异常表现。从不适应到逐渐适应，也可以称为"心理更年期"。在这个阶段，他们的心理异常表现为：

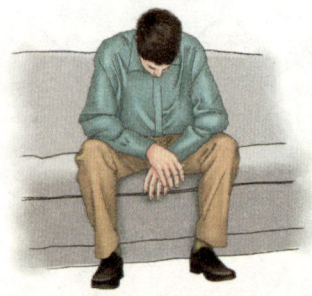

一是失落感。他们在工作岗位上，勤勤恳恳工作几十年，把工作视为生命，认为不工作就失去生存的意义，从而一心一意扑在工作上，这样年复一年，早已形成了固定的、习惯了的生活模式。一旦离退休了，一切发生了根本变化，感到有些茫然，心情不舒畅，坐卧不宁，无所适从

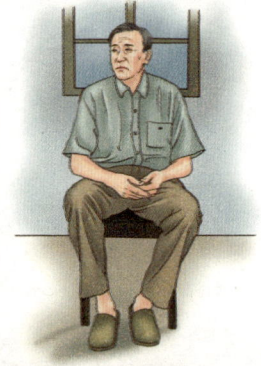

二是被抛弃感。几十年来，他们一直把自己的工作视为党的事业的一部分，生死相随荣辱与共。从入党那天起，就宣誓要为共产主义奋斗终生。现在感到被党的事业所抛弃了似的，被剥夺了工作的权利，成了"员外"，有劲使不上，"不工作怎样为共产主义奋斗终生？"感到自己"无用了"，"成了废品"，情绪消沉、心情烦躁

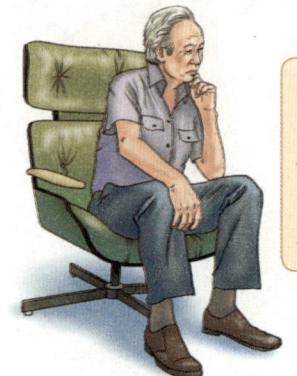

三是人生价值贬值感。不少离退休干部在岗位上都负有一定责任，掌管一个单位或一个部门的工作。那时自我感觉在一定范围内是"举足轻重"的，感到自己有存在的价值，上受领导重视，下受部属（群众）尊敬，说话有人听、一呼百诺。一旦离退休，就感到身价一落千丈，失去了工作，成天无所事事，说话也没人听了，办事也不那么灵了，"完了，没用了，革命到头了"，感到有一种压抑感

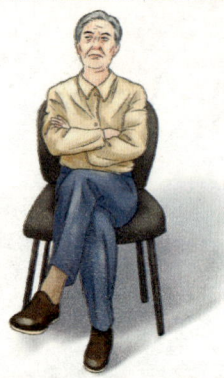

四是不平感。容易左右比较"某某比我还大三岁，为什么不退""某某不过占了有张文凭的便宜而升了官"等。总感到有些"不公平"

由于心理上的不适应，情绪易波动，思想沉闷，敏感多疑，总感到处处不顺心，在家里往往发无名火，自我价值观、理想、事业心几于崩溃，一旦有了疾病，便有一种末日感……

中医认为，"暴怒伤肝，气郁化火"。人的生理上的疾病，往往起因于心理上的气火。伍子胥过昭关，一夜须发皆白，这有些夸张，但郁闷气火，确是致病的重要原因。离退休的同志在这个"心理更年期"中，如不能尽快适应，往往会身伤病起。所以，在这个阶段，应慎重对待之。

那么，应该怎样尽快度过这个心理"更年期"呢？按摩是个很好的方法：

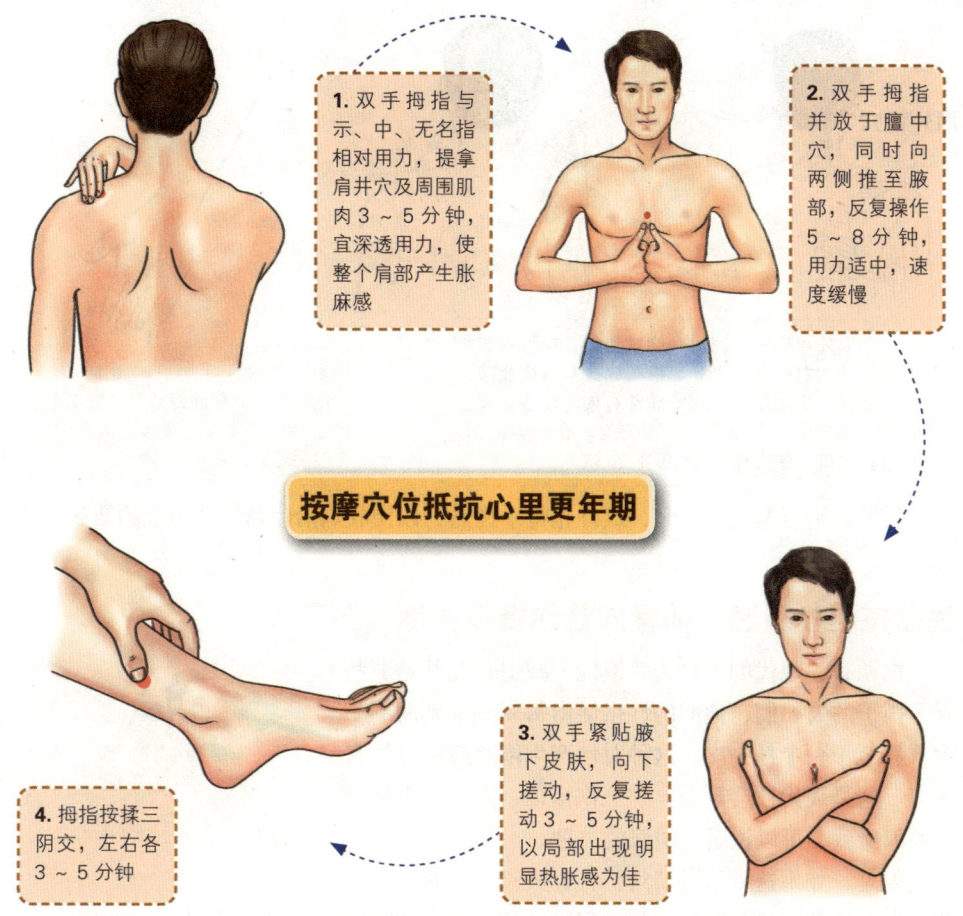

1. 双手拇指与示、中、无名指相对用力，提拿肩井穴及周围肌肉3～5分钟，宜深透用力，使整个肩部产生胀麻感

2. 双手拇指并放于膻中穴，同时向两侧推至腋部，反复操作5～8分钟，用力适中，速度缓慢

按摩穴位抵抗心里更年期

3. 双手紧贴腋下皮肤，向下搓动，反复搓动3～5分钟，以局部出现明显热胀感为佳

4. 拇指按揉三阴交，左右各3～5分钟

精神性阳痿找肩外俞和手三里准没错

生活在现代社会中的人们，每天要面对各种压力性问题。在不安、焦虑中生活，是现代人的特征，而神经衰弱可说是现代病的一种。精神性阳痿就是典型性例子。

精神性阳痿有以下一些特点：夫妇感情冷淡、焦虑、恐惧、紧张，对性生活信心不足，精神萎靡、性交干扰及过度疲劳等。患精神性阳痿者，城市中远比农村中要多，三四十岁的人更易患此病，现在连20几岁的青年人也有很多患精神性阳痿的。人类为何会患精神性阳痿？

这是因为，人类各种各样的精神因素和心理因素问题都会干扰大脑活动中枢的正常反射过程。大脑皮质的高级神经中枢大部分时间处于抑制状态，以保证人的其他正常活动。大脑皮质抑制作用增强，可以累及性功能的全部环节，也可以只影响性功能的某一个特定的阶段和部位。若累及勃起中枢，就表现为阳痿。

因此，治疗精神性阳痿必须除去焦躁，使身体血液畅通无阻，使身体和精神都舒畅，指压肩外俞和手三里就可奏效。

195

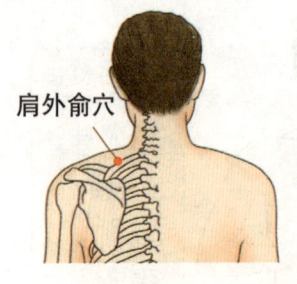

肩外俞穴

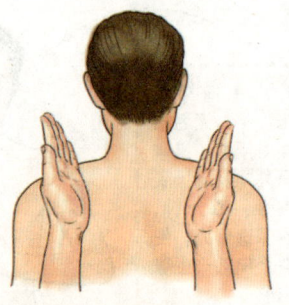

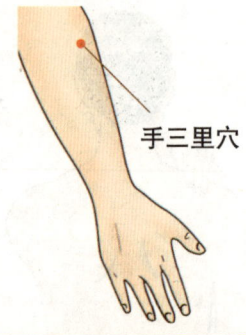

手三里穴

肩外俞位于背部第一胸椎和第二胸椎突起中间向左右各4指处。指压此处对体内血液流畅、肩膀僵硬、耳鸣非常有效。指压要领是保持深吸气状态，用手刀劈。在劈的同时，由口、鼻吐气，如此重复20次

手三里位于手肘弯曲处向前3指。指压此处除对精神焦躁有效之外，对齿痛、喉肿也很有效。要领同前，重复10次

另外，指压上述两穴时，最好先将手搓热，以便收到治疗精神性阳痿的效果。

性欲减退不用愁，仙骨穴让你情欲高涨

据调查，现代的年轻人普遍性欲减退，尤其是那些有了孩子的夫妇们，他们的性生活由每周一次到两周一次，甚至于一个月一次，这种对性产生倦怠感的男性有许多。这是现代社会压力大、工作繁忙、人际关系复杂等原因所致，可以说是文明病的一种。

但是，如果这种情况持续扩大，夫妻之间必然会亮起红灯，这并不单是夫妇之间的问题，还势必会导致家庭内部混乱，影响到孩子，并引发更多的问题。所以，夫妻间性生活的和谐对家庭的稳定、婚姻的美满具有非常重要的作用。

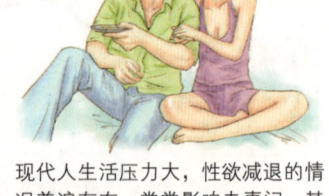

现代人生活压力大，性欲减退的情况普遍存在，常常影响夫妻间，甚至整个家庭的和谐

那么如何增强性欲呢？中医认为，提高性欲以指压仙骨穴最为有效。仙骨穴位于尾骨上方3厘米处，它能促进性荷尔蒙分泌，增强性欲。位于仙骨上方2厘米左右之处的穴位，只要加以指压，对消除疲劳有莫大功效。

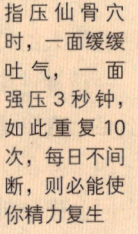

指压仙骨穴时，一面缓缓吐气，一面强压3秒钟，如此重复10次，每日不间断，则必能使你精力复生

除此之外，若想增强性欲，还要学会改变生活，如规律饮食，尽早消除疲劳，保持健康的情绪，等等。还可以配合着吃点金匮肾气丸和六味地黄丸。

另外，在国外，紫色代表"性"，人们将寝室的壁纸、地毯、窗帘、床单都铺成同一颜色。如果夫妇寝室独立，则偶尔变化窗帘颜色，使生活环境产生变化。这也有助于刺激性欲中枢，从而在一定程度上刺激性欲。

肾俞、肺俞、中极，治疗遗尿的关键穴位

遗尿对于幼儿来说是正常的现象，但对于成年人来说，如果还经常出现遗尿的情况，就必定是身体出现问题了，应该引起注意。

祖国医学认为，遗尿与脏腑功能发育不完善有关，如膀胱发育延迟，功能弱，特别是脾、肾、肺虚弱就容易引起遗尿。

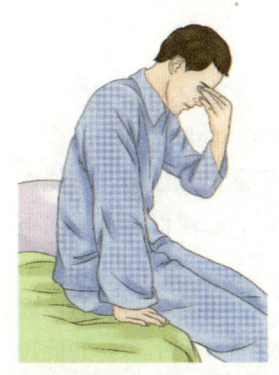

肾虚遗尿。肾为人体生命的根源，故称先天之本，肾藏精，主发育、生殖、生髓、通脑。肾与膀胱相表里，肾阳气足可温热膀胱、行气化水，使膀胱固摄有权，开合有度。但是，如果肾阳气虚，则命门火衰，阴气极盛，膀胱也就出问题了，就会导致遗尿

脾虚遗尿。脾为后天之本，气血生化之源，脾阳健旺，自可制水，升清降浊。脾阳虚则胃蠕动减少，胃排空时间延长，致胃分泌值降低，唾液淀粉酶及胰淀粉酶减少，致胃纳不佳，水谷运化不良，气血生化无源而不能涵养先天之本，致肾虚、膀胱虚而遗尿

肺虚遗尿。肺主气，又为上水之源，具有宣通肃降的功能。肺气虚则失宣降，水液运行泛滥致膀胱失约而自遗；如肺火上炎，必然灼伤阴液，致升腾之水不能下降，必致下焦炽热，导致大便干燥、膀胱湿热、小便短少，素有痰湿内蕴，入睡沉迷不醒，呼叫不应，常可遗尿

了解了遗尿的病因后，我们就可以对症治疗了，这时肾俞、肺俞、中极的作用就凸显出来了。

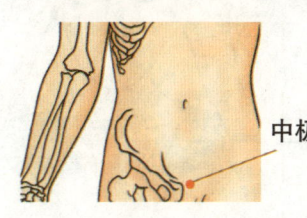

肾俞、肺俞、中极治疗遗尿

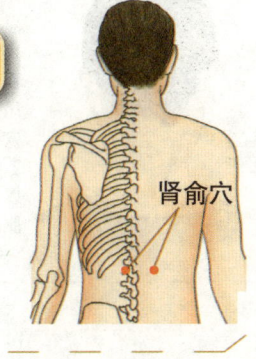

中极穴

肾俞穴

肾俞是补肾的要穴，前面多次讲过，这里就不多说了，只要每天早晚按揉5分钟就可以了

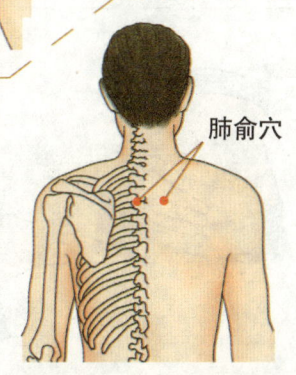

肺俞穴

中极在肚脐正下方4寸处，是膀胱经的募穴，是膀胱之气在胸腹部集中的穴位，直接对应膀胱，可以说是治疗遗尿的特效穴位。每天用手指按揉此穴，每次1分钟，晚上临睡前用艾条灸此穴5分钟，然后再按揉5分钟，对膀胱功能的恢复有很好的治疗作用

肺俞是补充肺功能的首要穴位，它在背部膀胱经上面，当第三胸椎棘突下，左右旁开2指宽处。每天早上起床后和晚上临睡前各按揉5分钟，就可以加强肺主气的功能和肃降的作用，从而增强对水的控制，治愈遗尿症

第 3 节

享受天伦之乐——老年人需以经络固守精气神

五种方法根治老年性失眠

失眠几乎是老年人的标志性特征了，所有的老年人都会出现睡眠不好的现象。在医学上失眠是以不能获得正常睡眠为特征的一种病症，集中表现为睡眠时间短、深度不足、多做噩梦以及极易惊醒等，所以老年人就会感到睡眠不能消除疲劳，不能恢复体力与精力。由于睡眠异常，白天出现疲乏易累、头晕头痛、心悸健忘及心绪不宁等。

如果去医院就诊，失眠的老年人大多数都会被告诉是患了神经衰弱、神经官能症或者更年期综合征等。中医认为失眠与心、脾、肝、肾衰弱及阴血不足有关，并能持续加重或诱发心脏病、高血压、中风等严重病症。顽固性失眠带来很大的痛苦及安眠药的依赖，如果长期服用安眠药，又不可能避免出现副作用。

在这里，向大家推荐按摩推拿的方法来治疗失眠。操作方法如下：

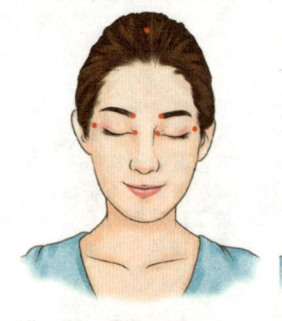

1. 按压法

点穴按摩睛明、太阳、攒竹、百会、四神聪、风池、风府等穴，每穴按压2分钟，力度以能使人有热胀感最为合适

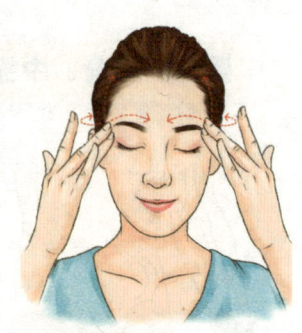

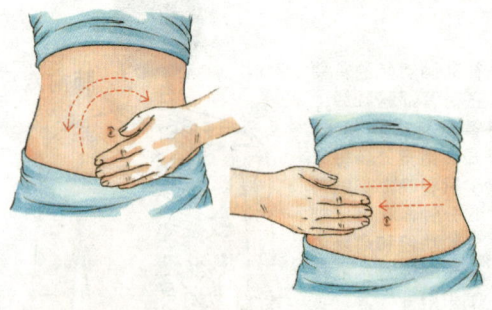

2. 摩腹法

用手掌绕肚脐摩腹，先逆时针后顺时针各摩81圈，然后用手指横擦小腹，往返81次

3. 推拿法

从太阳穴起，先向前顺眉弓推拿，接着向后，向上，向前，回到太阳穴。热后稍作片刻按压。按压时力度稍轻，重复操作10遍

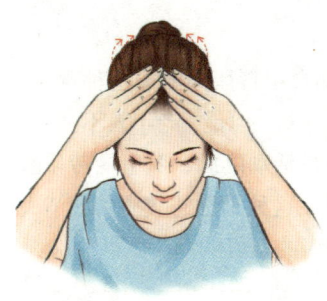

4. 缕头法

以双手小指尺侧缕头，缕时速度均匀，力量以透热为度，先慢后快，由前向后，先中间后两侧，一般缕5分钟左右

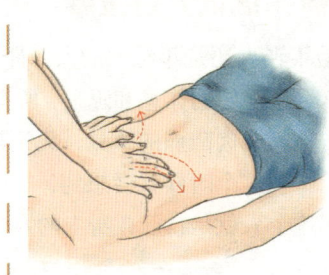

5. 宽胸理气法

采用仰卧位，按摩的人站在左侧，双手五指分开，沿肋骨走行方向，自内而外，从上往下，轻擦胸廓5分钟左右，力量由轻而重

需要注意的是：必须加以鉴别，排除器质性病变引起的失眠后，方可用按摩的方法治疗，否则会使病情的治疗被延误。在睡前避免进行刺激，给自己创造一个好的睡眠条件，生活一定要形成规律。

总的说来，失眠是对老年人困扰比较大的问题。解决问题需要的不仅仅是方法，还有长期坚持不间断的治疗。这样让自己不再受失眠的困扰也会慢慢成功。

防治心脏病，手部按摩辅助最有效

心脏病是多种心脏疾病的总称，包括风湿性心脏病、先天性心脏病、高血压性心脏病、冠状动脉粥样硬化性心脏病、心肌炎等各种心脏病。心血管疾病是我国人口死亡的主要原因之一。随着人口的老龄化，心脏疾病发病变得低龄化，越来越多的人都感受到了它对自身健康的威胁。

临床实践表明，手部按摩是预防和治疗心脏病有效的辅助方法。如风湿性心脏病患者出现心功能不全时，按摩手部穴位可以

手部按摩治疗法

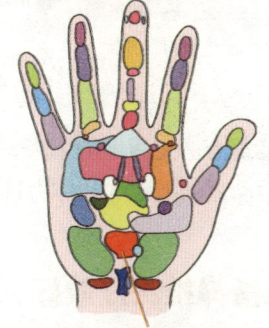

心脏反射区

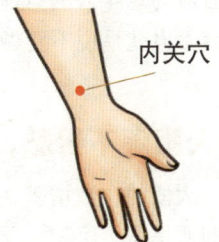

内关穴

要是仅仅有心慌的感觉，而无明显心脏病迹象，只需重点按揉心反射区及内关穴即可。心脏病人如果是自己做手部按摩，不要选穴过多。坚持每天按摩1次或隔天1次即可，按摩时手法不要太重

改善四肢末端的血液循环状态，加强心脏功能；肺源性心脏病出现严重水肿时，按摩基本反射区就可以利尿消肿，改善心功能；冠心病患者长期按摩手部穴位，有利于改善心肌的缺氧、缺血状态，减少或防止心绞痛、心肌梗死的发生。但是，需要强调的是，对于任何心脏疾病，手部按摩只是辅助方法，而不是主要的治疗手段，更不是治愈的方法。

心脏病发作期间，应以药物治疗为主，以手部按摩为辅进行治疗。治疗过程中要时刻注意病人的表情和反应，以免发生危险。

老人肌肉酸痛，试试穴位按摩

其实无论是年轻人还是年纪大的人，经常地劳累，都会出现肌肉酸痛这种现象。年轻的时候通常经过一定的休息和睡眠，所有的疲劳都会消失。但是，老年人不一样，总会有一种无法祛除肌肉酸痛的感觉，无论是按揉拍打还是活动之后，身上的劳累酸痛就是无法祛除。在这个时候就会想到，如果有谁能立即让这种难忍的酸痛彻底消失该多好啊。其实这个人就是自己，身上的穴位就是治疗酸痛的最好的医生。

穴位按摩治疗肌肉酸痛

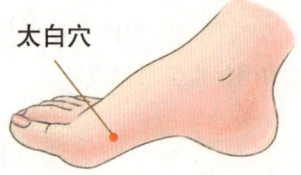

太白穴

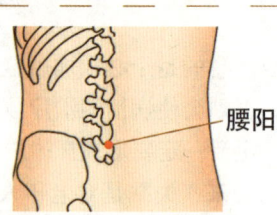

腰阳关

太白穴调理全身的肌肉酸痛

太白穴是脾经的重要穴位，脾脏的功能就包括调节身体四肢的不适，所以太白穴能综合地调理全身的肌肉酸痛。每次在劳累的时候都可以按摩一下这里。睡觉前浸泡双脚，一边按摩足底的反射区，一边按摩太白穴，就是最好的缓解疲劳的方法

治疗腰疼有特效——腰阳关

对于腰痛有一个效果很好的穴位——腰阳关。它就好像是腰部的一个咽喉要道，找到腰阳关就找到了治疗腰痛的重要战略要地，腰阳关位于髂骨的位置上。髂骨就是每天系腰带的地方，用手从腰向下摸，在腰下方的那块骨头就是髂骨。拇指按在髂骨边缘，示指向后交会在背上，两指端的中点就是腰阳关穴了。因为腰阳关是督脉上的一个穴位，所以它对腰部的所有疾病都有不错的效果，例如坐骨神经痛、腰的急性扭伤等都能靠它得到明显缓解

因为老年人的身体功能都有一定程度的下降，所以在进行运动锻炼的时候一定要适度。也就是说不要做大运动量的活动，让体力过分透支。

老人腹泻不用愁，一指禅推法疗效好

大便的次数增多，难以成形，恐怕是困扰很多老年人的一个不大不小的问题。因为即便是去了医院，便溏也不会被当作一个单一的疾病来治疗的。如果不采用一些方法加以制止，人的精神状态、体力就会受到影响，睡眠也会出现问题。

大便次数增多，粪质清稀甚至有如清水，谓之泄泻，又称腹泻。这里面大便次数增多，不一定是泄泻。本病以大便清稀为诊断依据，因为也存在有一日解大便多次之习惯者，若粪质不稀，腹无苦楚感，则不可诊为泄泻；若每日大便只有 1 ~ 2 次，而粪质清稀或水样，则属泄泻之列。消化器官发生功能或器质性病变导致的腹泻均属此例，如急慢性肠炎、肠结核、肠功能紊乱、结肠过敏等。

泄泻多由外感寒邪，饮食不善，或情志内伤等因素所诱发。按摩推拿穴位是效果明显的治疗方法。

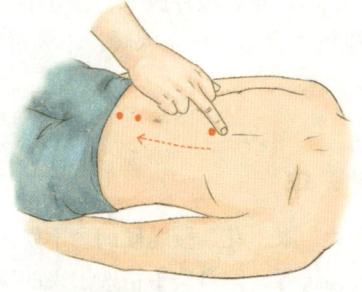

一指禅推法

患者仰卧位，施术者以一指禅推法，由中脘穴开始，缓慢向下，移至气海、关元等穴，须沉着缓慢，反复操作3～5分钟

背部擦摩法

患者俯卧位，术者沿脊柱两旁滚揉腰背部肌肉，重点按揉脾俞、胃俞、大肠俞、长强等穴，6～10分钟。再在左侧背部用擦法治疗，以透热为度，6～10分钟

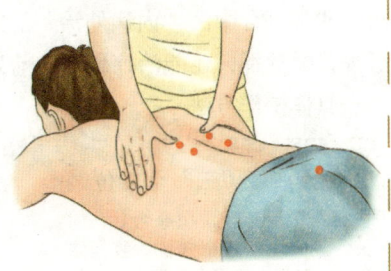

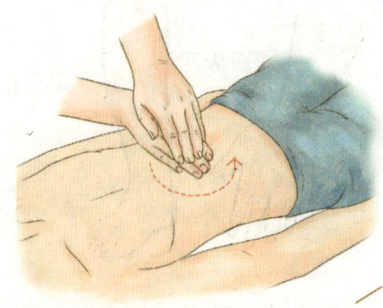

摩腹法

用双手掌（或叠手）绕肚脐摩腹，逆时针，中度力道，摩50周，然后再用手掌横擦小腹，50次

腹部提拿法

使病人仰卧，术者用双手提拿腹肌，力量缓和，但须达于深层，8～10分钟

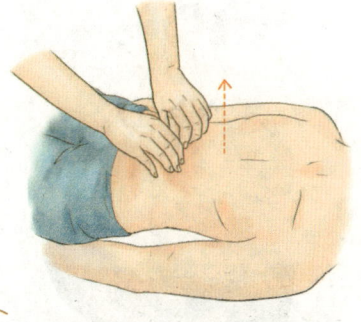

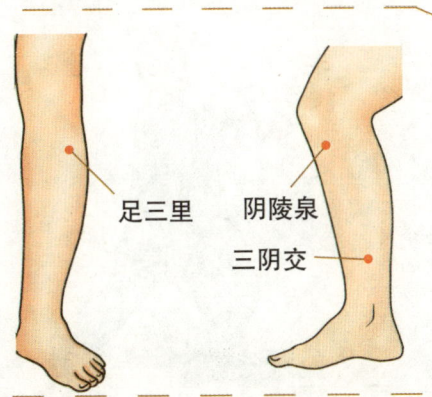

足三里　阴陵泉
三阴交

点揉法

点揉足三里、阴陵泉、三阴交等穴，各1分钟

平时有腹泻的老人应该注意一下饮食等事项；泄泻严重，或伴脱水者，立即去医院治疗。忌食生冷、刺激、多脂的食物以及不易消化的食品。注意保暖，不要过劳，生活规律，讲究卫生。

"三一二"经络锻炼法，让老人健康到天年

老人都希望自己像年轻人一样健康精神，耳不聋，眼不花，腰腿硬朗。不妨试一试"三一二"经络保健锻炼法。这是我们众多健康、长寿、健身法中精选出来的保健法，非常符合中医"内病外治"的医学原理，只要坚持，就能保证各项指标正常，吃饭香，睡觉香，还能治疗胃痛、前列腺增生症及脂肪肝，不啻一剂灵丹妙药。

具体操作方法：

1. 每天按摩"三"个穴位

按经络学说原理，按摩合谷、内关、足三里这三个穴位。我们知道，合谷是大肠经上的原穴，内关是心包经上的络穴，而足三里是胃经的要穴，也是人体重要的保健大穴，经常按摩这三个要穴，可以激发相关经络，促进五脏六腑健康运转，有病治病、无病防病。每天早晚坚持按摩这三个穴位，直至穴位有酸、麻、胀的感觉。每次按摩后，顿觉气血通畅，浑身舒适

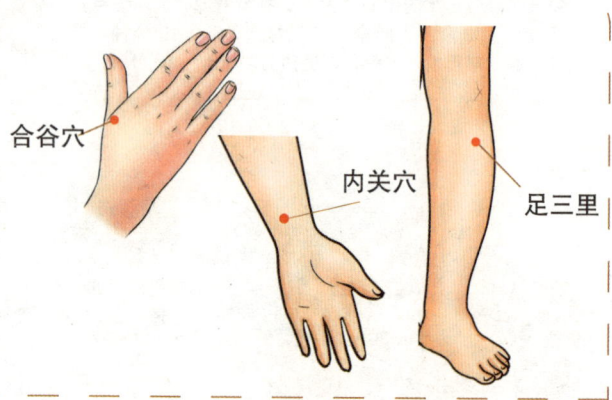

合谷穴 内关穴 足三里

2. 每天进行"一"次腹式呼吸

腹式呼吸除了活跃小腹部的九条经络、充实先天后天之气外，还增加肺泡通气量和对腹腔的直接自然按摩作用，从而促进这些脏器的经络气血的活动，增强这些脏器的功能。进行腹式呼吸锻炼时宜取坐位，全身放松，舌舔上颌，双目微闭，鼻吸口呼，排除杂念。每分钟呼吸 5 次左右，坚持 5 ~ 10 分钟。然后缓缓睁开双目，双手搓面数十次。长期坚持，定会觉得浑身轻松舒畅。

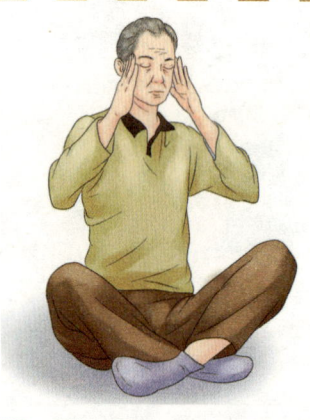

3. 多参加以"二"条腿为主的体育锻炼

进入中老年后，最好采取一种以两条腿为主的适合于个人的体育活动，使人体维持健康水平。根据自己的体力和爱好选择打太极拳、各种健身武术、轻微的跑步、散步以及各种室内健身运动，如中老年迪斯科、各种保健操等，都可以达到强身健体的目的

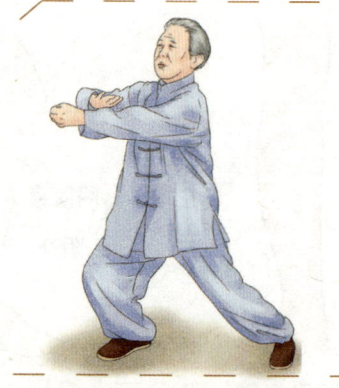

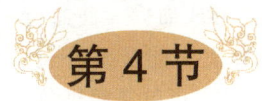

第4节

水样容颜，曼妙身姿——美颜塑形的经穴方

按压四白穴——最简单的美白养颜法

四白穴有"美白穴""养颜穴"之称。很多人不太相信，养颜美白靠这么一个小小的穴位就能实现吗？你不妨每天坚持用手指按压它，然后轻轻揉3分钟左右，一段时间以后，观察一下，脸上的皮肤是不是变得细腻了，而且比以前白了？四白穴也可用来治疗色斑，如果再加上指压"人迎"（人迎位于前喉外侧3厘米处，在这里能摸到动脉的搏动），一面吐气，一面指压6秒钟，重复30次。天天如此，经过一段时间后，脸部的小皱纹就会消失，皮肤会变得更有光泽。这就是经络通畅的神力。

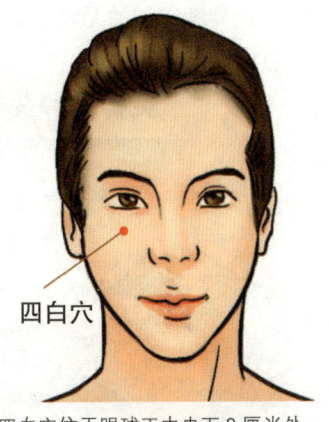

四白穴位于眼球正中央下2厘米处。当你向前平视的时候，沿着瞳孔所在直线向下找，在眼眶下缘稍下方能感觉到一个凹陷，这就是四白穴。

另外，因为四白穴在眼的周围，坚持每天点揉还能很好地预防眼花、眼睛发酸发胀、青光眼、近视等眼病，还可以祛除眼部的皱纹。

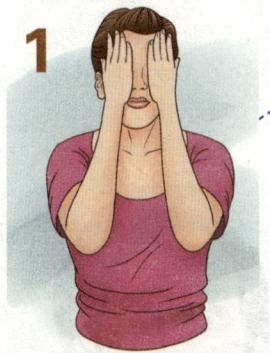

按摩四白穴，美容又养颜

按摩四白穴时，为增强效果，首先要将双手搓热，然后一边吐气一边用搓热的手掌在眼皮上轻抚，上下左右各6次，再将眼球向左右各转6次。此外，还可以通过全脸按摩祛除眼角皱纹。四白穴和睛明、丝竹空、鱼腰这些穴一起用效果会更好

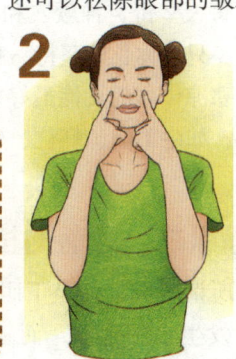

灸神厥穴和关元穴让双唇红润有光泽

女人除了迷人的双眼，嘴唇也是非常吸引人的地方。一个性感、红润、靓丽的嘴唇往往会带来非同凡响的效果，哪个爱美的女士不想拥有红润而富有光泽的双唇呢？可是，总有些女士的双唇不尽如人意，要么干裂，要么发暗，甚至偏紫色，毫无光泽可言。她们的手脚总是冰凉的，如果赶上下雨或者刮风，唇色会变成暗紫色。

现在有很多女性的体质天生就偏寒，所以手脚容易发凉，再加上现在流行的露脐装、低腰裤和超短裙，女性的身体更加寒凉。中医学讲，寒主凝滞，体内太寒，血液流动太慢，就会形成血瘀，使血行变慢。新鲜的血液，也就是动脉血不能及时补充，因此，嘴唇会表现出静脉血的颜色。也就是暗红色，所以受寒的女性的唇色会发紫和发暗。要驱寒，就要温阳，就要点燃身体内的小火炉，最简便的方法就是灸神阙穴和关元穴。

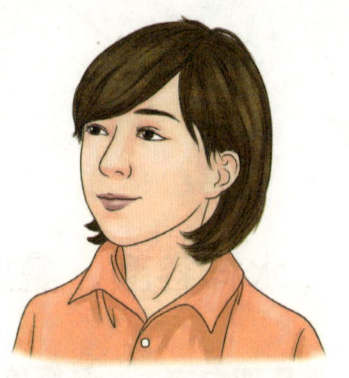

灸神阙和关元穴的方法

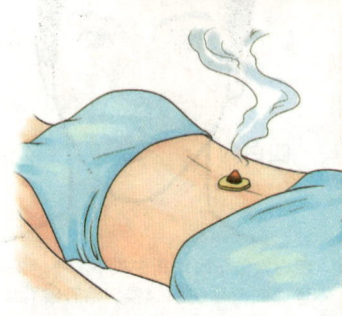

神阙穴就在肚脐眼的位置，我们可以取少量的盐放在肚脐内，上面放一块硬币大小的生姜片，再放满艾绒，点燃。但要注意的是，当你感觉很烫的时候，可以把姜片拿下来，绕着肚脐上下左右移动。每天睡觉之前灸，因为此时阳气最少

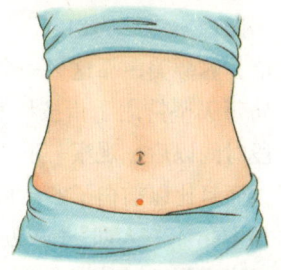

关元穴在肚脐正下方四横指的地方，每天要灸 10 分钟，可以隔着姜灸，也可以只用艾条灸

除了灸神阙穴和关元穴之外，还可以刺激血海，因为刺激血海可以活血化瘀。建议你每天坚持灸神阙穴和关元穴 10 分钟，然后按揉血海 2 ~ 3 分钟，直到感觉浑身暖和。只要你长期坚持，相信，你的双唇会如樱桃般鲜嫩红润，富有光泽。

寒凉体质的女性最好多晒太阳，多运动，时刻注意保暖，还要多吃一些温热性的食物，如牛羊肉、虾仁、生姜、韭菜等。

消除眼袋，睡前的按摩功课最重要

所谓眼袋，就是下眼睑水肿。眼部皮肤很薄，很容易发生水肿现象，而随着年龄的增长会愈加明显。在这里，遗传是一个重要的因素。此外，肾脏不太好、睡眠不足或疲劳都会造成眼袋。这种现象容易使人显得苍老憔悴。睡前喝水，第二天也容易出现眼部水肿。对于年轻女性来说，熬夜、睡前喝水则是造成眼袋的罪魁祸首。

中医认为，眼袋的形成与人体的脾胃功能有着直

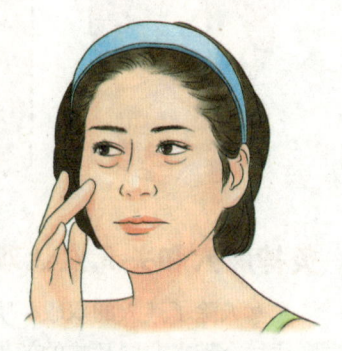

眼袋是下眼睑水湿淤积的表现，与脾胃功能的状况关系密切

接的关系，尤其是脾脏功能的好坏，直接影响到肌肉功能和体内脂肪、水分的代谢。眼睑处皮肤很薄，再加上休息不好，过度疲劳，水湿会很容易淤积在这里。从实际经络经穴的解剖来看，眼袋产生的位置又恰好是足阳明胃经发起之处，因而启动胃经穴，平时对胃经的穴位如足三里等常加按摩，对提高脾胃功能，消除眼袋是非常有意义的。

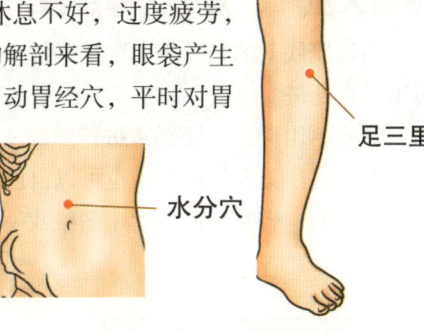

足三里

水分穴

"水分"是任脉上的穴位，顾名思义，可以调理水分的代谢。它在肚脐上一横指。睡前用按摩仪放在水分穴上方，按摩10分钟左右，可治皮肤水肿。

跟"黑眼圈"说再见并没有想象中那么难

经常睡眠不足、吸烟饮酒过量、性生活不节制等不健康的生活方式，都会使人出现黑眼圈。人的身心疲乏，眼睑局部的血管收缩功能下降，也会造成眼睑处水肿、瘀血，从而使眼睑出现阴影。所以，如果你想了解一个人的生活方式是否健康，看看她有没有黑眼圈就知道了。

按摩膈俞和肝俞

肝肾同补祛除黑眼圈

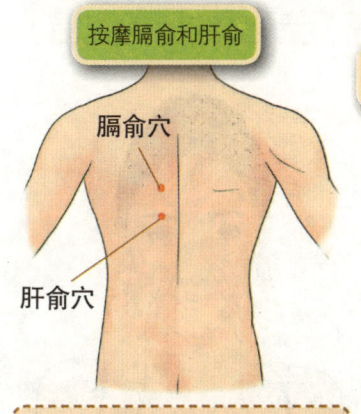

膈俞穴

肝俞穴

人有了黑眼圈，就说明她体内的营养消耗过多，而补充不足，已经有了肾气虚损的征兆。如果黑眼圈是有些发青的黑，则说明肝也虚了

补阴要选太溪和三阴交

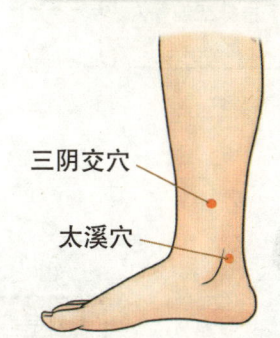

三阴交穴

太溪穴

由于这两个穴位都在后背，可以与家人相互按揉，每次按揉5分钟；也可以用类似擀面杖、棒球棒之类的东西，在后背上下滚动，或者利用健身器材来刺激后背，这样可以刺激到所有背俞穴。如果能在后背拔罐、走罐，效果会更好

滋肾阴的首要穴位当属太溪穴，用手指按揉或用仪器按摩都可以，每次3～5分钟，有酸、胀和窜向脚底的麻麻的感觉就行了。其次，还要在睡前按揉三阴交3分钟。三阴交是足三阴经的交会穴，能同时调理肝、脾、肾，对女人补阴非常重要

标本兼治的经络疗法对治疗黑眼圈是大有裨益的，但养成健康的生活方式也同样重要。少熬夜，保证充足的睡眠，戒烟酒，多运动，节制性生活，多吃富含维生素C的食物，脾气不好者不妨多吃点醋，少吃刺激性食品。

按摩大鱼际、太阳穴等是祛斑的法宝

白嫩肌肤上的斑总是如眼里的沙子般碍眼。试问，追求完美的美人儿眼里怎能容得下一点儿斑？

其实不用慌，只要经常进行面部按摩就可以使面部色斑颜色变淡甚至消失。你可以去美容院让美容师按摩，也可以自己在家中进行。

爱美的、想要祛斑的女士请跟我一起按摩吧：

1. 以双手大鱼际在双侧颧骨部由内向外做环形按揉 1 分钟

2. 以双手拇指指腹由前额正中向两边分推，从眉毛上方推至太阳穴，反复操作 1 分钟

3. 然后用双手中指指腹由睛明穴开始沿两侧鼻背向下推抹至迎香穴，反复操作 1 分钟

4. 双手手掌置于两颊外侧，以示指、中指、无名指、小指指腹贴于两侧面颊部，手指按次序地由下向上做扫的动作，反复操作 1 分钟

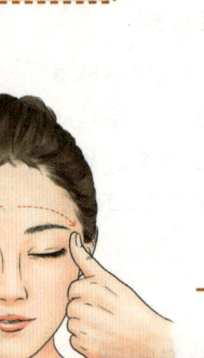
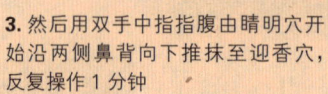
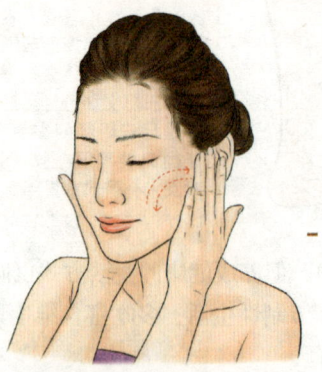

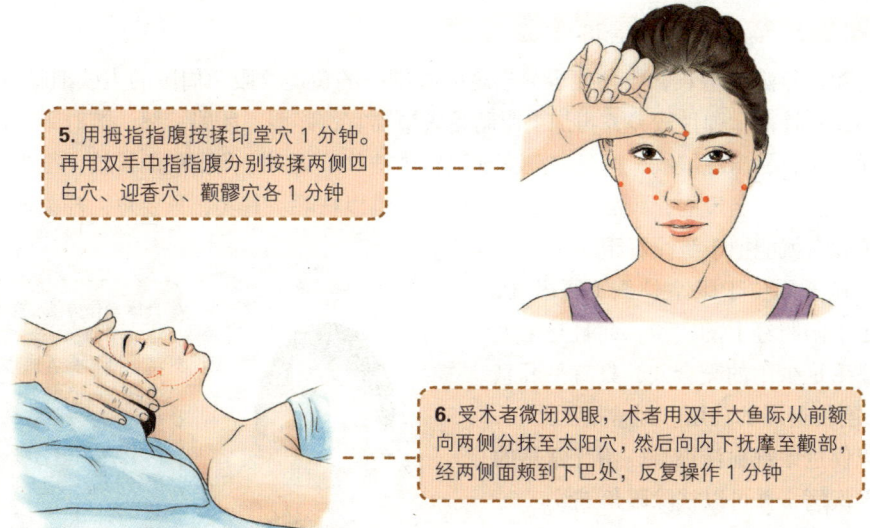

5. 用拇指指腹按揉印堂穴 1 分钟。再用双手中指指腹分别按揉两侧四白穴、迎香穴、颧髎穴各 1 分钟

6. 受术者微闭双眼，术者用双手大鱼际从前额向两侧分抹至太阳穴，然后向内下抚摩至颧部，经两侧面颊到下巴处，反复操作 1 分钟

每天喝一杯西红柿汁或常吃西红柿，对防止雀斑产生有较好的作用。因为西红柿中含有丰富的谷胱甘肽，谷胱甘肽可抑制黑色素，也可使沉着的色素减退或消失。

三步按摩让女人"挺"起来

女人们都想做公主，"太平公主"却无人愿意做。你想告别"飞机场"的平坦，"搓衣板"的骨感，做一个自信挺胸的美丽女人吗？那下面介绍的"三步丰胸按摩法"你一定要记好了！

第二步：用左手掌从右锁骨下向下推摩至乳根部，再向上推摩返回至锁骨下，共做三遍。然后换右手推摩左侧乳房

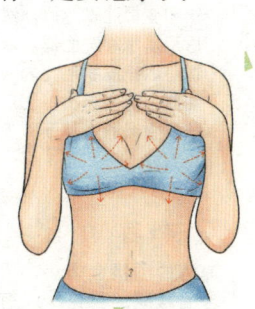

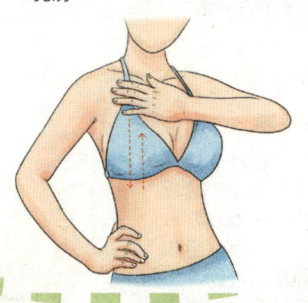

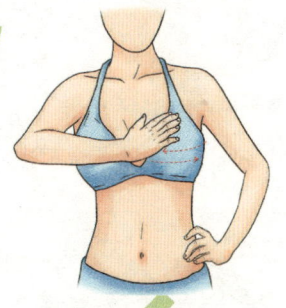

第一步：双手四指并拢，用指肚由乳头向四周呈放射状轻轻按摩乳房一分钟。在操作时动作要轻柔，不可用力过猛

第三步：用右手掌从胸骨处向左推左侧乳房直至腋下，再返回至胸骨处，共做三次。然后换左手推右侧乳房

只要你坚持做胸部按摩，不但可以使胸部丰满，凸现女人的曲线美，还能达到清心安神、宽胸理气的目的，最终令人气血通畅、精神饱满、神清气爽。

乳房发育不够丰满的女孩，应多吃一些含热量较多的食物，如蛋类、肉类，核桃、豆类等富含植物油类的食品。通过热量在体内的积蓄，使瘦弱的身体变得丰满，同时，乳房也由于脂肪的积蓄而变得高耸、富有弹性。

祛除鱼尾纹，从按摩瞳子髎开始

随着年龄的增长，眼角便容易出现一些细小的鱼尾纹眼角周围的皮肤细腻娇嫩，皮下脂肪较薄，弹性较差，再加上眼睛是表情器官，睁眼、闭眼、哭、笑时眼角都要活动，故容易出现皱纹，而且一旦出现则较难祛除。面对眼角出现的皱纹，很少有女人不心急的，名贵的化妆品买了不少，可就是难以祛除。其实，只要每天轻柔地按摩瞳子髎穴就能把小皱纹赶跑。

瞳子髎位于眼睛外侧 1 厘米处，是足少阳胆经上的穴位，而且是手太阳、手足少阳的交会穴，具有平肝息风、明目退翳的功用。经常指压此穴，可以促进眼部血液循环，治疗常见的眼部疾病，并可以祛除眼角皱纹。

除指压按摩法外，下面再介绍几种祛除鱼尾纹的小食品，让你看起来更年轻。

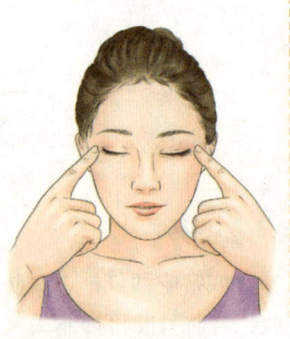

具体操作方法：首先，将双手搓热，然后用搓热的手掌在眼皮上轻抚，一边吐气一边轻抚，上下左右各 6 次；其次，再以同样要领将眼球向左右各转 6 次，再用手指按压瞳子髎穴，一面吐气一面按压 6 秒钟，如此重复 6 次

祛除鱼尾纹的小食品

一根鸡骨

鸡皮及鸡的软骨中含大量的硫酸软骨素，它是弹性纤维中最重要的成分。把吃剩的鸡骨头洗净，和鸡皮放在一起煲汤喝，不仅营养丰富，常喝还能使肌肤细腻，久而久之，鱼尾纹就会减轻了

一团米饭

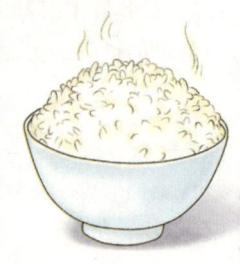

当米饭做好后，挑些柔软温热的米饭揉成团，放在面部轻揉，直到米饭团变得油腻污黑，然后用清水冲洗面部。米饭可以把皮肤毛孔内的油脂、污物吸出，使皮肤呼吸畅通，从而减少鱼尾纹

一块口香糖

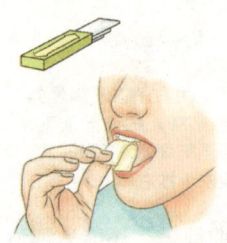

每天咀嚼口香糖十几分钟，不但能清洁牙齿，更可使面部鱼尾纹减少，面色红润。因为咀嚼能锻炼面部肌肉，改善面部的血液循环，增强面部细胞的新陈代谢功能，使鱼尾纹逐渐消退

一杯啤酒

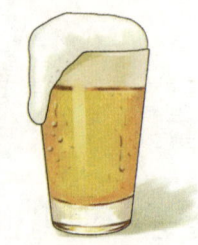

啤酒的酒精含量小，所含的鞣酸、苦味酸又有刺激食欲、帮助消化及清热的作用。啤酒中还含有大量的 B 族维生素、糖和蛋白质，这些都是皮肤喜欢的营养成分。适量饮用啤酒，可增强体质，减少面部鱼尾纹

另外，多吃富含胶原蛋白的食物，如猪蹄、猪皮、猪肘、鸡皮、鱼头、鱼鳞汤等，能使面部细胞变得丰满，从而减少细纹，令肌肤变得光滑且富有弹性。

别只盯着化妆柜，列缺就可以让皮肤细腻光滑有弹性

《素问·五脏生成》中这样记载肺的功能："肺之合皮也，其荣毛也。"意思是说，肺管理汗孔的开合。我们知道，皮毛包括皮肤、汗腺、毫毛等组织，为一身之表，依赖肺宣发卫气和津液温养、润泽，是机体抵抗外邪的屏障。肺的生理功能正常，皮肤得养，毫毛有光泽，抵御外邪的能力就强，故其荣在皮毛。如果肺功能不好，汗孔就不能正常开关，体内代谢的垃圾就不能随着汗液排出体外，而是在毛孔处堆积，渐渐地，就把毛孔堵住了，所以会在那儿起小疙瘩。因此，要想消除这些烦人的小疙瘩，就要想办法调理肺的功能，让汗液顺利排出来，这时列缺穴当然是首选的穴位了。

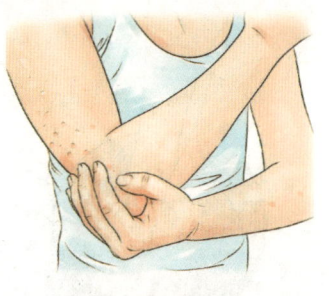
皮肤很粗糙，脸颊和手臂上有很多像小米粒一样的小红疙瘩。皮肤有问题是肺功能不好造成的

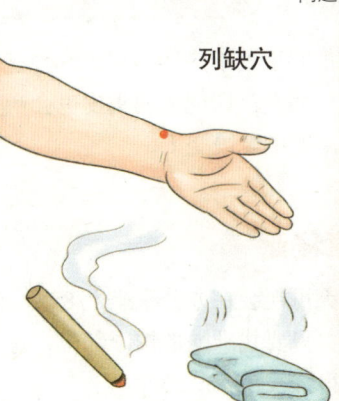
列缺穴

列缺是手太阴肺经上的络穴，又是"八脉交会穴"之一，通于任脉，能同时调节肺经、大肠经和任脉，可以通经络、调肺气。这个穴位也很好找，把两手虎口自然平直交叉，一手示指按在另一手桡骨茎突上，指尖下凹陷中即是。

具体操作方法：每天用示指按压此穴3分钟就可以。时间最好是在凌晨3～5点，因为这个时间段里肺经运行最旺盛，但凌晨3～5点也正是人们睡得正熟的时候，为不影响睡眠，我们可以把时间改在上午9～11点，同名经脾经运行的时候。当然，除了指压法，我们还可以采用艾灸法，或者用热毛巾敷列缺穴，效果也很不错

除了按压列缺穴，还可以采用多运动和喝热水的方式达到多出汗的目的，只要汗出来了，小疙瘩也就会慢慢消失了。

按摩太溪和涌泉，留住乌黑的秀发

头发美是人体美的显著标志，拥有一头漂亮的头发无疑会为健康的你锦上添花。但是有些女性却没那么幸运，有的发质干枯且无光泽，有的大把大把地掉，其中的原因是什么呢？

肾藏精，精生血，说明血的生成，本源于先天之精，化生血液以营养毛发。人的元气源于肾，乃由肾中精气所化生。元气为人体生命运化之原动力，能激发和促进毛发的生长。可见要想使自己的秀发飘逸有光泽，就要注意补肾，补肾最好的办法就是按摩太溪和涌泉穴。

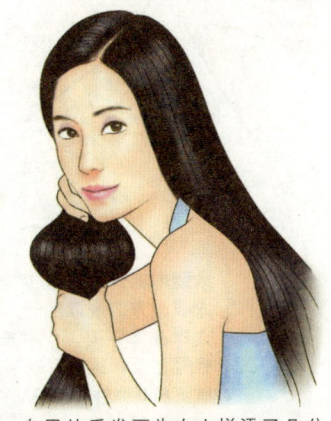
乌黑的秀发更为女人增添了几分魅力

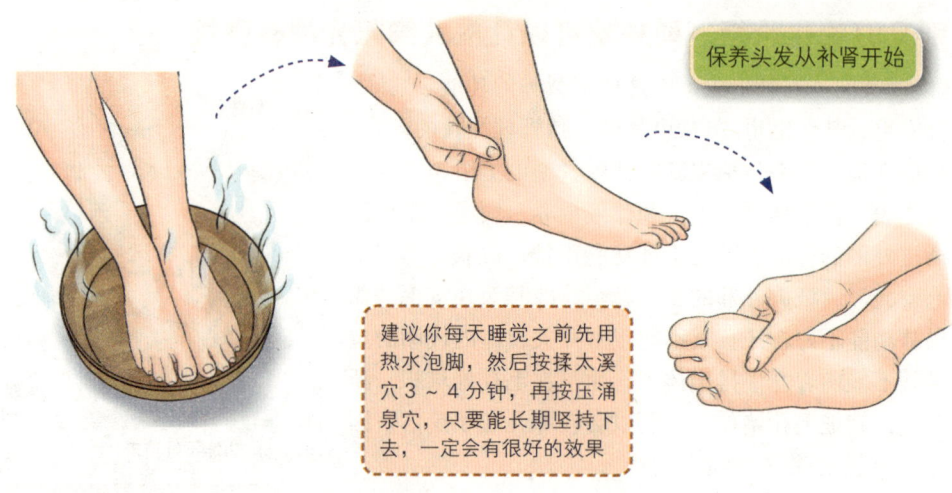

保养头发从补肾开始

建议你每天睡觉之前先用热水泡脚，然后按揉太溪穴3～4分钟，再按压涌泉穴，只要能长期坚持下去，一定会有很好的效果

如果每次洗完手你都把双手置于热气中吹干，会有什么后果？你的手过不多久就会变得皲裂、敏感和干燥！那么，切记你的头皮也会产生相同的反应。将你的吹风机扔掉吧，让头发在自然的温度中慢慢变干。

漂亮女人的纤腿按摩秘籍

很多办公室女性，一天可能会在办公室坐上8个小时甚至更久。慢慢地，你会发现双腿越来越粗壮。其实，只要找准腿部按摩部位，每天进行自我按摩，你会发现在不知不觉中，双腿竟然变得修长。

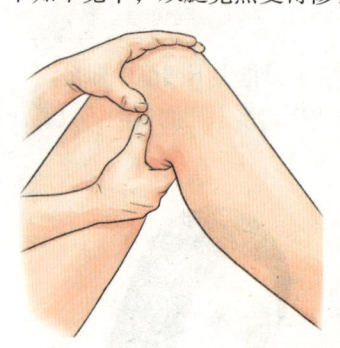

第一步，膝盖与两侧按摩

膝盖周围很少累积脂肪，因为膝盖是骨骼相连的关节部位，只是这个部位很容易水肿或出现松弛的现象，而使得腿部变粗。具体改善方法是：由膝盖四周开始按摩。这样可以改善膝盖周围皮肤松弛现象，不过，按摩的次数要频繁，否则是无法达到改善曲线的功效的

第二步，紧实大腿线条

大腿内侧的皮下脂肪是很容易堆积松弛的，按摩大腿的方法是取坐位，腿部全部离开地面，臀部支撑身体平衡，双手按住膝盖上部，大腿中部，轻轻按摩。这样可以消除腿部的水肿，让双腿肌肤更加有弹性，使腿部线条变修长

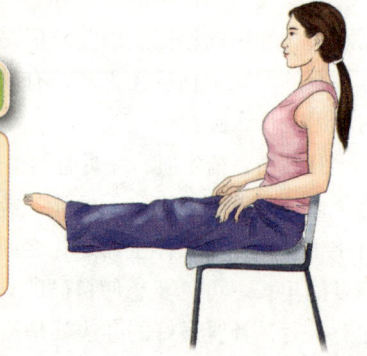

第三步，改善小腿微循环

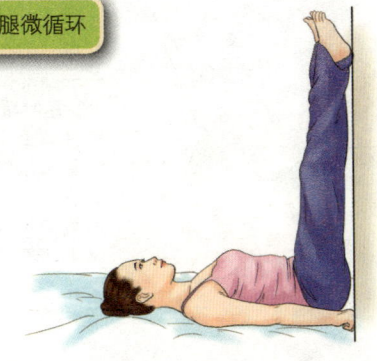

（1）减小腿要由打松结实的小腿肥肉开始。双手掌心紧贴腿部，四指并拢，大拇指用力压住腿部肌肉，从脚跟的淋巴结处中速向上旋转，两手旋转的方向必须相反。每条腿各 2 ~ 3 分钟

（2）睡前将腿抬高，成 90 度直角，放在墙壁上，坚持二三十分钟再放下，将有助于腿部血液循环，还可减轻脚部水肿

血液循环不好，就很容易引致腿部水肿。含维生素 E 的食物，可帮助我们加速血液循环、预防腿部肌肉松弛。含丰富维生素 E 的食物包括杏仁、花生、小麦胚芽等。

浑圆而富有弹性的臀部如何拥有

女人最优美的线条是腰身到臀部的曲线，浑圆而富有弹性的臀部是女性健美的标志之一。如果在办公桌前坐得过久，或坐在沙发上看电视时间太长，臀部的肌肉就会松弛。要想使臀部肌肉结实起来，可以每天做下面的臀部按摩，只需三个星期就能有显著效果。

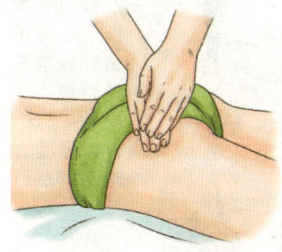

1. 双掌叠加按揉一侧臀部，反复操作两分钟。同法按揉对侧臀部

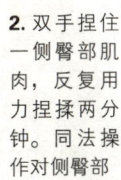

2. 双手捏住一侧臀部肌肉，反复用力捏揉两分钟。同法操作对侧臀部

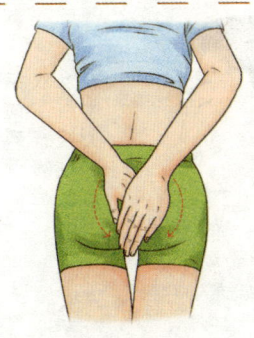

3. 单掌或双手掌叠加，将掌根置于一侧臀部上方关元俞穴处，向外下方推，经胞肓穴至环跳穴止，反复推按 1 分钟

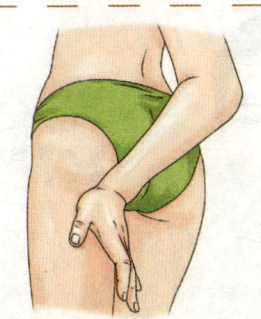

4. 以一手掌根部置于大腿后侧臀下方的承扶穴处，反复按揉 1 分钟

211

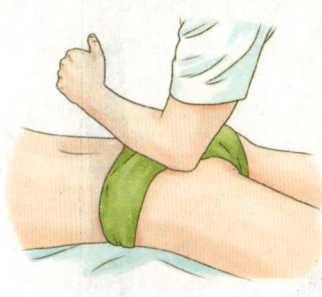

5. 以一肘尖置于一侧环跳穴处，屈肘塌腰，将身体上半部的重量集中于肘尖部，由轻而重地持续按压1分钟

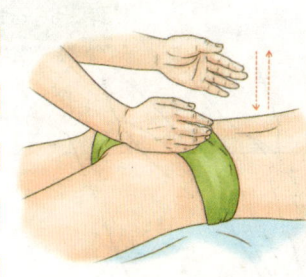

6. 双手十指相对靠拢，指间分开，手腕放松，双前臂做主动的旋转运动，用小指侧有节律地叩击臀部，反复操作1分钟

简易瘦脸按摩术

美丽性感的歌星李玟为了瘦脸，除了听从专家的建议改变饮食习惯之外，还每天利用卸妆洗脸、保养皮肤的时间，用心又勤劳地做脸部按摩。长期坚持下来，效果真的很不错，不仅皮肤变得既光滑又有弹性，小圆脸也变得既瘦又有形！

经过不懈地努力锻炼，腰是细了，腿也瘦了很多，如果还有一张肥嘟嘟的脸，那就"大煞风景"了。不过，不用担心，无论是天生的肥脸还是水肿造成的肿胀，都可较快、较有效地利用按摩法对付。

各位美女，按照下面的步骤做，你就会拥有纤瘦嫩白的小脸，很快可以变得不同凡响！动心了吧？那就赶快和我一起练习吧！

简易的瘦脸按摩术

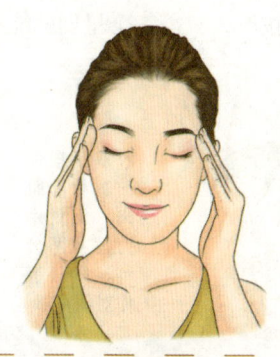

1. 从额头到太阳穴，双手按压3~4次

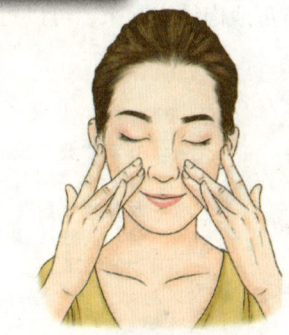

2. 双手中指、无名指交替轻按鼻翼两侧，重复1~2次；再以螺旋方式按摩双颊

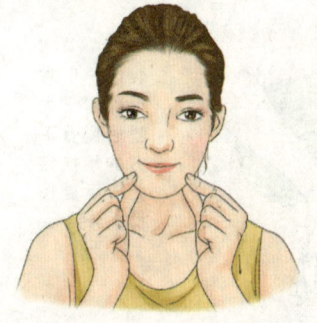

3. 以双手拇指、示指交替轻按下颌线，由左至右反复3次

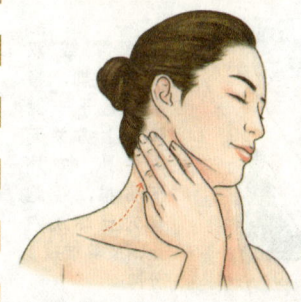

4. 以双手掌由下向上轻抚颈部，然后沿耳后向上升

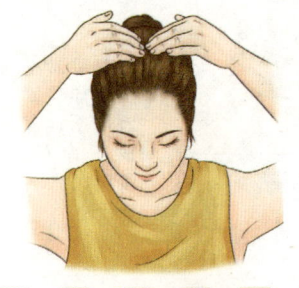

5. 双手交汇在头顶，用指尖轻轻按压百会穴两分钟

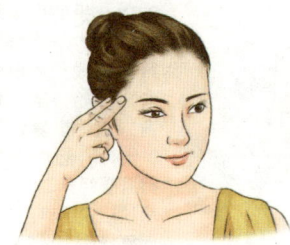

6. 手指移至眼睛与眉毛间的侧面，向后约1横指处，快接近发际处轻轻按压3分钟，能促进面部新陈代谢

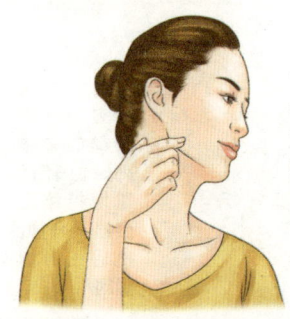

7. 沿脸部下颚轮廓向上滑，就可发现一凹陷处（颊车穴），它可以有效消除摄取过多的糖分所造成的肥胖

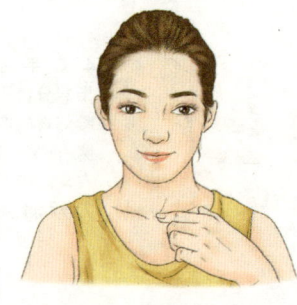

8. 将手放到喉斜下方肌肤的内侧（天突穴）。按压天突穴能刺激甲状腺，促进新陈代谢，去除脸部多余的水分

只要长期坚持上面的脸部按摩，就可以减少面颊的皮下脂肪而使脸形变瘦。

在按摩前应先进行3分钟的有氧运动。按摩时着重刺激晴明、太阳、四下关、颊车几个穴位，能有效预防面部赘肉横生，改善脸形。

按摩腰部让你拥有小蛮腰

女人穿旗袍最能显出优柔完美的身材，所以姐妹们什么都可以没有，但小蛮腰是一定要有的，除了漂亮之外，我们重要的本钱就在这里了。

裙衫飘飘，婀娜体态尽显风光，赏心悦目当属苗条如柳的玲珑俏佳人。粗腰者看在眼里，心头急似火：节食、减肥药、减肥茶、拼命健身出汗，招数使尽求苗条，也不管是否科学。结果，未能如愿，反而带来诸多不良后果，可谓"衣带渐宽终不悔，为美消得人憔悴"。怎样才能拥有健康又美丽的小蛮腰呢？关键看你怎么做。

按摩腰部的经络和穴位，不仅可以促进局部的气血运行，还可以调节脏腑的功能，使全身肌肉强健、皮肤润滑、形体健美，具体步骤如下：

1. 以一手或双手叠加，用掌面在两侧腰部、尾骶部和臀部上下来回按揉2分钟，然后双手掌根部对置于腰部脊柱两侧，其他四指附于腰际，掌根部向外分推至腋中线，反复操作2分钟

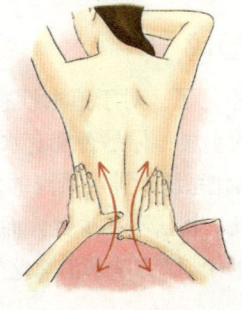

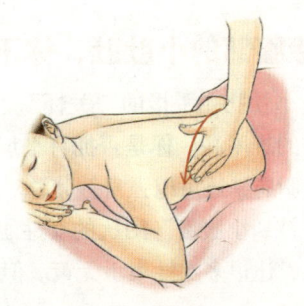

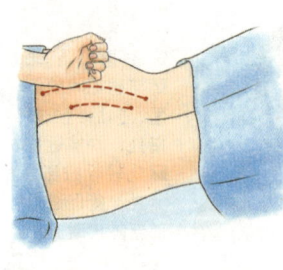

2. 以一手的小鱼际推擦足太阳膀胱经第一侧线，从白环俞穴开始，至三焦俞穴止，重复操作2分钟。然后再推擦膀胱经第二侧线，从秩边穴至肓门穴，反复操作1分钟

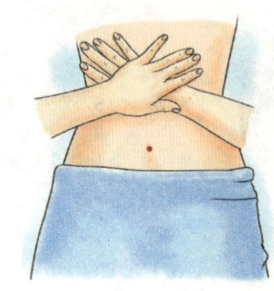

3. 双手掌叠加，有节律地用掌根部按压命门、腰阳关穴各半分钟

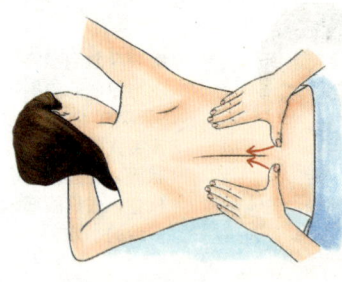

4. 双手拇指端分置于腰部脊柱两侧的肾俞穴，向内上方倾斜用力，持续点按1分钟

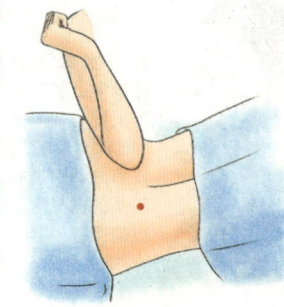

5. 以一肘尖着力于一侧腰部的腰眼处，由轻而重地持续压腰眼半分钟，然后压对侧腰眼

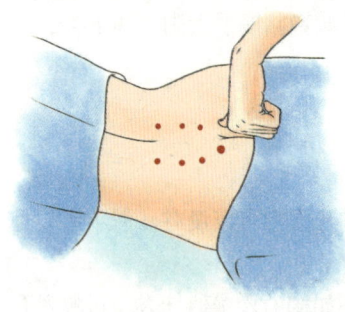

6. 用双手拇指指腹按揉气海俞、大肠俞、关元俞和次髎穴各半分钟

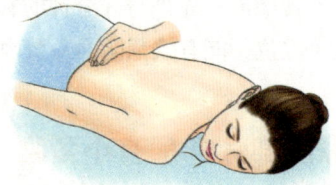

7. 五指并拢，掌心空虚，以单掌或双掌拍打腰部和尾骶部1分钟

　　纤纤细腰是所有女性的渴望。练出美丽腰际线，才能更好地彰显你的靓丽身姿和窈窕身段。努力吧，为了迎接阳光下的美丽，多花点心思，小蛮腰就会追随着你。

　　平时保持挺胸收腹之态。看一看舞蹈演员的娇美体形，她们平时走路都是这种姿势，让腰、腹部肌肉处于紧张状态，更好地消耗脂肪，帮助锻炼体形。

去除腹部的小肚肚，你不想吗

　　小肚肚在手指的"关怀"下不见了，对于追求性感的女人来说，露脐远比露肩、露背的难度高。你是否拥有平坦的小腹，你是否拥有水蛇般的细腰？按摩腹部不仅能消除脂肪，还可以强身健体，对消化系统、神经系统的多种疾病都有辅助治疗的效果。

　　被"小腹婆"困扰的女性朋友，相信不在少数。而实际上，偏偏腹部的赘肉最难消除，让很多女性束手无策。但使用按摩方法来消除这里的赘肉，却能收到显著成效。

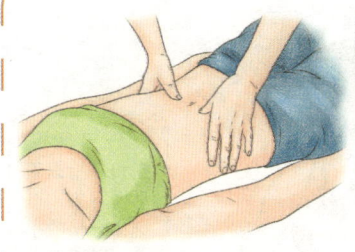

手法一：腹部穴位按摩

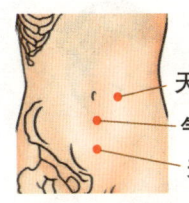

天枢穴
气海穴
关元穴

按摩气海、关元穴能有效地抑制食欲，有利于腹部脂肪均匀分布；而按摩天枢穴则可以促进消化、排气，促进肠胃蠕动、废物排泄，当然更有利于消除小腹赘肉

手法二：波浪推压法

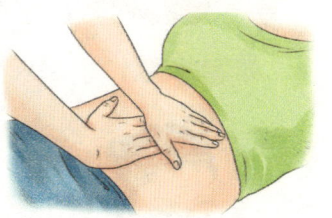

两手手指并拢，自然伸直，一只手掌放在另一只手掌背上，右手在下，左手在上。在下的那只手掌和手指平贴腹部，用力向前推按，然后在上的手掌用力向后压，一推一回，由上而下慢慢移动，好像水中的浪花，故而得名

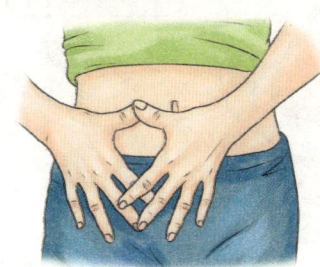

手法三：拇指叠按法

将两个拇指上下重叠，在腹部及相关穴位按压，按压的轻重应以手指能感觉到脉搏跳动，且被按摩的部位不感觉疼痛为宜

穴位按摩方法及时间：每天早晚仰卧在床上，先以手法二由上腹部向小腹推压 3～4 次，再先后以手法一和手法三依次按摩以上 6 个穴位，每个穴位各按摩 2 分钟左右

经期妇女不能按摩腹部，否则会加大出血量。孕期妇女同样不能按摩腹部，还有一些穴位如三阴交、至阴穴等都不能按摩。但是经期、孕期妇女可以接受四肢按摩。

将健壮手臂按摩出柔美线条

夏天就要来临，当你看着别人结实的臂膀裸露，却只能把自己两臂赘肉藏在袖子里，心里真不是滋味！这里告诉你一种简单的瘦手臂的妙方，只要持之以恒，坚持一个月，就能减掉手臂上的脂肪，锻炼出结实的臂肌，届时可别忘记买一件无袖衫来秀秀你的美臂哟！

皮下脂肪不易消除，这种顽固的皮下脂肪必须借由按摩及锻炼肌肉的训练才能减少。塑造纤细匀称的双臂需要从基本的按摩开始。小臂的按摩以平直柔和为佳，上臂的按摩以手半握抓紧为佳，以促进皮下脂肪软化。你不妨每天花十几分钟为双臂进行按摩，在疏通淋巴组织之余，还可减轻水肿现象，配合可消脂去水的纤手产品，效果更佳。

手臂按摩法

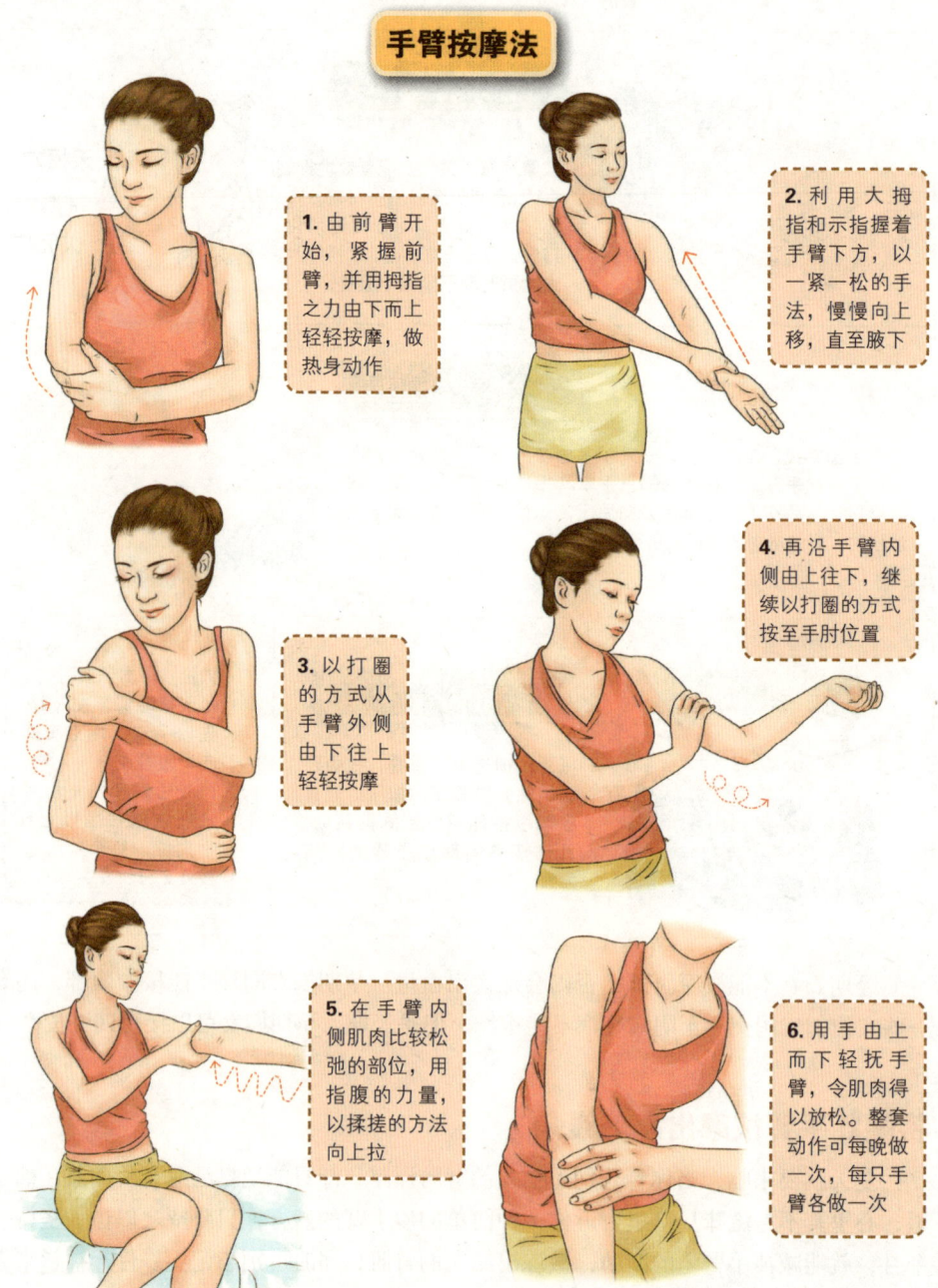

1. 由前臂开始，紧握前臂，并用拇指之力由下而上轻轻按摩，做热身动作

2. 利用大拇指和示指握着手臂下方，以一紧一松的手法，慢慢向上移，直至腋下

3. 以打圈的方式从手臂外侧由下往上轻轻按摩

4. 再沿手臂内侧由上往下，继续以打圈的方式按至手肘位置

5. 在手臂内侧肌肉比较松弛的部位，用指腹的力量，以揉搓的方法向上拉

6. 用手由上而下轻抚手臂，令肌肉得以放松。整套动作可每晚做一次，每只手臂各做一次

　　天下没有丑女人，只有懒女人！只要坚持做运动，就能去掉臂膀的赘肉，使皮肤光洁圆润，手臂修长、无赘肉，拥有美臂不是梦！但在做这些动作之前，别忘了先做暖身操，否则会有运动伤害之虞。

　　进行按摩时，切勿操之过急，动作要轻柔，慢慢地轻按手臂的穴位，可减少水肿的情况。

神奇按摩法拯救美丽重灾区——颈部

"从脖子上可以看出女人的年龄"。的确，岁月留痕，当你的眼角仍保持细嫩的肤质时，颈部却已经显露了衰老的迹象。然而，很多女人在毫不吝啬地往脸上"堆砌"各类护肤品时，却忽视了对颈部的呵护。经常进行颈部按摩，可以保持皮肤光滑、细嫩、有弹性，减少或消除皱纹，避免脂肪的堆积，让颈部光滑柔美，肤色均匀透亮。

对于脖颈来说，仰卧是最自然的，所以大枕头是最科学的。这样能让脖颈形成山形弯曲。枕头最好稍微硬一些，最适宜的高度在8厘米左右，摆放在脖颈的凹陷处。

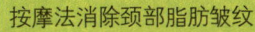

按摩法消除颈部脂肪皱纹

手法如下：在颈前两手由下而上按摩，颈后按摩则是在耳后附近，斜向下力度适中地按压。重复以上动作三次，每天晚上睡觉前做按摩，对预防颈部的细纹、舒缓一天的疲劳及维护颈椎的健康都很有好处。由于颈部肌肤弹性差、肤质薄，按摩时动作要轻柔

纤纤玉手按摩来成就

手被称为女人的第二张面孔，一双修长、细腻的纤纤玉手，不仅会给人以健康、纤柔、灵巧之感，更能增添女性的魅力。怎样才能拥有一双美丽的手呢？让我们来学一学手部按摩操。

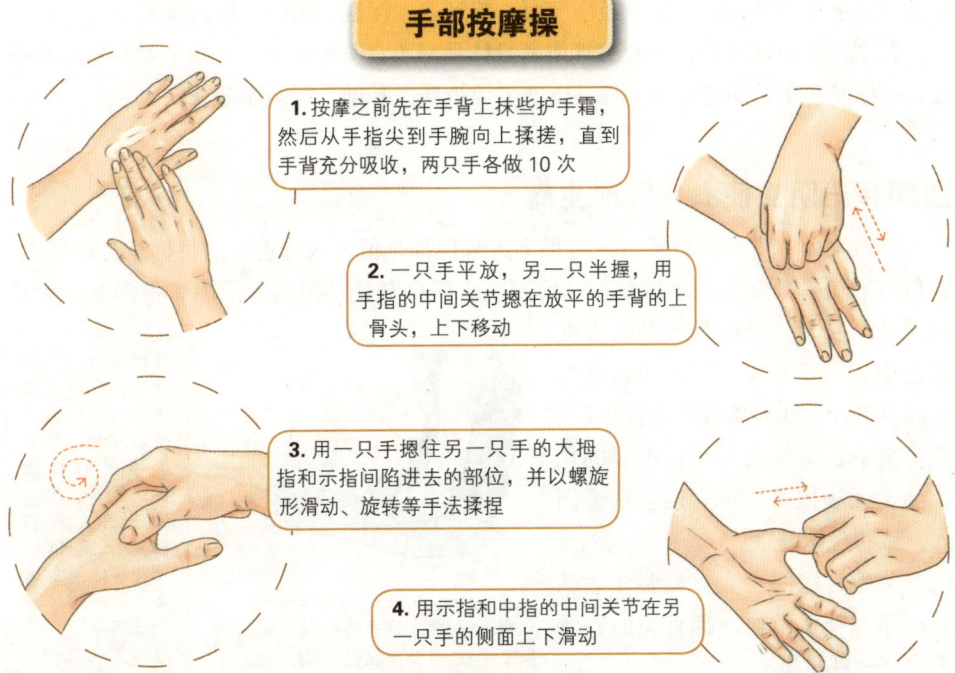

手部按摩操

1. 按摩之前先在手背上抹些护手霜，然后从手指尖到手腕向上揉搓，直到手背充分吸收，两只手各做10次

2. 一只手平放，另一只半握，用手指的中间关节摁在放平的手背的上骨头，上下移动

3. 用一只手摁住另一只手的大拇指和示指间陷进去的部位，并以螺旋形滑动、旋转等手法揉捏

4. 用示指和中指的中间关节在另一只手的侧面上下滑动

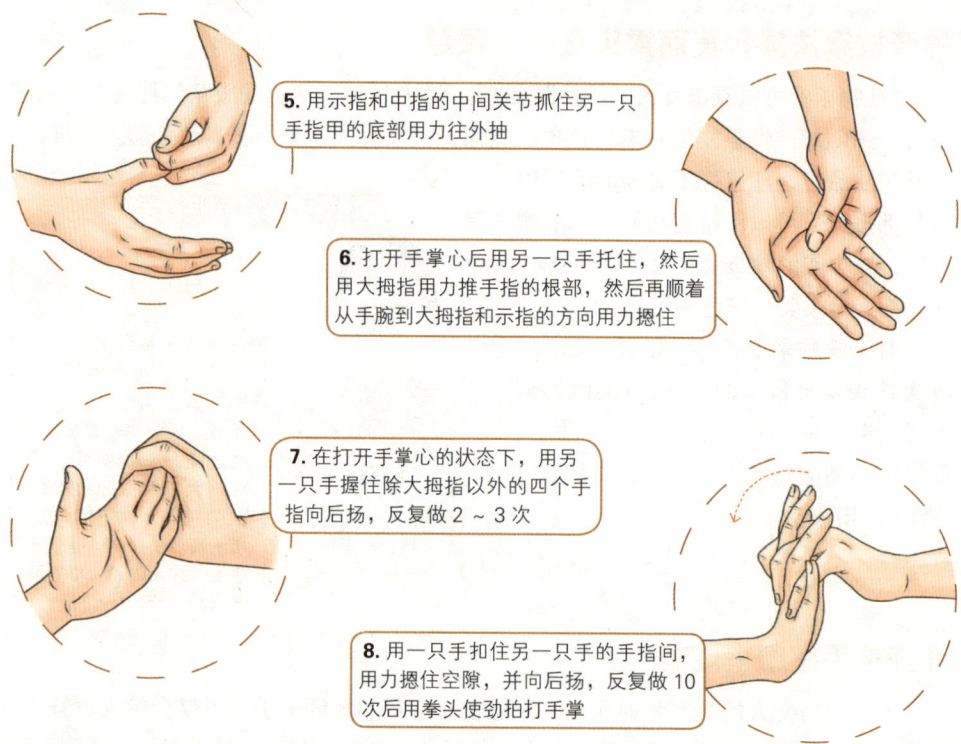

5. 用示指和中指的中间关节抓住另一只手指甲的底部用力往外抽

6. 打开手掌心后用另一只手托住，然后用大拇指用力推手指的根部，然后再顺着从手腕到大拇指和示指的方向用力摁住

7. 在打开手掌心的状态下，用另一只手握住除大拇指以外的四个手指向后扬，反复做 2 ~ 3 次

8. 用一只手扣住另一只手的手指间，用力摁住空隙，并向后扬，反复做 10 次后用拳头使劲拍打手掌

手部按摩能产生热能，促使毛细血管扩张，改善微循环和淋巴循环，把代谢物和有毒物质清除干净，疏通全身经络气血，起到养生保健、预防疾病的效果。

按摩时要心理放松，不要憋气或者身体局部不自觉地紧张、吃劲；要有信心和恒心，按摩是一个长期坚持的过程，质变需要量变做基础，要循序渐进。

血海和三阴交使女人气血生辉

健康美丽、富有青春活力，对每个人来说都是值得永远追求的目标。身材窈窕、肤色红润是每个女人一生的梦想。但现实生活中却往往因某种原因，很多女性无法实现这个梦想，她们最大的敌人便是血虚。一旦血虚，随之而来的便是面容憔悴、头昏眼花、心悸失眠、手足发麻、脉细无力等，再好的化妆品也无法掩盖，疾病还会乘虚而入，威胁身体健康。

关爱自己的女人，只要注意调养经络，补血活血，拥有美丽容颜不再是一件难事。

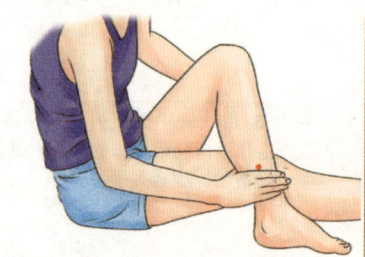

每天睡觉之前坚持按揉三阴交 5 ~ 10 分钟，以皮肤潮红为度

健脾补血、疏肝补肾，凡血虚经少、气滞经痛、经前郁火、带下不孕等妇科诸疾，莫不能治，故三阴交穴在临床上是妇科治疗、保健首选要穴。所谓"妇女三阴交"，亦为四总穴之一

218

每天上午 9 ~ 11 点刺激血海穴最好，因为这个时间段是脾经经气旺盛的时候，人体阳气处于上升阶段，所以直接按揉就可以了，每侧 3 分钟，力量不要太大，能感到穴位处有酸胀感即可，要以"轻柔"为原则

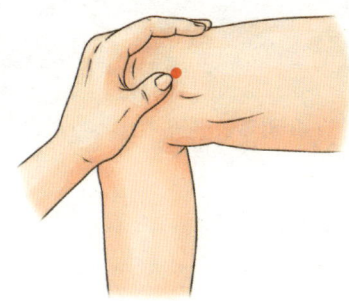

血海穴属足太阴脾经，屈膝时位于大腿内侧，髌底内侧上 2 寸，股四头肌内侧头的隆起处。血海穴为治疗血症的要穴，具有活血化瘀、补血养血、引血归经之效

坚持按揉血海和三阴交，会让你气血生辉，让你永远保有青春亮丽的脸庞。

血虚女性的养生宗旨是补血、养血、益气生血。具体方法是：

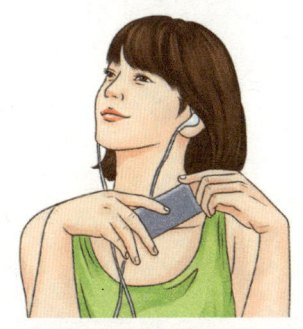

1. 加强精神修养

血虚的人时常精神不振、失眠、健忘、注意力不集中，故应振奋精神。当烦闷不安、情绪不佳时，听听音乐，欣赏幽默剧，可使自己精神振奋，排解忧愁

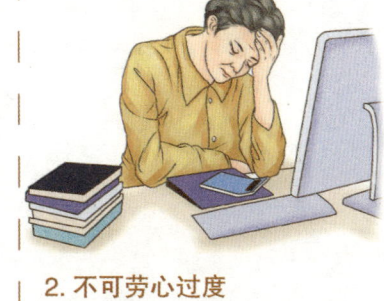

2. 不可劳心过度

人的血液循环同心有关，大脑的血液靠心脏源源不断地供给，若思虑过度，挖空心思，就会耗伤心血。所以，老年人，尤其是血虚的老年人，不可用脑过度。一旦感到大脑疲劳，就要调节一下，或欣赏鸟语，或观赏风景，使自己心情愉快，精神振奋，从而很快消除疲劳

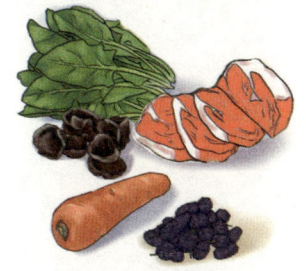

3. 饮食调养

平时可常食桑葚、荔枝、松子、黑木耳、菠菜、胡萝卜、猪肉、羊肉、牛肝、羊肝、甲鱼、海参等食物，因为这些食物都有补血、养血的作用

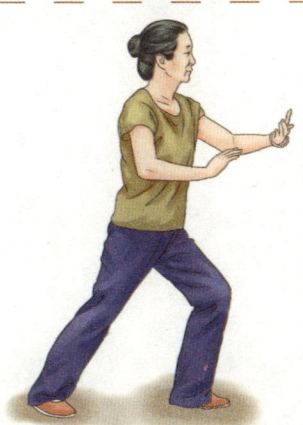

4. 经常参加体育锻炼

老年人经常感到这痛那痒，血虚老人则会更明显，很重要的一点是血不够用。可时常参加体育锻炼，但运动量不宜过大，运动项目的选择以传统的健身运动为佳，如太极拳、气功导引等，还可以去郊游、踏青，既能呼吸新鲜空气，又能活动筋骨

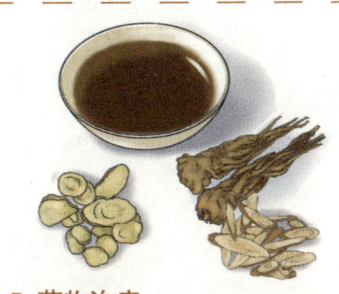

5. 药物治疗

可常服当归补血汤（当归、黄芪），四物汤（当归、川芎、熟地、白芍）或归脾汤。若气血两虚，则须气血双补，选八珍汤（八珍益母丸）、十全大补汤（十全大补丸）或人参养荣汤（人参养荣丸）

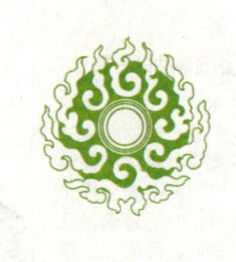